3分鐘動出免疫力！

驚人の人體自癒療法

99%醫生解決不了的病痛，
1個動作通通搞定！

隋代養生功法傳人
黃木村◎著

台中・朝陽科技大學講座教授 **賴本隊**：

吃藥治不好的「膝關節風濕痛」，變行走自如。過低的血小板也一起改善正常。

●吃那麼多藥都治不好，何妨嘗試有效又無害的方法●

在一次餐會中，有如兄長般的好友、前警政署副署長余玉堂兄跟大家分享——黃木村老師的「人體自癒療法」，推薦這套運動可以促進身體健康，大為改善各種病症。

當時內人正深受「膝關節風濕疼痛」等宿疾的困擾，**前前後後服用過消炎、止痛、免疫平衡藥物好多年**，為此整個人身形孱弱、步履蹣跚、精神不濟、鬱鬱寡歡。好友知悉不但贈書，並引領內人前往黃老師的課堂上課。

●主要症狀膝痛改善了，血液問題也跟著變好●

內人按照黃老師的指示勤練功法，幾個月下來，**膝關節的勁力明顯提升，而且疼痛大幅降低，日常生活已經能夠行走裕如**。以前那些各院各科、大包小包的藥，也早就不吃了。

此外，原本內人有血小板過低的問題，最低量原本只有50000/μL，想不到練操之後，一併提升到140000/μL的基本正常數。見她身心舒適、神情愉悅，全家人備感安慰，家庭也更和樂。

●發揮個人自癒力照顧自己，全家人都受惠●

我自己也常利用時間，勤做一些黃老師教的重點動作：**繞舌頭、拉下巴、腳部運動**（第59、57、50）等保養功法；兒、女也紛紛加入黃老師的課堂，做適合他們的保健運動，均獲益良多。

在此，感謝黃老師諄諄傳遞此套造福人群的「人體自癒療法」，這套運動簡單易學，只要有信心及恆心勤加習作，都會有立竿見影的效果。願大家都有福氣得到這套「人體自癒療法」的益處。

台北・退休餐飲業者 **戴仁賓**：

今年69歲，得「僵直性脊椎炎」40年，不敢想像生活能恢復正常。

●腰不能彎、背挺不直、頭不能轉……全身像蟲咬！●

我以前做餐飲業要長時間站著，腰痠背痛是家常便飯；直到有一天腰無法彎，連頭都不能轉時，我才趕緊就醫。看遍了中西醫，都沒有明確說是什麼病；後來我轉向民俗療法針灸、整脊等，聽到有好的醫生師父就馬上去看，可是腰無法彎的情況卻越來越嚴重，後來又去醫院才終於診斷是「僵直性脊椎炎」。這病是無法醫治的，不過我開始有**吃中藥，希望能減輕不舒服的症狀，可是也沒有好轉**。

這40年來，如果有人站在我旁邊或後面，我必須全身轉過去；東西掉在地上，要膝蓋蹲下去才有辦法撿起來；早上起床要側身慢慢起來；開車時間若長一點，就感覺身體裡有蟲在爬，非常難受！那種痛苦是無法形容的，只能忍耐與它共存。

●每天持之以恆運動，一點一滴找回健康生機●

這幾年退休後，我每天早上都去圓山飯店後面爬山、與山友喝茶聊天。有一天跟山友陳老師聊到我的病況，他告訴我黃木村老師的「人體自癒療法」十分有效，不妨試試看；我立刻問了黃老師的電話，並報名上課。針對我的病症，黃老師指導我做8個動作：**點頭、新疆舞、鼻吸嘴呼、手指比一四、腰上下拉、大腿前後移、脊椎運動、提肛**。退休的我無事一身輕，所以每天早上4點多起床就開始做，把這8個招式至少做3次，把運動當作復健。

我持續做了大約兩年，開始可以彎腰，駝背的情況也漸漸改善，頭部也可以自在轉動，生活起居變得輕鬆多了！這個困擾我40年、中西醫都無法醫治的症狀，竟然能夠在黃木村老師的「人體自癒療法」運動中獲得解決，我除了心存感謝，還是感謝！

三重．退休消防配管員 **李鐘慶**：

積極控制宿疾，延緩「肝硬化」，胃口、睡眠、精神都好轉，壽斑也變淡。

●約40年前得到B肝，當時的治療藥物成效有限●

二十幾歲時我得到B肝，當時有到大醫院檢查、定期追蹤，也吃醫師開的治療藥物，但肝指數一直沒有下降，所以我大概15年前就沒有再去回診。

平常我飲食清淡，也吃方便素，藉此盡量保護肝臟。但人有B肝，就很容易疲勞，同時食慾不振，睡眠品質也很差，而且視力有減退的情況，臉上也出現斑點；我自己解釋這是B肝的後遺症，多年來都沒有太在意。但突然101年12月某天胃出血，去醫院檢查才發現B肝已經變成「肝硬化」，而且醫生說情況很嚴重，也開了一些藥給我。

B肝、肝硬化、肝癌是國人肝病三部曲，而且**藥物無法讓已經硬化的肝軟化回來**，我一心只煩惱著如何延緩硬化的速度。經朋友介紹，我立刻打電話給黃木村老師，從102年元月開始上老師的課。

●要配合醫療，也決心自己的病要自己照顧●

黃老師教導我5個動作：**下顎劃圓圈、拉下巴、繞舌頭、推手造血、單孔呼吸**；我每天大概用2個小時練習，完全沒有間斷。沒想到兩個月後，我的食慾開始變好，以前吃得很少，而且常吃不下，現在竟然胃口好轉；同時精神也比以前好很多，比較不容易累；尤其以前睡覺常睡不好，現在可以一覺到天亮；此外，臉色變得紅潤，臉上的斑也漸漸轉淡。

我沒有想到多年困擾我的病症，能在短短兩個月出現改善的現象；期間我沒有依靠藥物，每天持續做「人體自癒療法」，老婆也感受到我的好轉，朋友也說我的氣色比以前好太多了！我相信再回醫院檢查時，一定會有好的數據。這一切真的要感謝黃木村老師，讓我對未來的生活充滿信心！

新店・資深家管＆佛教法會志工 **黃玉面**：

幫助「鼻咽癌」自療排毒，有恆度過不適反應，就有好轉回饋。

●不想困坐在醫院，但不放棄自己照顧自己●

十年前「蓮花基金會」辦過一場演講，主講人是黃木村老師。我除了聽演講，也得到黃老師的第一本書《人體自癒療法》（平裝版），只是書拿回家就一直擱在書架上。

由於我一直有鼻子過敏、鼻塞的問題，做過雷射治療但沒有改善。後來有天刷牙時流血，又去看耳鼻喉科，醫生建議做鼻腔瘜肉切片檢查，這才確診是鼻咽癌。不過，聯繫好繁瑣的醫院療程後，我做了不治療的決定。或許是因為篤信佛教，我想每個人都會面臨下台一鞠躬，這是人與人之間的緣份；**也希望年屆70的自己能繼續快樂的人生，而不是在醫院度過。**

當然，家人十分反對，也與兒子抗爭過，最後他們接受我**不去醫院、但不放棄人生**的轉念。我一樣維持之前的作息，去法會當義工，很巧認識一位在黃木村老師那裡學習的師姐，但幾個月後我才打電話報名上課；第一次到黃老師的課堂，看到老師的書，我才想起原來十年前那場演講，我們有過一面之緣。

●不適反應慢慢緩解，每天都有好轉反應●

針對我的病症，黃老師教我做：**鼻吸鼻呼、新疆舞、推手造血、點頭、拉下巴、縮小腹**，每個動作約做3分鐘。**我每天利用坐公車的時間練習**，幾個月後，某天起床感覺好像得了重感冒，喉嚨有大量的痰，擤出來的鼻涕有血絲，還有一顆顆很像山粉圓的東西，還不斷地咳嗽，這樣持續了好幾天。可是漸漸地鼻涕的血絲變少，最後症狀竟然都消失了，好像身體做了排毒的過程。以前晚上常因喉嚨有痰而不好睡，現在症狀減輕，好睡多了！

我不是一個迷信的人，但衷心感謝與黃老師有這段善緣。雖然我常因為法會的關係而缺課，但只要有空閒時間，我一定會多做、多推廣這套「人體自癒療法」。

不為錢、不為利，數十年面對面教學；但願眾生得離苦，不為自己求安樂。

出大家需要的書！最新影音親自示範，結合5大免疫腺做運動

多年前，我剛開始推廣這套「人體自癒療法」運動的時候，困難重重，大部分的人都抱持著不相信的態度，但是我會不斷鼓勵他們去做，而且我既沒有收錢，也不賣東西，或許因為我是無所求而來的，所以他們最終會被我的誠意感動。

當他們接觸「人體自癒療法」之後，往往得到的答案是圓滿的，病痛漸漸痊癒了，便開始把我介紹給親朋好友，所以後來找我指導的人，全部都是口耳相傳。

民國97年和100年，在因緣巧合之下，很高興經「蘋果屋出版社」的協助，我出版了**《人體自癒療法：3分鐘動出免疫力》和其「白金增訂版」**（皆已絕版）兩本書，造福更多需要幫助的人。

當時，書中是以插畫方式來呈現動作步驟，加上已事隔數年，在學員們的實用交流與迴響期盼之下，大家漸漸產生新編真人版示範的想法，我也被指名為「示範最正確」的頭號模特兒。於是，這本大家一起催生、由我示範的圖解書誕生了。

這本新書的內容中，除了保有前作完整的動作教學和古傳醫論，更結合人體5大免疫腺的現代醫理提示（淋巴腺、扁桃腺、甲狀腺、乳腺、攝護腺……等健康關鍵免疫腺和內分泌腺），和常見文明病的防治應用，**由我示範全套動作步驟和影片教學**，讀者在家能更清楚的學習；加上新採訪多位學員療病成功的故事，盡量貼合現代人的居家保健需求。

源自於隋朝「智者大師」的靜坐養生法

回想早在學生時期，或許是緣份，我的老師（港明初中　林修老師）選擇將他畢生所學的養生功法傳承給我，希望我能夠發揚光大。雖然老師教給我很多東西，但因為我是在健康的情況下去學，而非有病的身體，所以起初沒有非常投入；直到年紀稍長，深感這套養生操實在是非

常好的東西，才更加用心、虔誠地研究這門運動，並且獲益匪淺。

「人體自癒療法」的基本功法，源自於隋朝智者大師的靜坐方法（記載於《小止觀》一書），**運用人體的氣來按摩五臟六腑，以改善病症。**而我們根據智者大師著作中所提的一些打坐基本動作，加上恩師的領悟與傳授，發展出這套名為「人體自癒療法」的運動。

我本身並非醫科出生，所以每當不瞭解病因為何時，就會查閱醫理的書，如《人體的地圖》，**只要弄清楚病因，我就能知道做什麼樣的動作去解決。**最初老師教我的動作很多，也比較籠統，我試著去蕪存菁，把沒有必要的動作刪去，濃縮過後的動作不但精準，而且效果更快、更好。

無所求的四處推廣「人體自癒療法」

老師常對我說，推廣這套養生功法，**服務大眾、結善緣才是重點**，我們要做到慈悲、利他，而非以賺錢為目的。所謂「助人為快樂之本」，自從我開始教授「人體自癒療法」給需要的人，我也漸漸體會到什麼是真正的快樂，因為我幫助了很多人、很多家庭，讓他們重拾健康和快樂，自己也感到非常滿足，同時更有信心去幫助別人。

多年來，教學的過程中如果遇到問題，我都會跟老師討論，並且密集追蹤病患，慢慢去調整，找

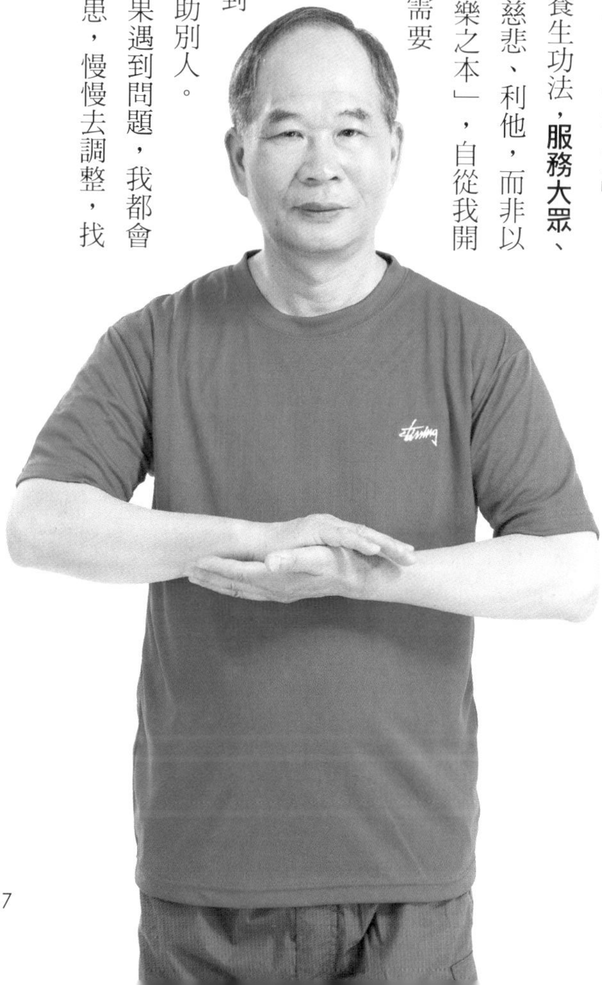

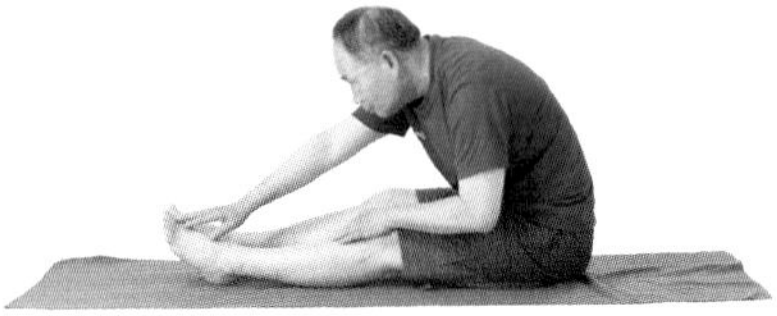

出最適合的動作。老師知道我一直在幫助別人，也覺得很感動，慶幸自己沒有教錯人。雖然老師已於民國92年辭世，但一日為師，終生為父，我絕對不會違背老師教導我的宗旨，仍努力把「人體自癒療法」持續推廣下去。

為了傳承師恩，另一方面也是應學員的要求，所以我固定有在台北教課，為團體教學，傳授學員們整套「人體自癒療法」，以及回答建議他們相關的問題；也應邀到全台各地演講，推廣給更多想長保健康的人。（詳細資訊可見本書最後一頁）

沒有時間、空間的限制，隨時隨地都可以做

「人體自癒療法」這套運動，沒有時間、空間的限制，隨時隨地都可以做，不但沒有病痛的人，可以做來保健養生；身體有問題的人，也可以透過看書學做來改善。

不過，要特別提醒大家，**這套動作是輔助運動，有病痛時，一定要先就醫檢查治療；尤其病情嚴重者，絕對不可以任意停止原有的醫療行為！**

此外，如果在動作上有不懂的地方，千萬不要自我解讀，還是希望各位能夠直接與我聯絡，當面做諮詢效果會比較好。在此，也祝福所有的讀者們，身體都能平安、健康。

黃木村 謹誌

由老師親身示範，天使就在細節裡。
健康之道，要做暢銷書，也做傳家寶。

●健康不能等，也不能有誤解●

很多讀者有問題想跟作者聯繫，會透過出版社轉達，或在作者的臉書、部落格、電郵上留言，難免要等個半天才會得到作者助理、或作者終於上線回覆。不過，黃木村老師跟出版社交代，讀者有健康問題要找他，可以用手機號碼聯絡，他可以第一時間跟讀者溝通，避免讀者**自己做操做錯了，沒有解決問題，反而製造問題**。畢竟，健康不能等，也不能有誤解。

●感謝全球華人口碑推薦，送人健康是最棒的禮物●

早在民國97、100年，黃老師就在「蘋果屋出版社」出版《**人體自癒療法：3分鐘動出免疫力**》和其「**白金增訂版**」二書，直到今天都還名列全國書店保健書的熱銷榜；遠到海外六大洲有華人的國度，就有體驗者自發性的幫忙推廣這套「人體自癒療法」。而多年下來，黃老師仍本著「服務大眾．廣結善緣」的初衷，定期開課教導學員做運動，傾聽學員的健康需求，這是很多暢銷作家、知名醫生做不到的。也因為老師不藏私、不求名利，才能幫助千百萬人找到明確、簡單、有效的健康方法，而且這套源自隋朝智者大師的養生功得以傳承下去。

黃老師之前的書裡，都是以插畫呈現動作示範，為了與時俱進，這本《**驚人的人體自癒療法**》特別請老師親自拍照示範並將影片製作成QRCODE，方便大家隨掃隨看，內容則保有完整的「分解動作」、「改善病症動作」、「一日運動計畫」等數百個運動建議；也新標示出健康關鍵5大免疫腺的對照動作，總括顧及消除疲勞痠痛、文明症、慢性病、重症癌症等防治運動。希望第一次認識黃老師的讀者，使用本書能更簡明到位；老學員們也能從老師的示範中，看到更細微的要點和叮嚀。祝福大家都健康快樂！

蘋果屋出版社 編輯部 謹誌

目次

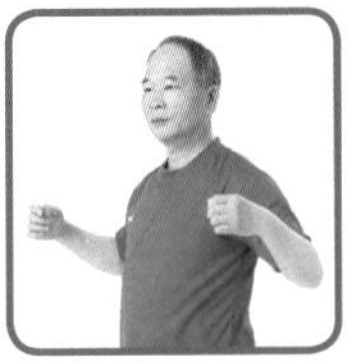

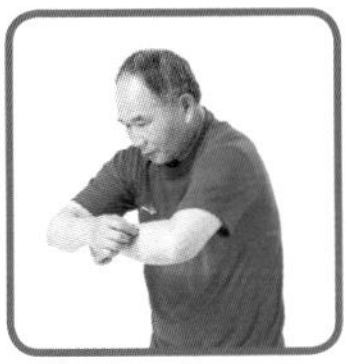

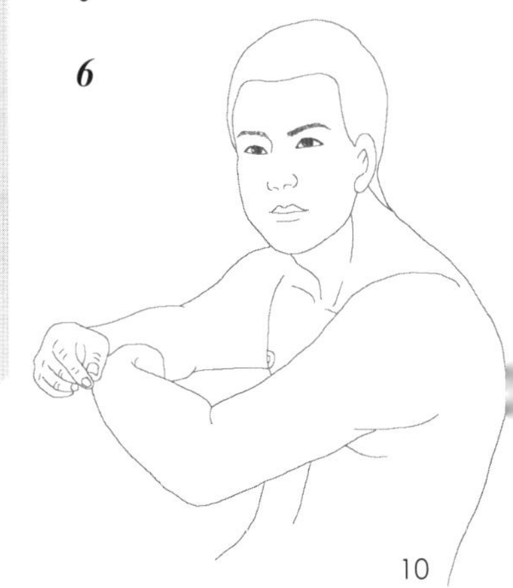

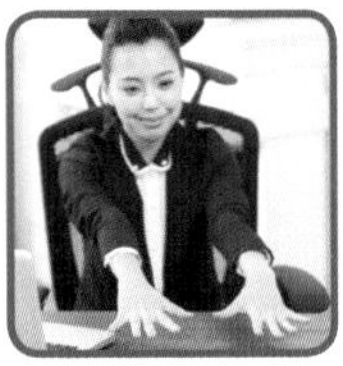

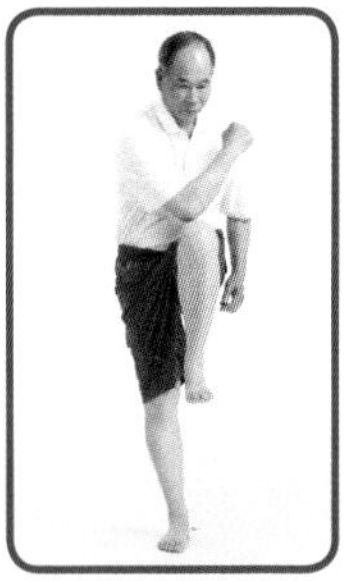

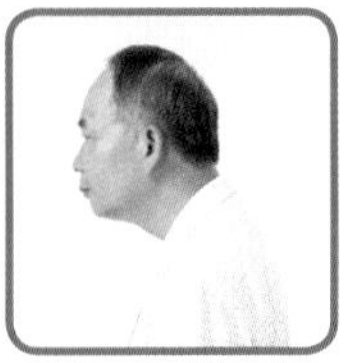

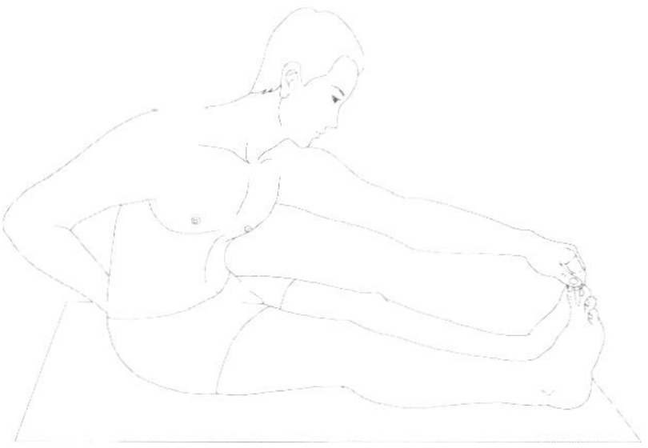

第3章 頭不痛．腰不痠．腿不麻，能蹲又能跑！

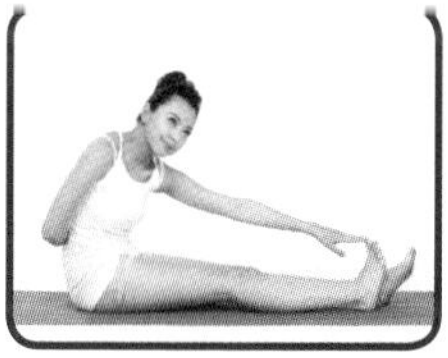

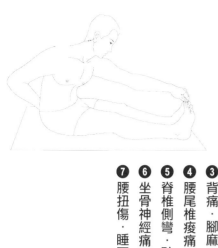

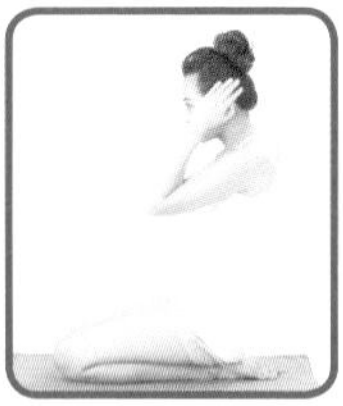

第4章 超方便！一日生活自癒動作建議

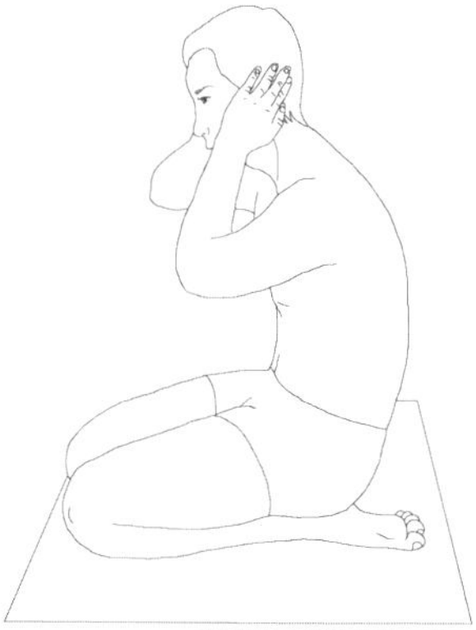

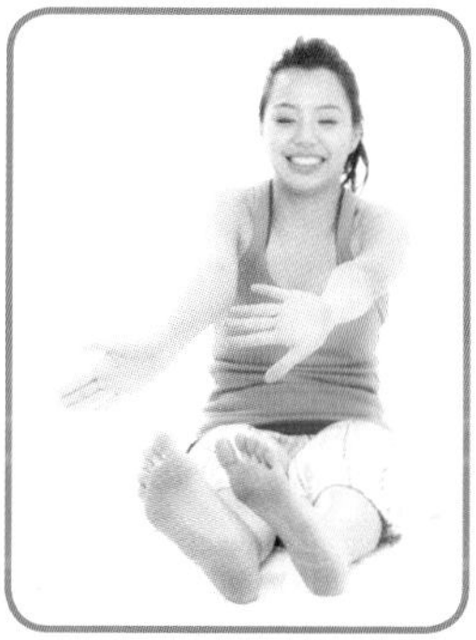

這些身體徵兆警告你：「自癒力」已經衰退，就要開始受苦！

最近容易累？腰痠背痛？常常感冒？醫藥治病都沒有起色嗎？……

左列30題請依從頭到腳的實際狀況作答，答案「是」就在□裡打「V」，每題裡只要有「V」該題都只算1分，最後計算總分對照下頁說明，馬上了解你的「自癒力」現在處於哪一種警戒狀態？小心健康已經拉警報！

1 □經常頭痛？ □感覺頭很沉重？
2 □會突然出現頭暈狀況？ □走路不穩？ □耳鳴？
3 □肩頸僵硬？ □經常腰痠背痛？
4 □試很多按摩、紓壓方式，痠痛壓力還是常復發？
5 □感覺壓力大、焦慮或急躁？ □長期心情低潮？
6 □健忘？ □遇到熟面孔、但叫不出名字？
7 □眼壓高？ □不自覺流目油？ □視力衰退？
8 □鼻子或皮膚過敏加劇？ □出現新的過敏或炎症？
9 □胸悶、輕壓就痛？ □副乳越來越明顯？ □胸部、脖子、下巴有腫塊？
10 □嘴巴或身上發出異味？ □嘴破、喉炎？
11 □手腳容易冰冷、發麻？ □指節僵硬？
12 □腰無法往前、往後彎？ □往前或往後彎腰有一處特別不舒服？

13 □脊椎僵硬、痛、不動？ □背脊挺不直？ □早起特別痠痛？

14 □無法久坐或久站？ □坐骨神經會隱痛？

15 □體力退步，容易累？ □呼吸變淺？ □喘氣聲變大？

16 □莫名的心律不整、心悸，早晚尤其頻繁？

17 □對傳染病、感冒、肝炎抵抗力差，需藉助醫藥？

18 □脂肪肝？ □腰圍過胖？（男性超過35.5吋、女性超過31吋）

19 □身上長出凸起的痣、疹斑、瘜肉、硬塊腫瘤？

20 □常消化不良、胃痛、拉肚子？

21 □常2天以上才排便？ □便秘？ □糞便奇臭？

22 □血壓過高？ □血壓過低？早晚尤其明顯？

23 □非刻意改變下，體重變胖？ □或體重變輕？

24 □膝蓋無力，上下樓梯特別不便？ □下蹲困難？

25 □腳容易抽筋？ □半夜會亂踢？

26 □運動時間不像以前可以那麼長？ □伸展柔軟度退步？

27 □失眠？ □睡不好？

28 □對天氣變化很不適應？ □越來越怕冷？

29 □慢性病症、三高等服藥控制力變差？

30 □遇小病老是要醫生開藥打針？ □藥量越吃越多？

計算總分，看下頁評量結果說明！

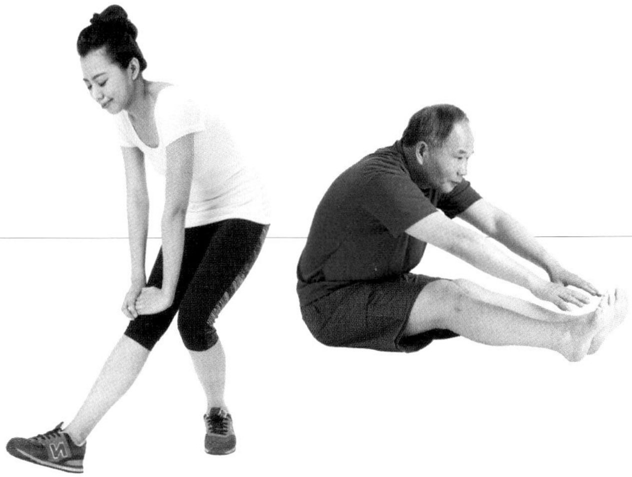

免疫力好不好？
恢復力強不強？
關係長壽算大限？

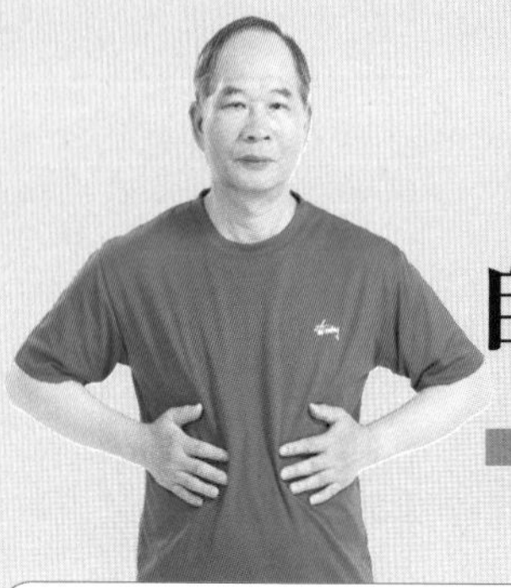

自癒力自我評量總分結果

➡健康警訊紅綠黃！

目前身體算健康，
請繼續保持良好的生活和運動習慣。

雖然你現在的健康情形沒有問題，但不代表就一直不會有問題。尤其工作壓大、久坐少動、步入中年、家族有慢性病或癌症史的人要格外注意。

4分以下綠燈
目前健康

免疫力、恢復力、體能開始衰退，
找出原因盡早改善。

身體開始出現小毛病，也容易疲勞、腰痠背痛、運動表現明顯退步。哪裡痠痛疲勞，那裡就有病氣累積，趁情況還輕微趕緊動筋骨、活氣血，避免早衰成病。

5~10分黃燈
機能衰退

從氣血、筋骨、體質治本，
自癒力變好，醫藥就能減量。

身體已經不舒服好一陣子，也試過一些保健和醫藥方法。加強氣血根本，讓自癒力發揮到最大，才能根治自己的病不再犯，或能用最少醫藥量就能吸收作用。

11~17分紅燈
慢性疾病

生理、心理都要同時醫治，
省思悔改病痛的因和果。

嚴重病痛、繁瑣的醫療，已經影響你的行動和生活全面。除了已確診病症，提防還有潛症會引發；情緒也要適當紓解，正面處理病痛的因果，避免悲觀念頭。

18分以上重症
就醫懺悔

第 1 章

千年醫理實證！

別讓身體失去自我恢復的能力，能自體排除病氣，才有生機！

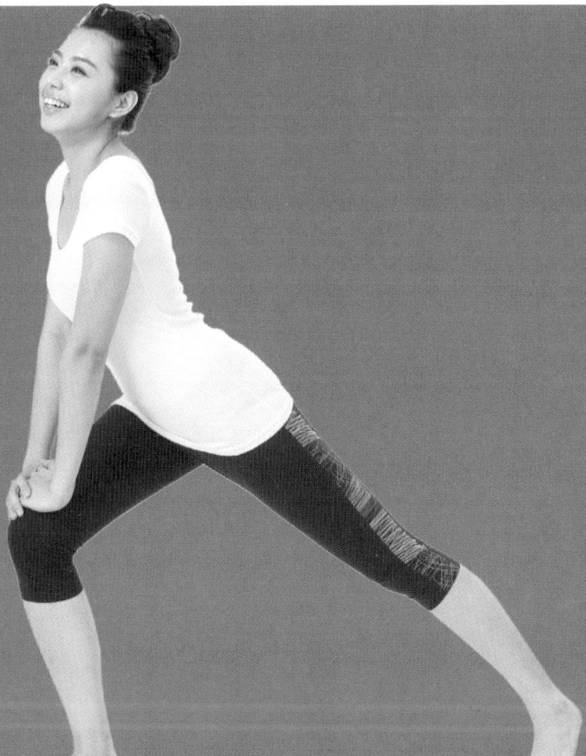

每個人都有治療自體的能力，自己的身體自己照顧

哪裡氣血不通，那裡就痠痛生病。

人體本來就具有治癒自體的能力。

這套「人體自癒療法」源自隋朝的養生功，主要的原理是：**運用自力來拉動筋骨與肌肉，動作簡單易做，卻能刺激穴道、活絡經脈、按摩臟腑、活化新陳代謝。**透過導引全身的氣血涌暢，促使氣血滯礙的痠痛病體恢復生機，回到健康狀態。

只是，天賦的「自癒力」為什麼會敗壞？

歸究古今醫論，都脫離不了「無形的氣」和「有形的血」兩大要素。

當氣虛使血流變慢、經絡裡形成氣阻、氣結，便是痠痛麻痺的症兆；當血液緩滯瘀積，會加速器官衰敗、免疫力降低、毒素二度循環，**往往慢性病纏身，甚至引發細胞癌變。**

可以說「哪裡氣血不通，那裡就痠痛麻病」。

啟動自癒力，要先動通氣血，不是吃補吃藥。

氣足血行，是人的健康之本。而運動，是暢通氣血最直接的方法。

「啟動治癒自體的能源，達到身心靈健康」是本套運動的最高境界，讓我們能達到**「自己的身體自己照顧」**的目標。不但能減輕財力負擔、降低醫療資源浪費，還能尊嚴、自在、健康的樂活延壽。

運動後經歷病痛減輕、變化的過程，兼以懺悔、省思等修行，可謂是行「修病消業」之人生功課。

而古人的智慧說「因緣果」，疾病的發生必有近因或遠因；如果勤做本運動效果不彰，除了檢視運動方法和選項是否正確，更要懺悔自己生活上累造諸惡業，造成今日苦痛，繼而止惡行善、修行改過；同時要繼續運動持之以恆，業力消除後必然身體康健。若世壽已盡，也可得無病苦安然辭世」。

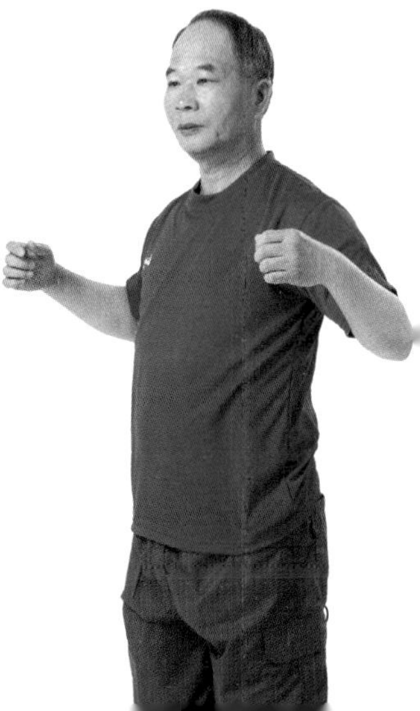

只吃藥打針不治本，99%更多病、老氣、短壽

驚人！自癒力隨時都在衰退！

現代人的病，七、八成都是生活習性造成的，久坐少動、晚睡、生氣急躁、吃多吃鹹、愛吃藥……，24小時都在累積氣血筋骨的負擔，加上老化時鐘催促，都造成自癒力變弱。

此外，許多人長期壓力鬱抑，導致免疫系統大亂，甚至產生精神官能症；**或在遭遇重大變故後，突然罹患癌症！**很多實例都提醒我們，生（心）理不平衡，會導致心（生）理不平衡；當生（心）理平衡後，自會帶來心（生）理平衡。因此，對內多學習釋放壓力的方法，對外先照顧好自己的身體，外在影響力便會降低，以後日子才能過得好，正所謂**「命自己改，福自己種！」**

自癒力顧及免疫力、修復力和壽命，病因和病症都要校正。

「人體自癒療法」能兼顧多種健康能力：包含防禦對抗病毒的**「免疫力」**；疲勞、病痛、受傷後的**「修復力」**；以及年齡增長仍維持良好身心狀態的**「養壽力」**，旨在全面調養身心生活；所以當健康有問題，光是對症吃藥打針未必行得通，必須瞭解病因，從病根去校正，自癒能源才得以發揮。

免疫功能差 ➜ 經常生病，小病變大病，且容易罹癌！

外在環境的細菌病毒是消滅不完的。強化自體免疫系統，才能降低得病率和用藥量，避免弱化氣血細胞能量，形成容易癌變的體質。

修復功能差 ➜ 痠痛虛寒，機能易早衰，慢性病纏身！

疲勞、疾病或受傷，都需靠身體從內在自發修復。而久坐、壓力、熬夜者往往氣血循環、組織機能不良，長期受筋骨痠痛、三高、肥胖、心血管病等威脅。

[illegible]壽命大限 ➜ 人生虛短，因果再循環，高齡也多病！

一個人會長壽或短命，是一連串生活習性所決定。與其追求大限長卻虛弱多病，不如天天均衡飲食、運動、作息，自然活動自如、心智清富、健康延壽。

忽視自癒力衰退3徵兆，你就像被丟進沸水的青蛙……

自癒力衰退3大徵兆：自律神經×氣血循環×免疫力 都亮紅燈！

自癒力下降時，警訊主要表現在「自律神經」、「氣血循環」和「免疫力」三方面，三者會交叉影響，互為因果。長期忽視這些徵兆，和運動養生的重要性，人就像沸水裡的青蛙生機所剩無幾，就算擁有再多財富功名也是枉然。

❶ 自律神經衰退病兆

自律神經分「交感神經」和「副交感神經」，前者負責促進、行動性機能，後者為休息、抑制性機能；當兩者協調平衡，你不會察覺其運作。然而長期疲勞、壓力、慢性病影響，便可能造成自律神經失調。

事實上，**「自律神經」掌控身體的「血液循環」和「免疫力」**。例如「交感神經」緊張時，人體末梢血管收縮，影響氣血循環，還會出現肌肉緊繃、關節僵硬，肩膀、後頸、腰部、下背處痠痛，血壓也不穩定。若是「副交感神經」緊張，容易呼吸急促、情緒不安、身體疲憊、注意力無法集中，免疫功能隨之下降。

頭暈・偏頭痛・頭皮麻・
視力模糊・聽力退化・耳鳴・
過度換氣・無法呼吸・
喉嚨有異物感・心悸・胸悶・
皮膚搔癢・手抖・
手指或腳趾麻・四肢冰冷・
睡不安穩・記憶力退化・
胃痛・食慾不振・腹瀉或便秘・
頻尿或殘尿・外陰搔癢・
憂鬱・恐慌・暴躁……

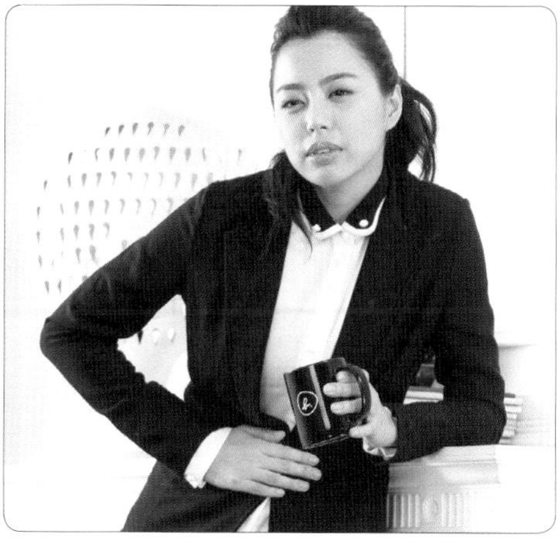

❷ 氣血循環衰退病兆

人體氣血運行於經脈和絡脈，組織細胞都依循它們送來氧氣和養份，同時將代謝產生的廢物和二氧化碳帶走。經絡一旦堵塞，血液和淋巴液瘀積，各個系統的運作就開始脫序。

當氣血循環不良，**「末梢神經」和「微血管」首當其衝，很快便影響自律神經**，除了手腳麻痹、跛足、在經絡上可摸到凸硬的氣結，還可能導致暈眩、耳鳴、視力模糊，嚴重還會頸部僵痛、心肌梗塞和中風。此外，「淋巴腺」是免疫系統大將，循線阻塞時，代謝力和免疫力一起降低，此即生病和致癌的主因。

**臉色蒼白・黑眼圈・
皮膚搔癢・口乾舌燥・
眼球乾澀・掉頭髮・
指甲斷裂・手腳冰冷・
體溫偏低・抽筋・腰痠背痛・
水腫・三高・腹瀉・吸收不良・
腹部和臀部累積脂肪・倦怠・
陽痿・不排卵・經血量少・
睡不飽・慢性疲勞・老化早・
氣結・腫瘤……**

❸ 免疫系統衰退病兆

當免疫力差時，外邪入侵釀成病痛，生理影響心理，就像骨牌效應，會導致自律神經失調、氣血循環受阻。而當免疫力健康，則會將身心的正向能量反饋給自律神經和氣血循環，促成健康的平衡狀態。

各位注意過嗎，**每每季節交替、病毒流行期都是考驗免疫力的關鍵時刻。**如果你罹患感冒、腸胃炎、肝炎等的機率比別人高、一出入公共場所就生病、生病療程都要拖很久才會好，那免疫力實在讓人擔心啊！（詳述續第28頁。）

**感冒・久咳不癒・
口腔嘴角常破・大量掉髮・
臉部痤瘡常化膿・傷口癒合慢・
外食常上吐下瀉・嚴重倦怠・
特定疾病不斷復發
（如蕁麻疹、帶狀疱疹）・
生殖或泌尿系統反覆感染・
淋巴腺腫大或疼痛・
硬塊或腫瘤・貧血・
白血球偏低……**

正確運動3分鐘，自癒效果驚人！源自隋朝的自癒療法：用自力「疏導」排出病氣

直接運動：頭痛醫頭。間接運動：頭痛醫腳。

相較於對症下藥的西方醫學，「人體自癒療法」採用的是「疏導」而非「圍堵」的方式，應用此原理運動，讓氣血流暢、排掉病氣，即改善病痛。一般應用方法分為兩種：

❶簡單的「直接運動原則」：即哪裡的器官有疾病，就運動哪裡。

❷複雜的「間接運動原則」：即運動疾病器官的遠端，如：頭的問題，由腳解決，為「內病外醫」的精神。

直接運動的特性

- 特性為：「只針對疾病的所在」。
- 例如：做「縮小腹」共振後腰「命門穴」，促進血液流回心臟。
- 少數疾病才用直接方式，如婦女病。

間接運動的特性

- 複雜度為：「尋找疾病的最大影響範圍」。
- 例如：做「推手造血」改善血液循環。
- 大多數疾病都是用間接方式，採內病外醫。

而這兩種方法要有痊癒的效果，都得先瞭解疾病發生的原因，才能做出正確的處理。因會造成果，果未必造成因，且一個因可能造成數個果，果與果之間未必有關聯。**但疾病的因與果都應該要處理。**例如：

因：同樣脊椎受傷→**果**：可能會造成腰背、肩頸、坐骨或腿神經痛痲，甚至引起頭部病變、手腳冰冷、脊椎鈣化或不孕。概因中樞神經系統包覆在脊椎內，脊椎若受傷將引起神經系統的退化，造成組織器官或內分泌之病變。

又或者同樣的**果**：心悸→

若**因**：心臟氣血不足造成，做「雙呼吸」、「推手造血」、「拉下巴」及「縮小腹」可以改善；

若**因**：壓力造成，做「雙呼吸」、「手指末稍彎曲」、「鼻吸嘴呼」可以改善；

若**因**：胃病造成，則做「雙呼吸」、「縮小腹」可以改善。

只要有呼吸，每次3分鐘，就能做自癒運動。

運動最害怕就是無法持之以恆，給自己一大堆藉口。不過「人體自癒療法」最大的特色就是簡單易做、不費力、不用特定場所、不假外力，只要身體還能動就可以做，讓持續練習變得不那麼困難。

- **練習時，一次做一個動作就好，盡量不要同時做一個以上的動作。**
- **單一動作每次最好能做3分鐘，每天做5次（如：起床後、上午、下午、晚上、臨睡前），可自行安排時間，多做無妨。**
- **但仍應視個人體力來執行，避免將一天要做的5次運動集中做完，一次做很長的時間。**

靜、軟的體內運動，做完不會覺得太疲累。

因為本運動是屬於「靜、軟的體內運動」，運動時身心放鬆，速度不急不緩，動作都是非常輕鬆自然、無壓力的，所以**做完運動也不會有過於疲累的感覺，無副作用，多做多益**。

此外，日常作息應注意**不可熬夜、睡眠不足**，否則會影響健康痊癒的速度。因為我們身體的各個器官每天都努力運作，只有夜晚進入睡眠的時候，大部份器官組織才會停止運作或減緩運作速度，使組織器官獲得休息；且睡眠中新細胞會分裂或生成，所以足夠的睡眠與休息，可使組織器官正常代謝與再生，對於免疫系統的提升扮演重要角色。

你照顧身體一天，身體會照顧你七天。

身心健康是人生幸福的基礎，「諦聽、深觀、正念」是達到心靈健康的良方，以「善解、知足、感恩、包容」為實踐做法；而運動、導正作息是讓身體健康的直達車，天天做運動，才能增強體內細胞免疫力。這也是為什麼我常勸告學員和病患，「自己照顧身體一天，身體就會照顧你七天」。**只要你願意努力愛惜自己的身體，生命自然會給你良好的回饋。**

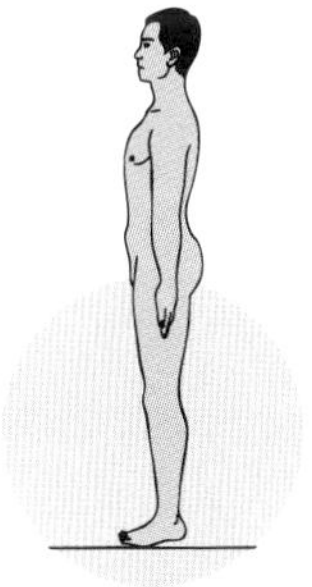
提肛

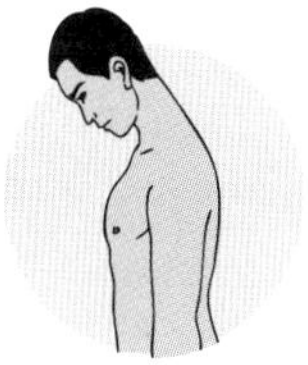
點頭

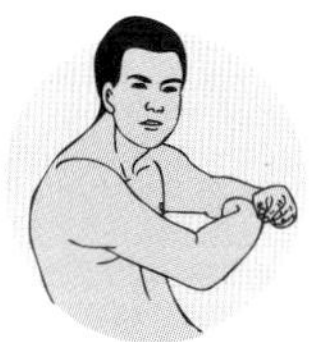
弓背

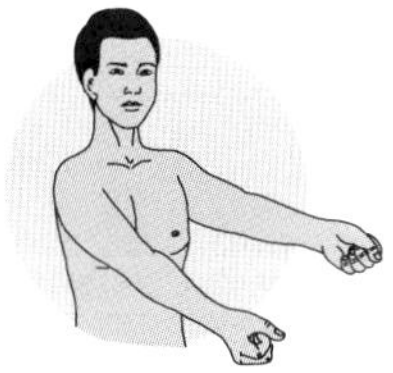
轉手

第 2 章

百萬人都在做！
從呼吸、動手動腳開始！

人體自癒療法 7 大基本動作，馬上排除 5 大免疫腺病氣！

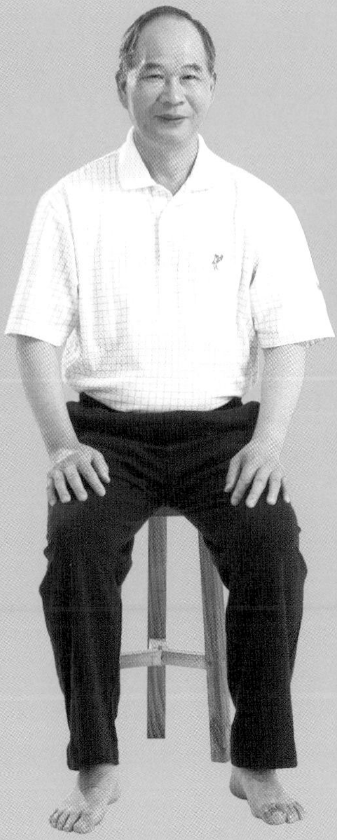

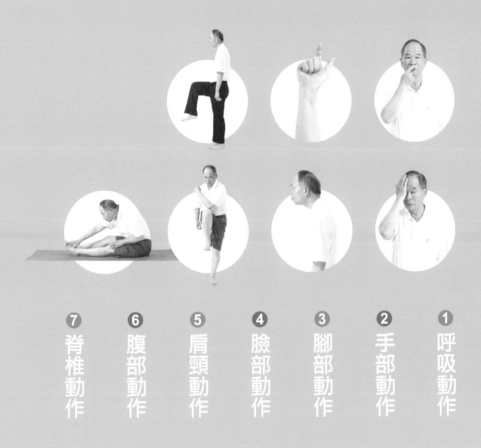

1 呼吸動作
2 手部動作
3 腳部動作
4 臉部動作
5 肩頸動作
6 腹部動作
7 脊椎動作

＋ 特別叮嚀！

做自癒運動後的「身體反應」和「舒緩動作」

5大免疫腺掌握健康關鍵，做對適合的運動，才能發揮作用

5大免疫腺要分工又合作，不是越強越健康，是要平衡。

人體防禦外物入侵有兩大關卡：第一關在身體外圍，例如皮膚、纖毛、黏膜組織等，能直接阻擋外界物質入侵，但阻隔率非百分之百；第二關由腺體、器官等組成體內免疫系統，負責免疫細胞的製造和輸送，包括：**淋巴腺**、**扁桃腺**、**甲狀腺**、**乳腺**、**攝護腺**、骨髓、脾臟、盲腸等。

各腺體必須分工協調，預防功能低下而容易受害生病；但當免疫腺分泌過盛（例如自律神經失衡所引起乾燥症），會同時傷及好的細胞，恐怕造成體內發炎、過敏加劇、紅斑性狼瘡、免疫性類風濕關節炎等，**嚴重會引起呼吸和器官衰竭**；免疫系統不是越強就越健康。

在本書中，我提出「人體自癒療法」各動作其活絡的前4大免疫腺，以及加入女性特別關注的內分泌腺**「乳腺」**（與內分泌、乳癌、授乳嬰兒的生長和免疫力都有關），希望幫助大家做最適合的運動，更全面保健防病，或即時緩解不適。

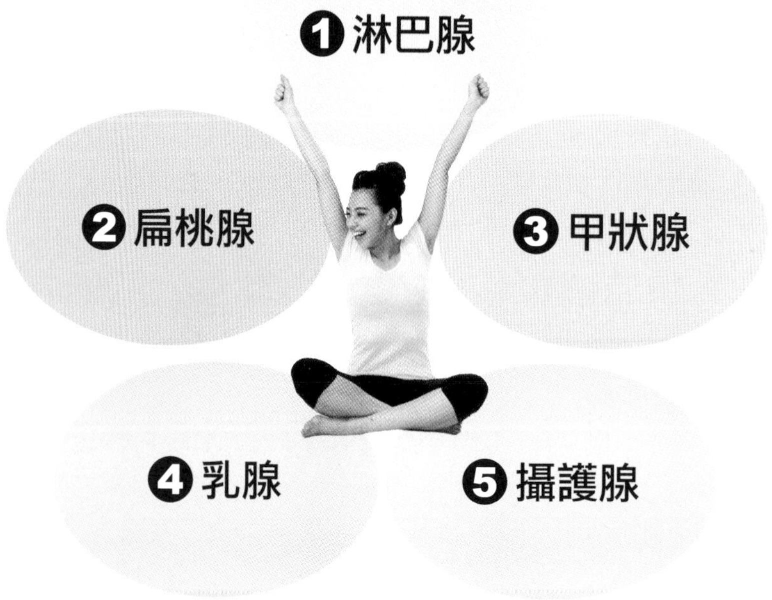

1 淋巴腺

➡腫大增生恐癌症徵兆

淋巴腺或稱「淋巴結」，人體各處都有淋巴腺分佈，**在「三窩」最容易摸到：腋窩、心窩、鼠蹊窩。**淋巴腺負責聚集淋巴球，當細菌和病毒入侵，淋巴球快速增生而腫大來殺敵。其網狀組織類似過濾器，會篩出病菌和癌細胞，再交由免疫細胞殲滅。

當淋巴腺腫大代表健康異常。如果淋巴腺過度增生，也可能是癌症的徵兆；在診斷癌症病患時，常把淋巴腺的轉移視為分期依據。

【常見疾病】淋巴腺炎・淋巴腺增生・惡性淋巴瘤。

建議運動

P45捏腋窩
P70按摩鼠蹊窩
P57拉下巴

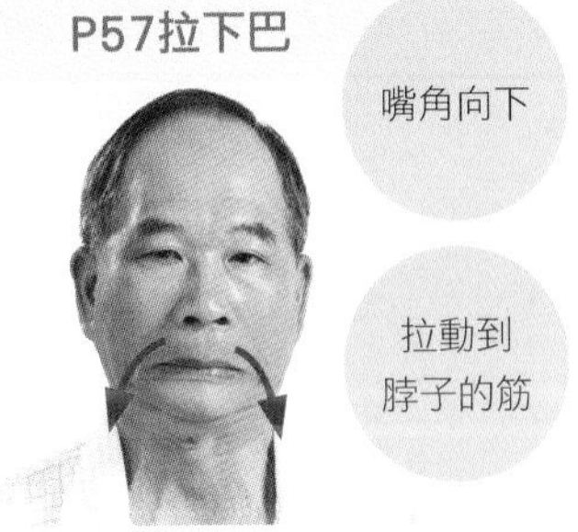

2 扁桃腺

➡病菌入侵的第一道警報器

扁桃腺（扁桃體）位在鼻腔、咽部、口腔的交界處，由粘膜下淋巴組織所集成的團塊，外形長得像扁桃。它包含：張嘴就看得到在咽部兩邊的「顎扁桃體」，和另外的「咽扁桃體」、「舌扁桃體」。扁桃腺幫我們對抗病菌的感染，它所在的前鋒位置，和發出的炎症或異物警訊，都會第一時間提醒我們要注意咽喉、呼吸道、肺部、嘴鼻等相關疾病。**當工作太累、抵抗力變差時，或像我有時候演講太久、話講太多，扁桃腺可能就紅腫抗議。**只要多聽這些防護腺在跟我們說的話，趕緊調養正常，免疫系統就不會整組壞了了。

【常見疾病】急性扁桃腺炎・化膿性扁桃腺炎・慢性扁桃腺炎・扁桃腺周圍膿瘍・扁桃腺肥大・腺樣體增生・扁桃腺癌。

建議運動

P58吞舌根
P65點頭

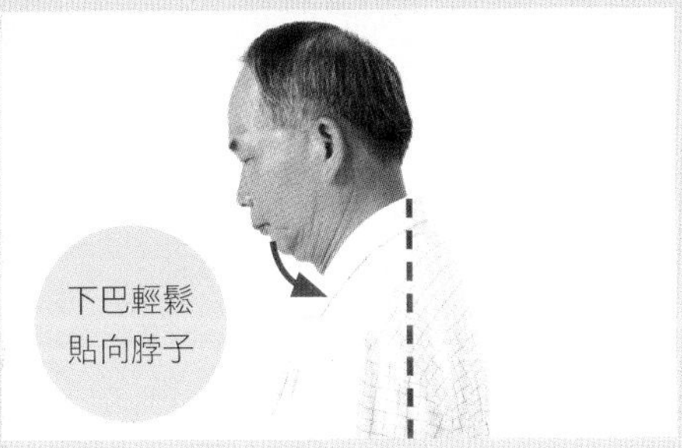

3 甲狀腺

➡影響內臟新陳代謝率

甲狀腺位在氣管兩旁，負責分泌甲狀腺素，**影響身體對荷爾蒙的敏感度，並左右器官的代謝率，幫助氣血循環；也協助中樞神經保持正常敏銳度。**當免疫系統大量製造抗體，會刺激甲狀腺素分泌。甲狀腺素若分泌過盛，中樞神經興奮度提高，會有焦慮、心悸、手指顫抖、體重減輕等症狀；反之會有代謝變慢、記憶力衰退、嗜睡、低血壓、反應遲鈍、體重增加、體溫偏低等症狀，連帶容易外邪入侵而生病。（見第158頁）

【常見疾病】甲狀腺亢進．甲狀腺低下．甲狀腺腫．甲狀腺癌。

建議運動

P57拉下巴
P65下顎劃圓圈

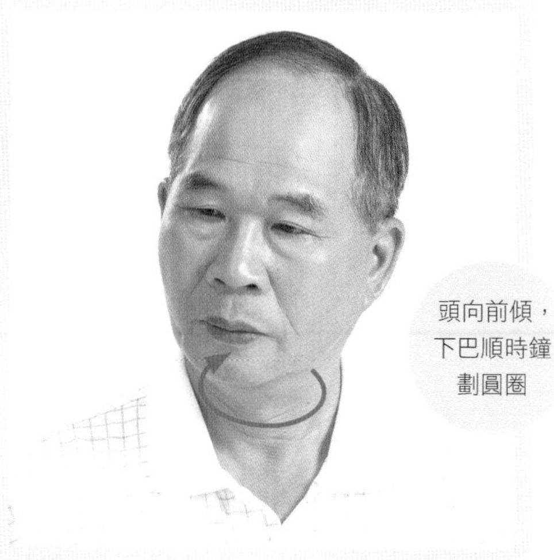
頭向前傾，
下巴順時鐘
劃圓圈

4 乳腺

➡男女老幼都要常疏通

乳腺從汗腺分化演變而來，產婦能在催乳素的作用下分泌乳汁、餵食寶寶；但常見的乳腺管阻塞、腫塊、乳腺炎（細菌感染）等，不論男女老幼都可能會得到。保健重點不宜依賴抗生素來抑炎、不能靠硬擠解通硬塊；**建議大家適度按摩、運動腋窩、溫敷，能有效又和緩保持乳腺暢通。**

【常見疾病】乳腺管阻塞．乳腺炎．纖維囊腫．乳癌。

建議運動

P57拉下巴
P45捏腋窩

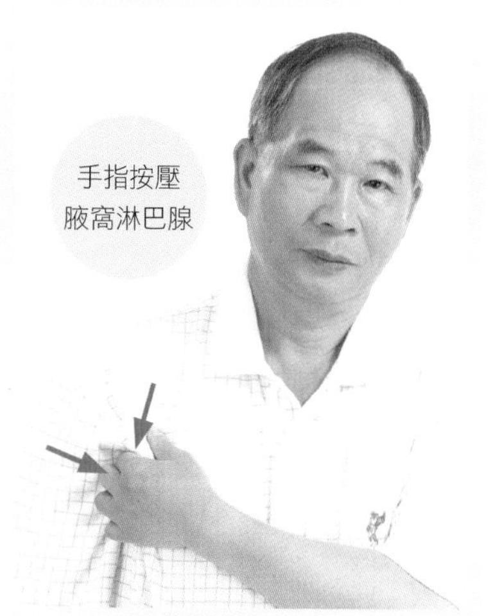
手指按壓
腋窩淋巴腺

〈特別叮嚀！〉
6個讓「人體自癒療法」更有效的秘訣：

❶一次做1個動作，一個動作至少做3分鐘，每天做5次。

❷動作隨時可做，但「腹部、減肥運動」飯後90分鐘、「定肌法」飯後120分鐘後再做。

❸生活忙碌的人，每天至少做這4個動作，就能促進氣血循環，達到基本的保健效用：(1)拉下巴．(2)縮小腹．(3)推手造血．(4)提肛。(第57．67．41．71頁)

❹搭配適量規律的飲食、睡眠，全面提升免疫力。

❺心態上，不可操之過急或求立即見效；動作上，要放輕鬆，不宜太僵硬用力或速度太快。用心體會運動讓身體的改變，當可逐漸領略此運動帶來之身心靈的健康。

❻本運動並非治療行為，原有的醫療程序請確實遵照醫師的指示進行，勿擅自更改。癌症病人若能抱持「與腫瘤和平共處」的心態善待之，而不是「不除之不快」的心理，再配合本運動、調整飲食、導正作息，癌症的痊癒是可達到的！

❺ 攝護腺

➡免疫力低容易攝護腺發炎

攝護腺又稱「前列腺」，是男性特有腺體，位在骨盆腔底、膀胱下方。**做為外分泌腺**，分泌的前列腺液是構成精液的主要成份，其抗菌因子能保護尿道避免泌尿疾病；**做為內分泌腺**，則分泌攝護腺素，參與血壓和免疫機能的調節，並協同製造淋巴細胞。壓力大時，免疫力受到抑制，攝護腺相對容易發炎，也會減少攝護腺素的分泌。

【常見疾病】攝護腺肥大．攝護腺結石．攝護腺炎．攝護腺癌。

建議運動

P49抬大腿
P70按摩鼠蹊窩

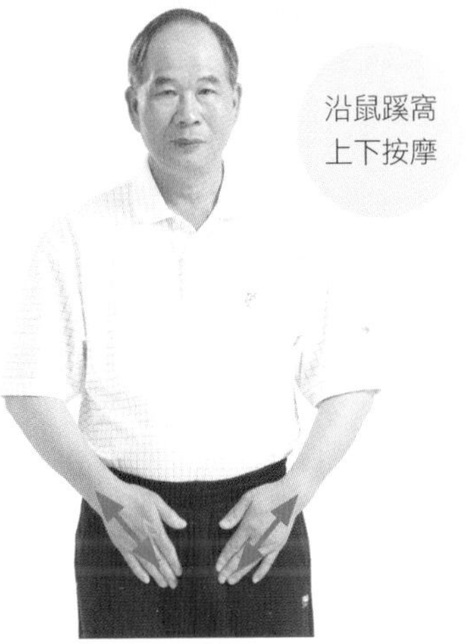

5大免疫腺保健自癒運動建議

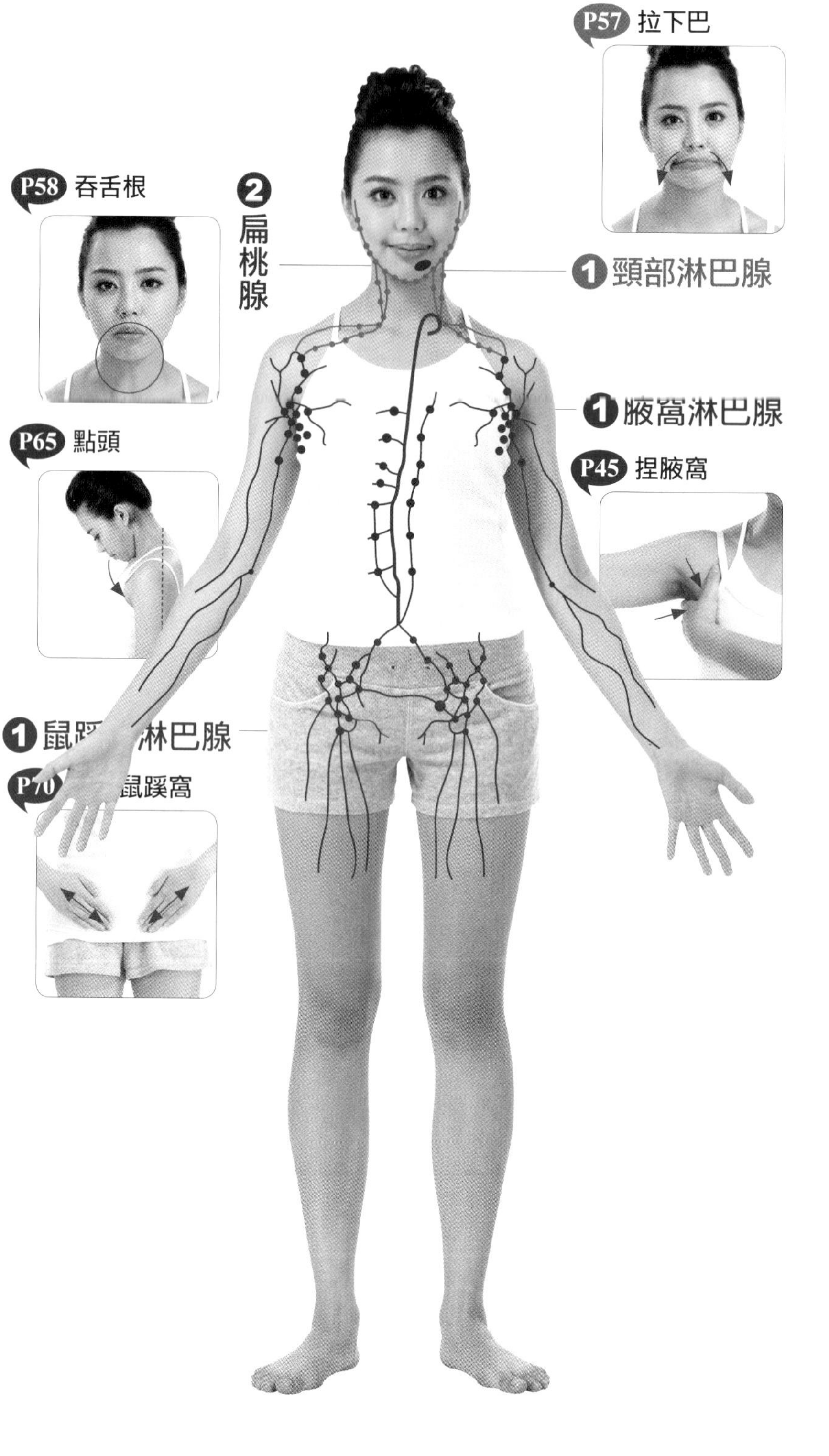

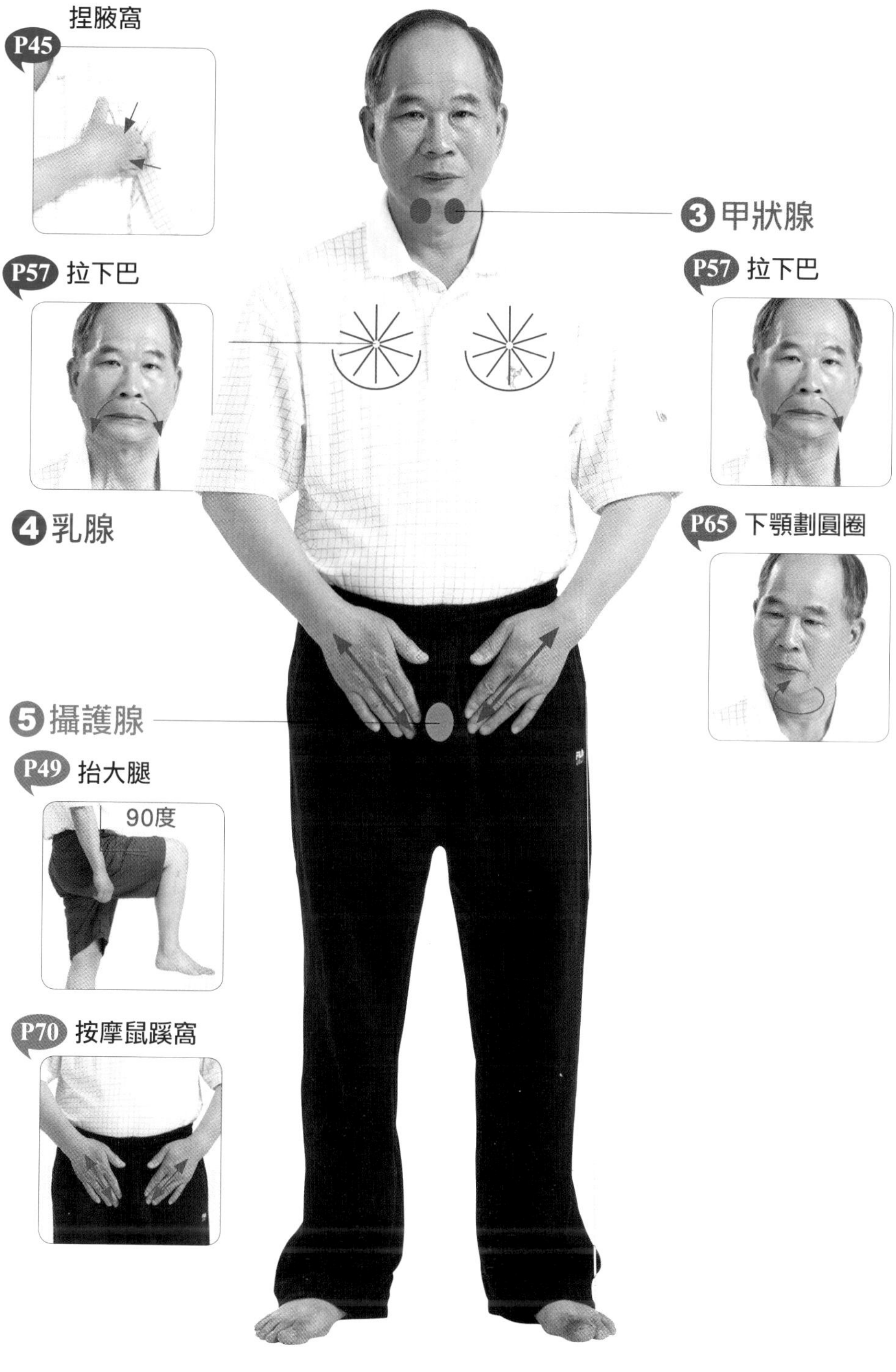
P45 捏腋窩
3 甲狀腺
P57 拉下巴
P57 拉下巴
4 乳腺
P65 下顎劃圓圈
5 攝護腺
P49 抬大腿
90度
P70 按摩鼠蹊窩

呼吸動作

把痠痛病氣吐掉，同時按摩五臟

幫病氣找到最快的出路，就不會生病。

人體形同一個有竅孔的容器，這些竅孔和代謝作用關連密切，因為身體或多或少會產生廢氣和病氣，必須盡快循著洞孔將壞氣排出，讓身體維持健康。老祖宗相信掌握「氣」的進出，**學習吐納的功夫，是養生的不二法門**，早在東周戰國初年，《行氣玉佩銘》描述如何煉養內氣，歸結「順生逆死」；武術裡說「氣沉丹田」，都是同樣的道理。

而我看**「呼吸」不是狹隘的肺部活動**，它不但是吸入有益的氧氣，代謝出有害的病氣，**更是調整全身狀態的一種方法**，是養生的基本功，而且24小時都能做呼吸運動。

懂得呼吸，學會隨時排病氣的養生功。

人體的神、氣、精各蓄養在上丹田（兩眉之間）、中丹田（兩乳之間）、下丹田（肚臍以下），我常跟學員說：**健康問題出在哪裡，就從哪裡把氣吐掉。**

例如，上班族下午常偏頭痛，建議做「鼻吸少、鼻呼多」，把力量放在頭頂，讓病氣從「百會穴」排出；胸悶的人做「鼻吸少、嘴呼多」，力量放在胸膛中央，讓病氣從「膻中穴」排出；常腹痛的人適合「鼻吸、嘴呼、至腹部」，把力量放在腹部，讓病氣從肚臍下方的「氣海穴」排出。

常動「九孔」按摩內臟，身體自然恢復健康。

呼吸不只是鼻口的任務，人體共有九個竅孔（九孔）：眼睛兩孔、耳朵兩孔、鼻子兩孔、嘴巴、肛門、尿道，它們都各有相連的臟腑。如果能設法運動九孔，就等於提供氧氣、按摩臟腑，隨時排惡換新。

例如古人說**「肺開竅於鼻」**，鼻孔一邊主肺，一邊主肝，輪流用「單側鼻孔呼吸」，就是輪流幫肺和肝按摩；有肝炎、肺病者宜多練習。又如**「肝開竅於目」**，夜貓族容易眼壓過高，往往肝功能也差，而改掉熬夜惡習後，眼壓、肝指數便會同時好轉了。

鼻吸少、嘴呼多

主要作用 ⬇ **讓身體細胞有氧化**

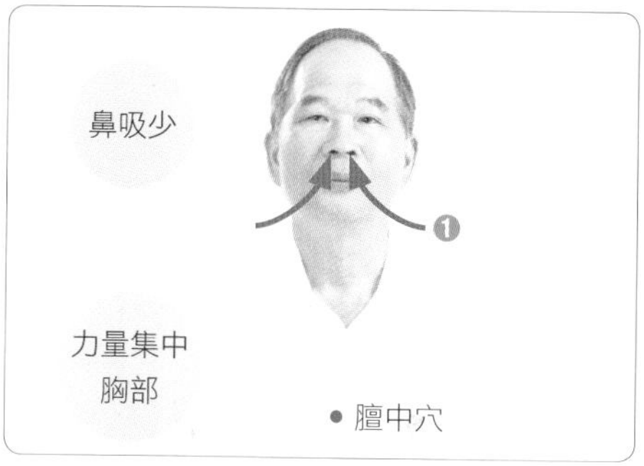

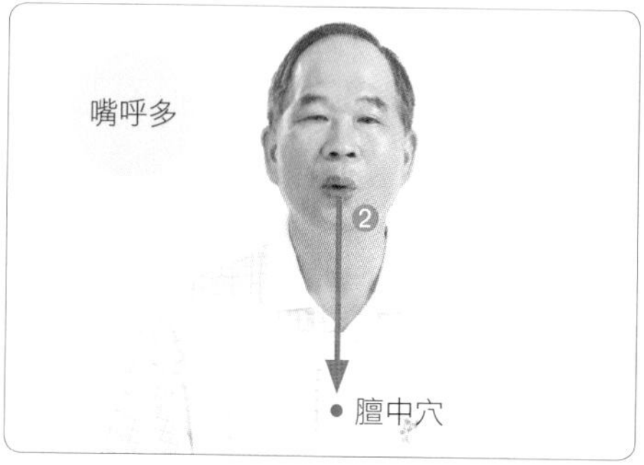

❶ 將力量放在胸部左右中央的「膻中穴」，先由鼻子吸氣。

❷ 緩緩從嘴巴呼出又細又長的氣，鼻吸氣少、嘴呼氣多。透過廢氣排出、交換氧氣的動作，促使身體細胞有氧化。反覆多做，不可少做。

[效用] 能立即**降火氣**、**減輕壓力**，常做可改善**憂鬱恐懼症**、**解毒**，並改善運動過程中產生之不適反應與好轉反應。

QRcode示範

鼻吸少、鼻呼多

主要作用 ⬇ **讓氧氣進出腦內**

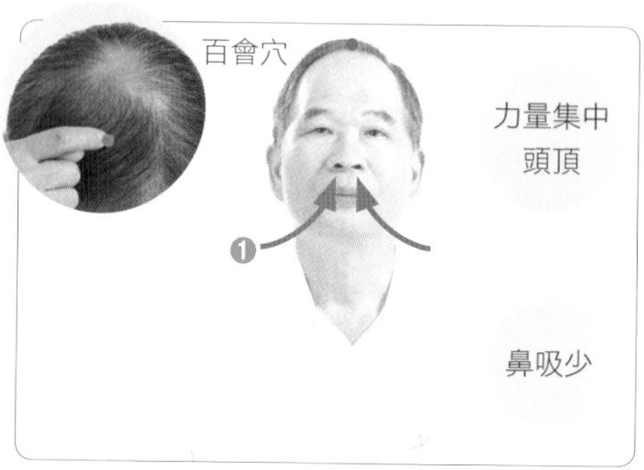

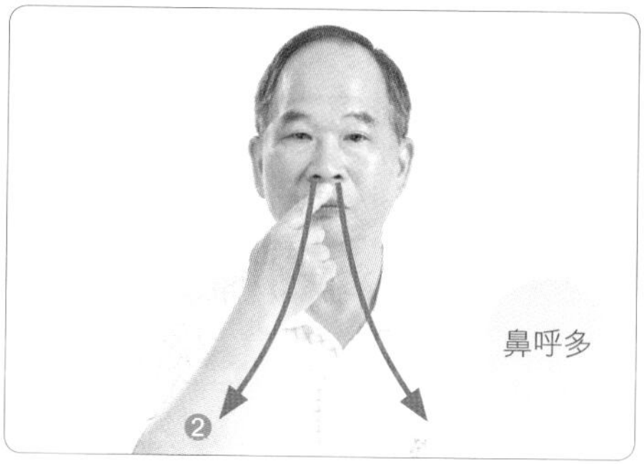

❶ 將力量放在頭頂中央的「百會穴」，先由鼻子吸氣。

❷ 緩緩從鼻子呼出又細又長的氣，吸氣少、呼氣多，讓氧氣能夠進入腦內再排出。

[效用] **減輕腦壓**、**偏頭痛**、**頭暈**、改善腦壓內分泌不平衡。

注意 本頁兩個呼吸運動宜多做，但應選在空氣清新處，勿在大馬路上做。

QRcode示範

雙呼吸

主要作用 ⬇ 心臟運動

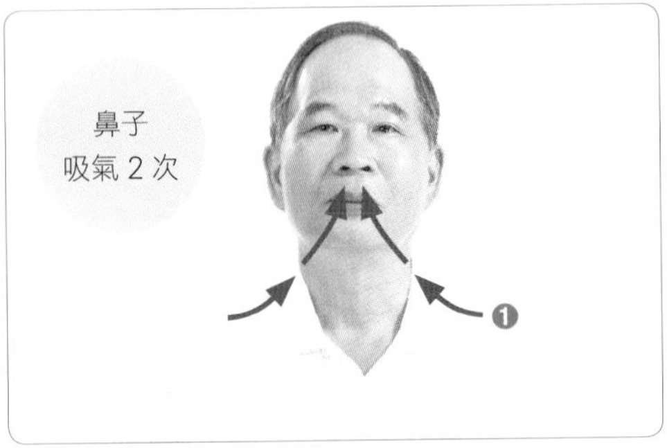

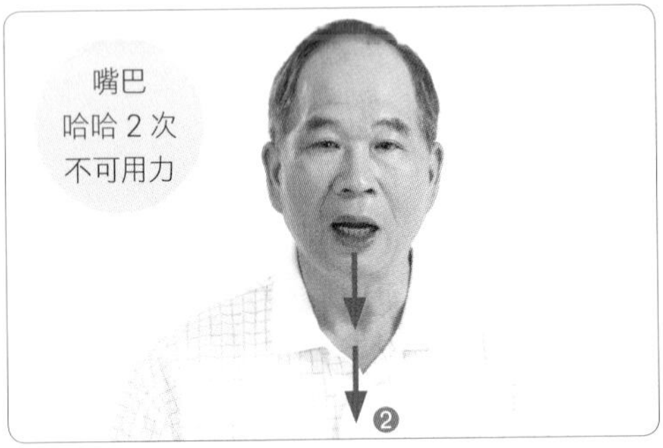

❶ 鼻子連續吸氣 2 次。

❷ 再從嘴巴連續哈氣 2 次，有助加速心臟血液循環。

[效用] 幫助心臟直接運動、改善**心臟肥大**，及其造成之頭暈、頭痛、心悸。

注意 嘴巴哈哈 2 次時，不可用力，以免反而造成胸腔壓力、心跳過快。

QRcode示範

鼻吸、嘴呼、推手造血

主要作用 ⬇ 心臟運動 促進血液循環

❶ 鼻子吸氣，兩手掌心在腹部前面平放互貼。

❷ 僅以掌心之力左右相輕推，促進造血。

❸ 再以嘴巴呼氣，同時放鬆掌心和腋窩。重覆做 3 分鐘，最後稍微動一動腋窩。

[效用] 加速血液循環與心臟運動，舒緩右手中指關節（**心包經**）疼痛，改善**血液疾病**。

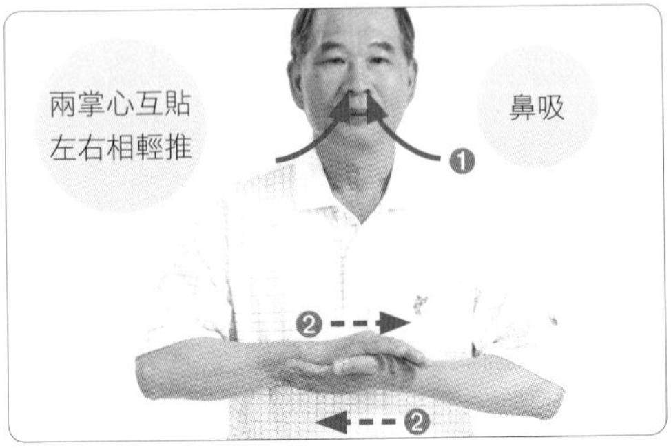

QRcode示範

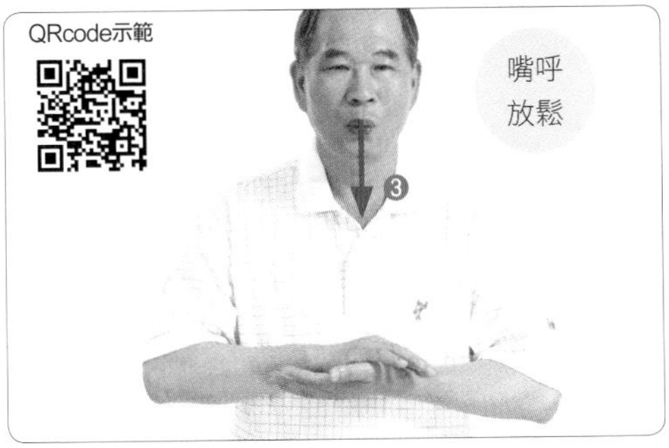

鼻吸、嘴呼、胸部用力

主要作用 ⬇ 幫胸腔排氣減壓

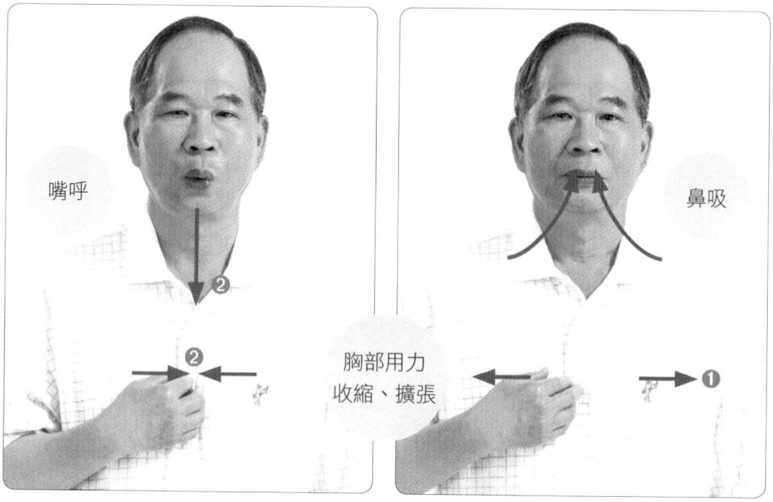

❶ 鼻子吸氣到胸部，吸氣時胸部用力擴張。

❷ 再以嘴巴呼氣，胸部用力收縮。胸腔反覆擴張、收縮，加速排除鬱氣。

[效用] 改善運動造成的**胸悶**。

鼻吸、嘴呼、動肋骨

主要作用 ⬇ 肝臟運動 肺臟運動

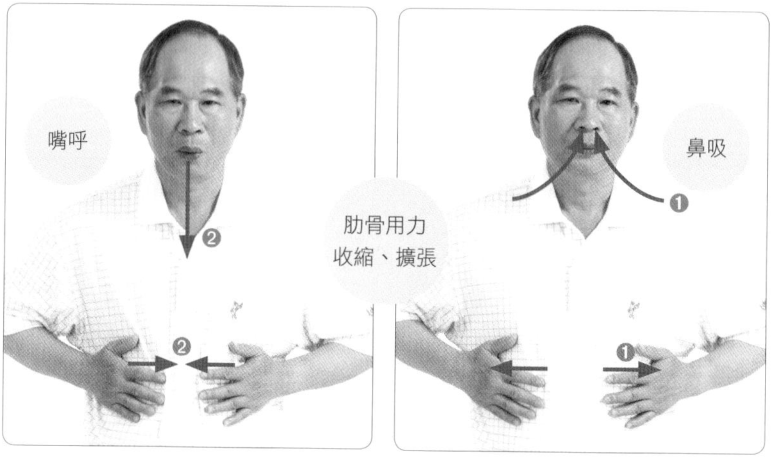

❶ 先以鼻子吸一口氣，吸氣時肋骨用力擴張。

❷ 吸氣到肋骨即由嘴呼出，呼氣時肋骨用力收縮，藉由肋骨用力擴張與收縮來按摩肝臟。

[效用] 幫助肺臟、肝膽按摩，有助改善**肝病**、**B 型肝炎**。

QRcode示範

單孔呼吸

主要作用
➡ 肝臟運動 肺臟運動

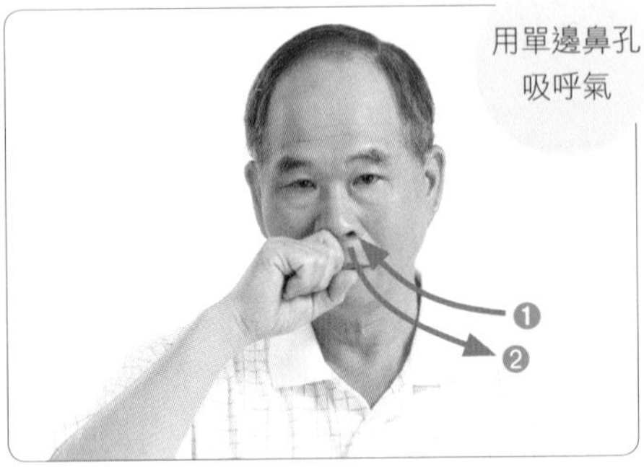

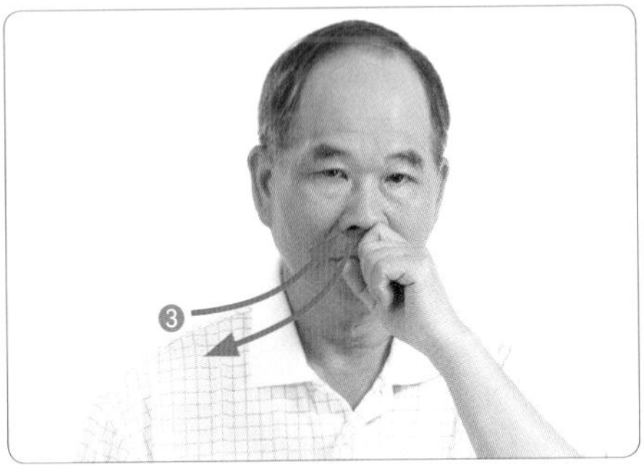

❶ 嘴巴閉著，以食指關節塞住單邊鼻孔，只留另一邊鼻孔吸氣。

❷ 吸滿後再由同一鼻孔呼氣，反覆做 3 分鐘。

❸ 換另一邊鼻孔吸呼氣。藉由兩邊鼻孔輪流做吸呼氣，幫助空氣直接傳到肝臟、肺臟。

[效用] 協助肝臟、肺臟氧氣運動、改善**肝病**和**B型肝炎**。

QRcode示範

塞鼻孔呼氣

主要作用
➡ 按摩眼睛、耳朵

❶ 鼻子吸入一口氣，再閉嘴憋氣。

❷ 彎曲手指以兩指指節塞住雙鼻孔，慢慢做鼻呼氣，讓氣從眼、耳排出，有助按摩眼睛、耳朵。

[效用] 改善**耳鳴**、**耳疾**或**眼疾**，促進耳聰目明。

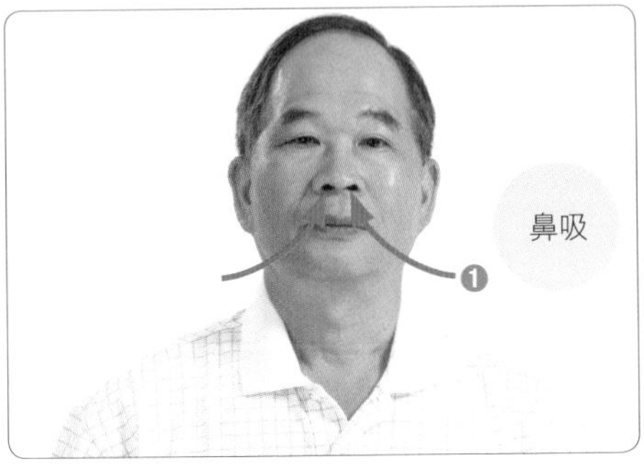

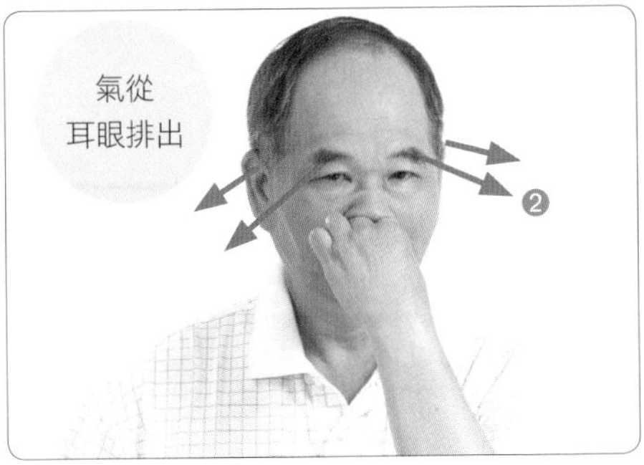

注意 心臟不佳者不可以做此動作。憋氣長短視個人體力而定，不宜勉強。塞鼻孔呼氣時不可太用力。

QRcode示範

基本動作 1 呼吸動作

鼻吸、嘴呼、至腹部

主要作用 ⬇ 暢通血液循環 按摩腹部

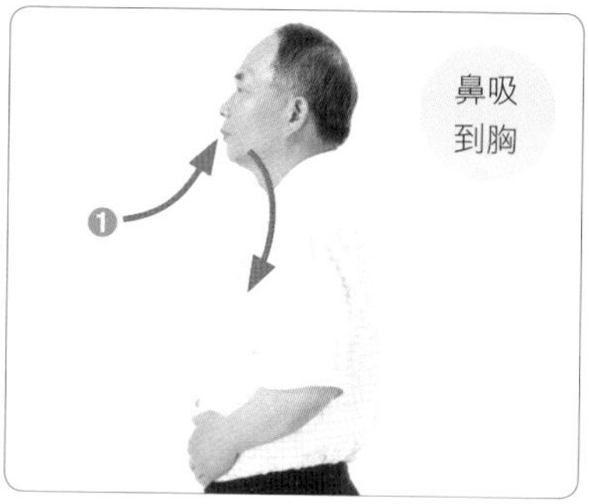

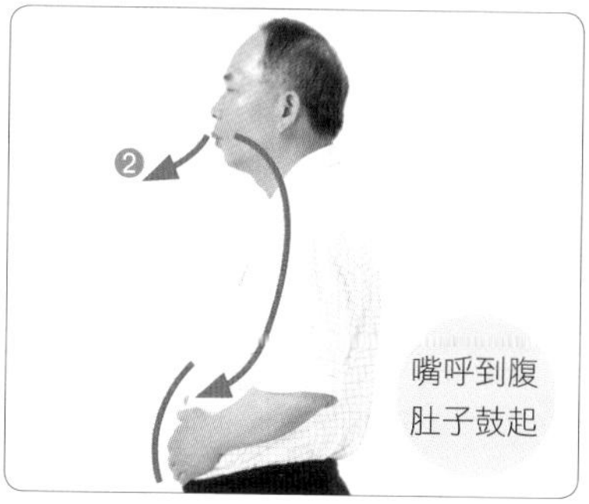

❶ 鼻子吸一口氣至胸部。

❷ 再以嘴巴呼氣至腹部，同時腹部鼓起。

[效用] 改善**腹部不適**、暢通血液循環和「四大」（地水火風）。

注意

四大不通則腹部鼓脹，終至器官漸漸壞死。「四大」指構成一切物體的要素，包含地、水、火、風，而人體也是由四大和合而成。**「地」**以堅硬為性，如：爪齒、皮肉、筋骨；**「水」**以潤濕為性，如：腺體、唾涕、膿血；**「火」**以燥熱為性，如：體溫熱度；而**「風」**以流動為性，如：呼吸動轉。

QRcode小靴

鼻吸、嘴呼、手按摩腎臟

主要作用 ⬇ 腎臟運動

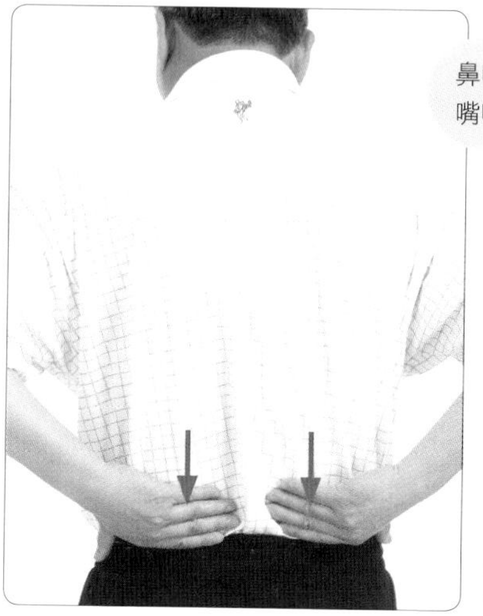

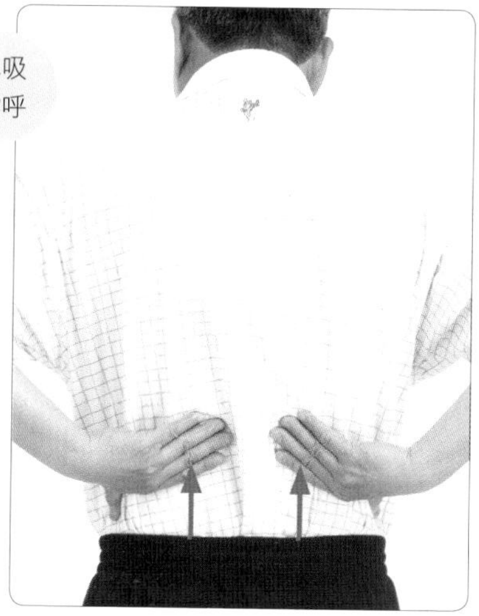

❶ 雙手手掌放在後腰，隨呼吸上下按摩腎臟。

❷ 由鼻子吸氣到腎臟，然後用嘴呼氣。

[效用] 幫助腎臟運動、舒緩**腎臟病**引發之**腰背疼痛**。

手部動作

緊張和壓力，手掌是最佳出口

末梢神經，是血液循環警示燈。

四肢末梢離心臟最遠，手腳指節一旦少動，就會氣血循環不良、逐漸冰麻僵硬。氧氣和養份無法送來，不但末梢神經會損壞，體內器官的病氣和壓力也沒有出口，所以常會腰痠背痛，嚴重還會行動不便、眼花、聽障、失智、性衰退等。

要活絡末梢神經、改善循環很簡單，例如豎起拇指比「一」，再換四指比「四」，讓五指輪流伸展，能馬上暖手、促使上身氣血通暢，還可預防感冒；再者，**手的末梢神經和孕婦及胎兒的臍帶相通，孕婦做等於幫胎兒運動。**

壓力是一種病毒，從手掌釋放，勿悶過夜。

現代人也常因為工作壓力，使腕關節或肩膀痠痛，簡單搖動「手腕上下」就能緩解。經常手痠、五十肩的學員，我也建議**手伸直、向內和向外做「轉手」**，**從手腕、手臂到肩膀一起活動放鬆，改善連帶問題。**

此外，緊張或熱天時沒胃口，反覆「用力握拳」刺激手指神經，能連動施力胃部，促進消化功能，自然提振食慾。因為**手指末梢神經和胃部相連**，運動手指等於是按摩胃臟、幫胃放鬆。像有些上班族、考生一緊張就會胃痛，這時做「手指末梢彎曲」，重覆模擬抓東西、再放開，持續做3分鐘就會解痛。如果再**搭配「鼻吸嘴呼」呼吸法**，效果更好。

學鴨子能長壽，一次散熱3分鐘，每天做5次。

「雞和鴨，誰的壽命比較長？」我常這樣問學生；而答案是「鴨」，因為鴨有蹼能散熱。這個問題是希望大家記住散熱的重要，身體才不會過熱而「當機」。有空時多做「張手、收攏、張手」3分鐘，當感覺手脹脹的，就代表熱的病氣已經從指縫排出。

手指末梢神經也連結到腦部，發燒時，握拳用「拇指擦摩四指」，拉動虎口「合谷穴」，能退燒散熱。常用「手指壓掌心」，則有助提升記憶力、預防失智。

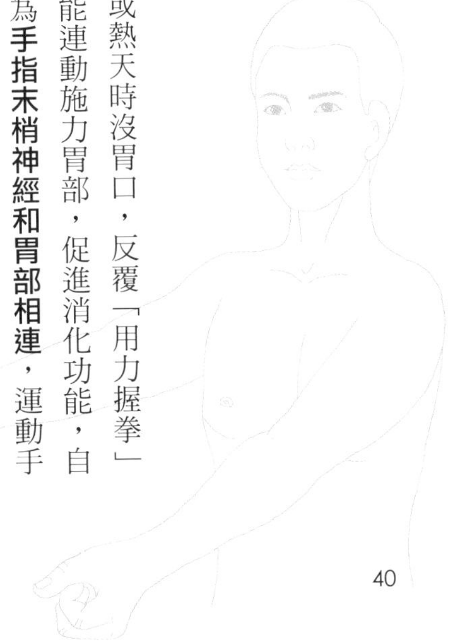

基本動作 2 手部動作

QRcode示範

推手造血

主要作用 ➡ **造血** **促進血液循環**

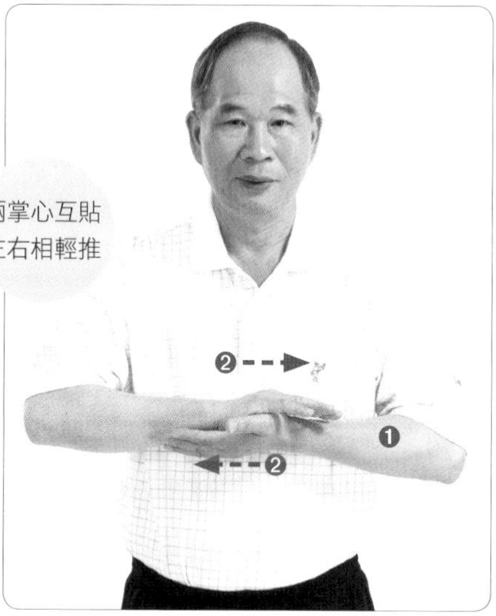

❶ 雙手手掌平放在腹部前方，掌心相貼，手腕平直勿彎曲。

❷ 僅用掌心之力左右相輕推，手掌心很快會覺得溫熱。

[效用] 利用兩手掌心左右互推，促進造血、改善**貧血**；同時加速血液循環，有助排除血中廢物，及改善**高血脂、平衡白血球與紅血球，促進血液健康**。

注意 應只用掌心力量輕輕互推，不可聳肩，上臂和腋窩不要出力。這個動作常有人做錯，用手臂或手指用力互推，太大力推到兩手掌錯開，不但沒效，還會造成手痠。

QRcode示範

手指比一四

主要作用 ➡ **運動手部末梢神經**

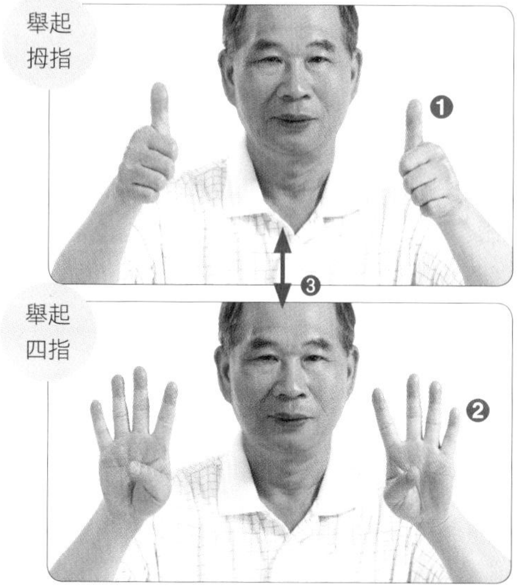

❶ 雙手「豎起大拇指」，伸展指關節。

❷ 雙手改比「四」，伸展四指。

❸ 雙手拇指、四指變換伸展，以拉動指節和末梢神經。末梢神經也和孕婦及胎兒的臍帶相通，同步做運動。

[效用] 運動手指末梢神經、促進手部血液循環，可以改善**手冰冷**、預防**感冒**。孕婦藉此動作多拉動末梢神經，它與胎兒臍帶相通，等於是**幫胎兒做運動**。

注意 可與「腳趾比一四」等腳部運動同時做（第 50 頁），要輕輕做，不可太用力。

用力握拳

QRcode示範

主要作用 ➡ **刺激手指神經連動胃作用**

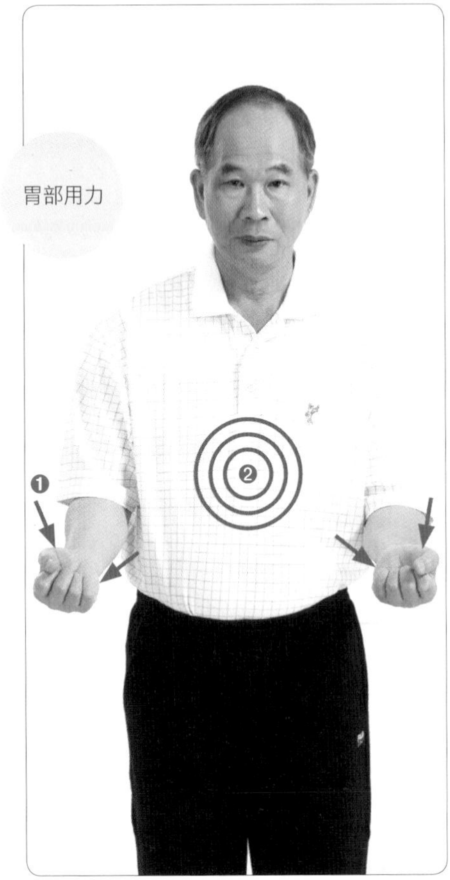

❶ 雙手於身體兩側，用力握拳。

❷ 持續用力握拳致胃部出力，維持片刻再放鬆，反覆做 3 分鐘。

[效用] 可改善**食慾不佳**、**過瘦**問題。

手指末梢彎曲

QRcode示範

主要作用 ➡ **運動末梢神經胃反射區**

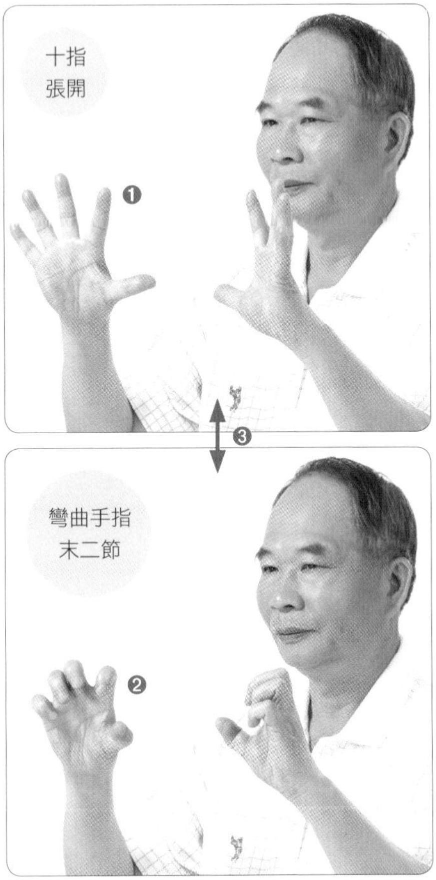

❶ 雙手十指張開。

❷ 彎曲手指末二節，似舞爪狀。

❸ 反覆張彎，拉動末梢神經（胃反射區）。

[效用] 運動末梢神經，可紓緩**緊張**、其引起的**胃不適**，改善**手指關節變形**。

QRcode示範

手指壓掌心

主要作用 ➡ **運動末梢神經腦反射區**

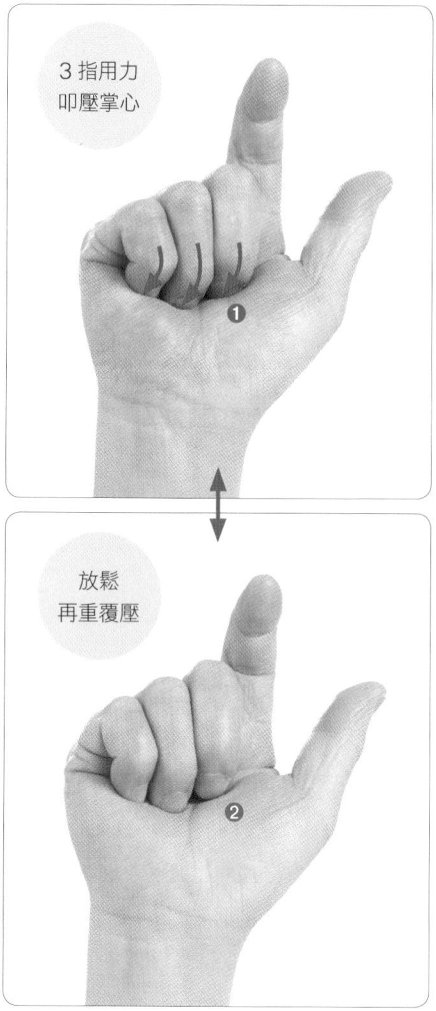

❶ 中指、無名指、小指用力向掌心叩壓。

❷ 叩壓一下再鬆開，重覆叩放 3 分鐘。

[效用] 提高**記憶力**、防治記憶衰退。

QRcode示範

握手

主要作用 ➡ **按摩勞宮穴緩解出汗**

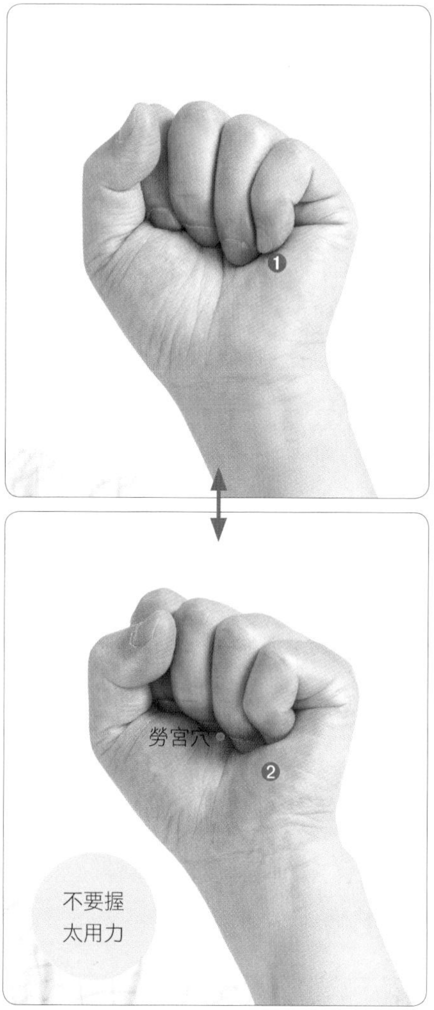

❶ 手指似握拳狀。

❷ 反覆向掌心「勞宮穴」按壓。不必握太用力，會使手汗流出。

[效用] 改善**手汗**問題。

QRcode示範

捏大拇指兩側

主要作用 ➡ **按摩少商穴改善流鼻血**

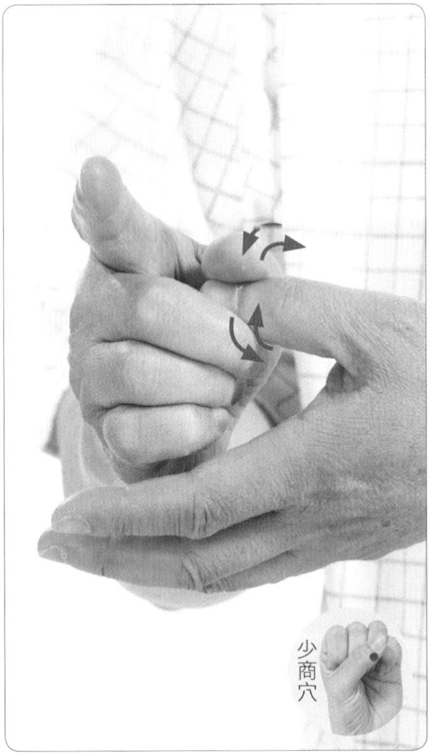

❶ 用食指和拇指捏壓另一手拇指指端兩側，捏壓略轉動 3 分鐘。

❷ 換手動作。

[效用] 改善**流鼻血**。拇指指甲外下側有肺經要穴「少商穴」，按此處也有助緩解**咽喉炎**、**扁桃腺炎**。

注意 捏拇指兩側時除了適度用力壓，也能同時向內外轉動指骨，活絡末梢神經和肺經。

QRcode示範

拇指擦手指

主要作用 ➡ **拉動合谷穴散熱**

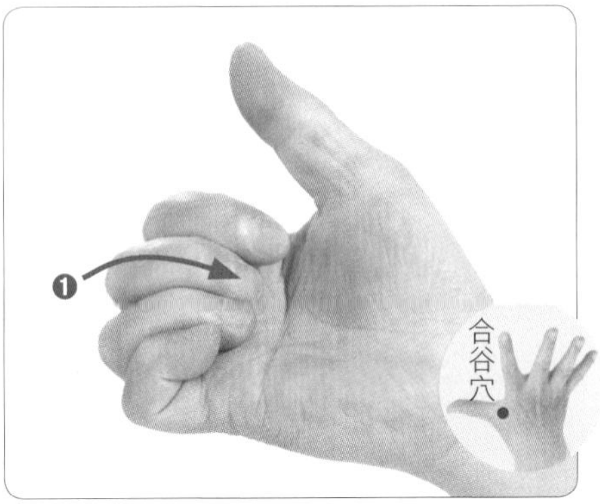

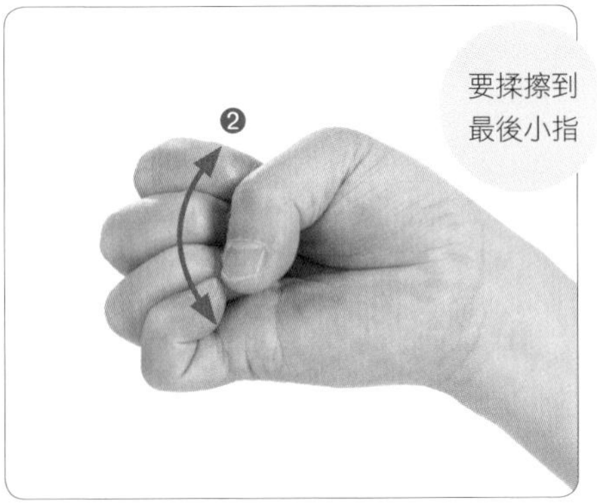

❶ 雙手四指握拳。

❷ 拇指來回揉擦四指，以拉動虎口「合谷穴」。

[效用]「合谷穴」位於拇指和食指掌骨之間的虎口處，常按有**散熱退燒**作用。

注意 拇指揉擦四指時，要確實從食指擦到小指尖，才能拉動到拇指根部內側「合谷穴」。

QRcode示範

捏腋窩

主要作用 ➡ **按摩腋窩淋巴腺**

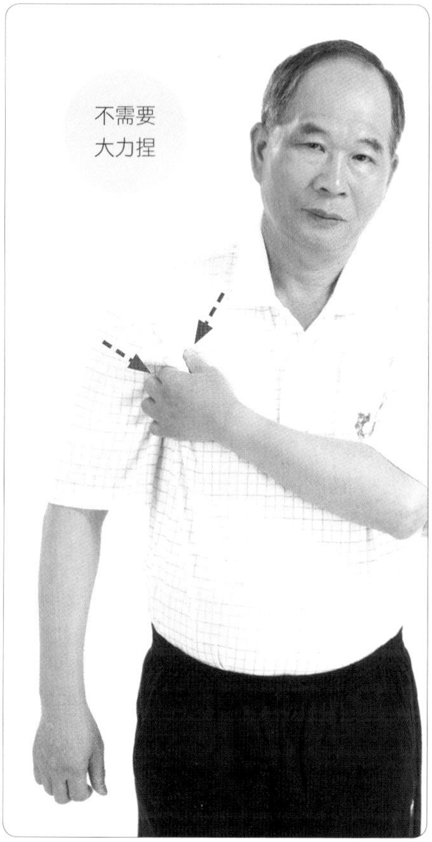

❶ 以手指按壓腋窩，捏壓淋巴腺，幫助腋窩淋巴腺的血液流通。

❷ 換邊動作，各按 3 分鐘。

[效用] 改善**癲痟**。

注意 捏壓腋窩力道適中就好，不需要太用力，捏對腋窩下的那條筋就有效用。

QRcode示範

張手

主要作用 ➡ **從指縫散熱消淋巴腫脹**

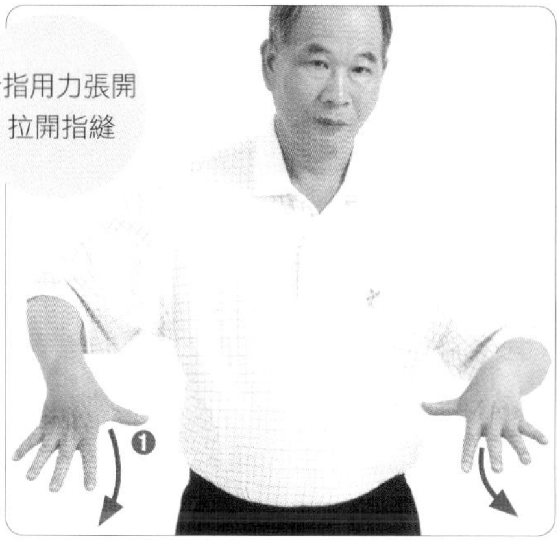

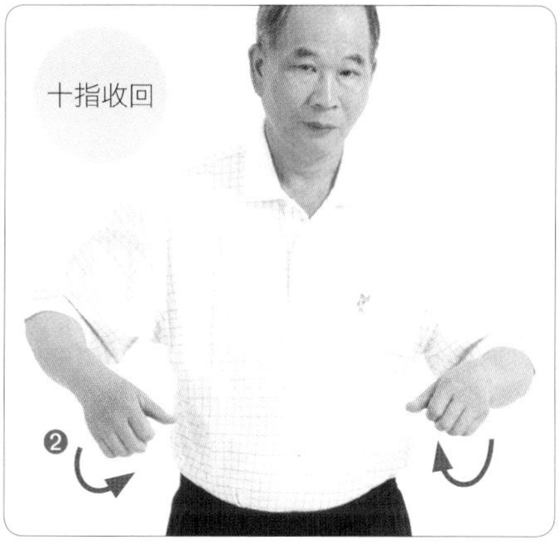

❶ 雙手十指張開，指節用力伸展。

❷ 然後收縮起來，重覆張開、收縮。

[效用] **手脹**或**腋下淋巴腫脹**時，可促使氣從指縫排出。

注意 反覆收手、張手之間，手掌可以想像順滑圓弧線，幫助動作連貫。

QRcode示範

手腕上下（手腕前後搖）

主要作用 ➡ **活動腕關節**

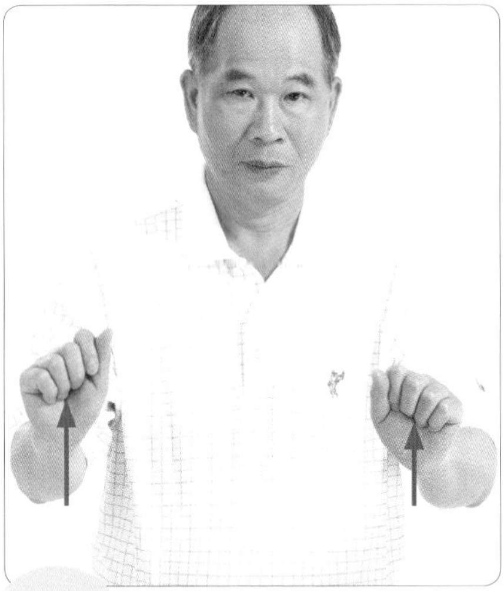

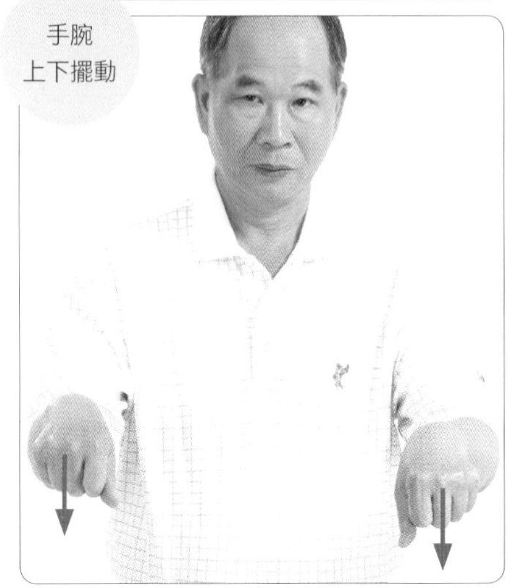

❶ 手臂往前伸，雙手握拳。

❷ 手腕上下擺動，活動腕關節。

[效用] 改善**肩膀痠痛、手腕關節問題、電腦手**等。

手腕左右搖

主要作用 ➡ **活動腕關節**

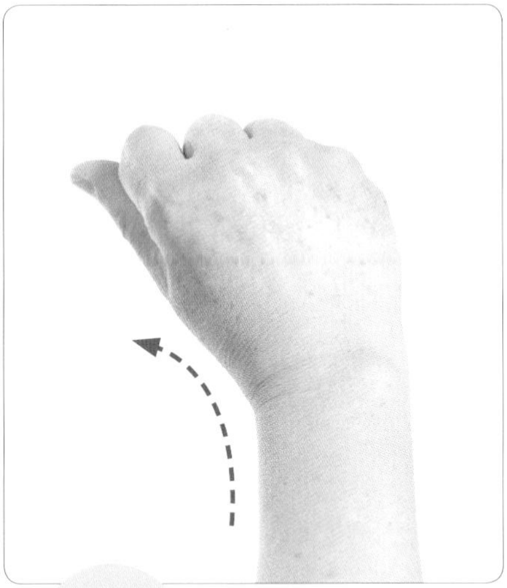

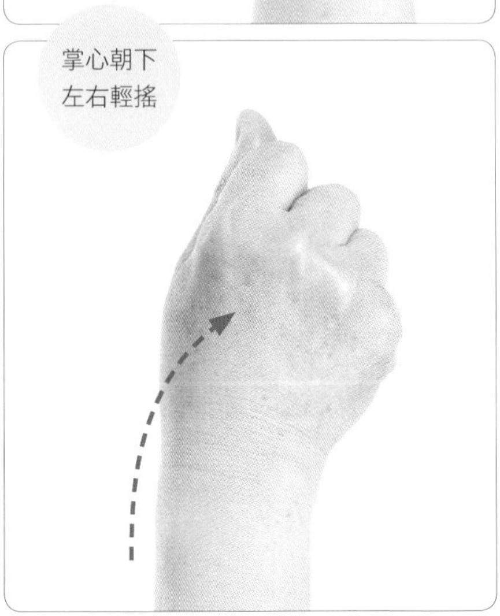

❶ 手腕往左右輕輕搖動。

❷ 持續動作 3 分鐘。

[效用] 改善**媽媽手、手腕肌腱發炎**。

QRcode示範

轉手

主要作用 ➡ **運動手到肩膀神經和關節**

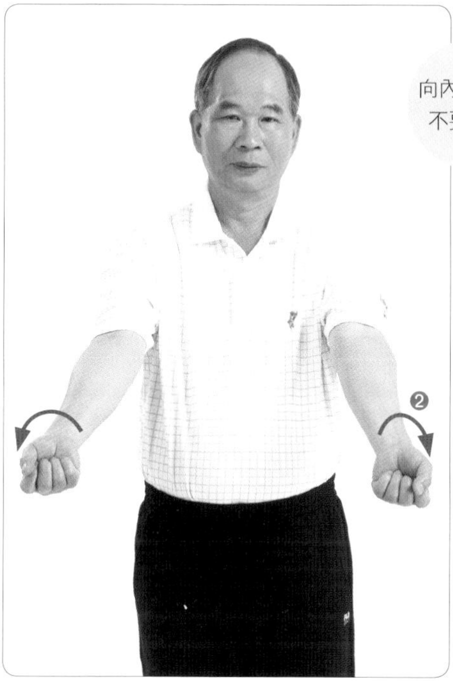

向內外轉手
不要太快

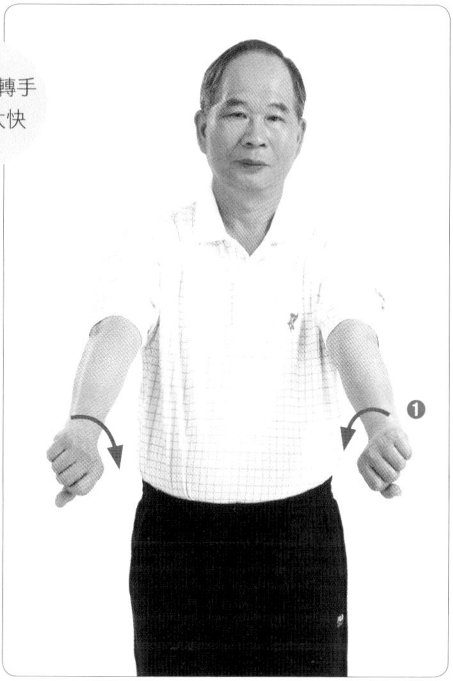

基本動作 2 手部動作

注意 轉手時，手臂伸平的高度若與肩膀同高，更能活動到肩膀，改善肩頸痠痛僵硬的問題。

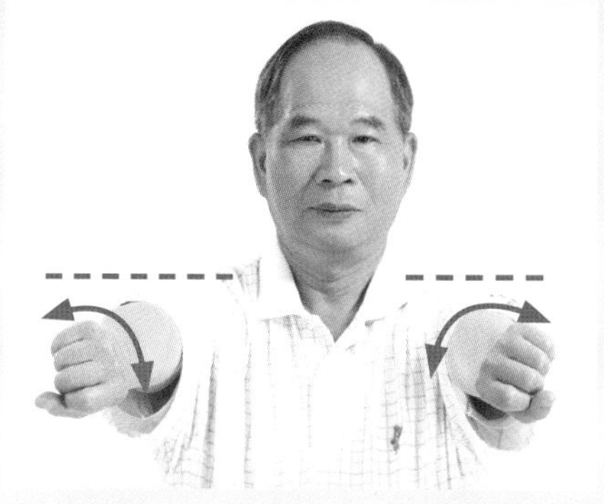

手齊肩高
拉動肩膀

❶ 雙手握拳或張開，往前伸直，手臂先往內轉。

❷ 手再往外轉，速度不要太快。

❸ 反覆向內外轉，可拉動上臂到肩膀。

[效用] 有效防治**肩膀痠痛、手臂麻痺、五十肩**。

腳部動作

動動腳，氣血速通又防老

腳離心臟最遠，多動才不會冷痠麻。

雙腳距離「生命幫浦」心臟最遠，當血液循環不良，腳會最早出狀況，**冷、痠、麻正是警訊**。

多刺激腳部末梢神經，能促進氣血循環，將「手指比一四」改做「腳趾比一四」，可促進下肢氣血循環，擺脫腳趾冰冷、小腿痠痛、腳板水腫等煩惱；孕婦做則能減輕害喜。常覺得小腿痠麻或腳趾發麻的人，請練習「抖腳跟」，坐穩後踮起腳尖，然後抖動懸空的腳跟3分鐘，腳部肌肉充份放鬆後，痠麻就會改善。

腳的穴點最多，牽動生殖、排泄系統。

中醫認為「腎臟」主宰著生殖和發育，而腳底板前段中間的**「湧泉穴」是腎經的重要穴道**，常刺激此穴生殖和排泄系統的問題就少，無怪乎「湧泉穴」又叫「長壽穴」。

擔心攝護腺增生導致排尿困難的男性，請左右輪流「抬大腿」，大腿抬和身體呈90度，小腿和身體平行；這個動作會牽動鼠蹊部，強化攝護腺；**有習慣性腹瀉的人**，多練習也能有效改善。

習慣性便秘者，就要改做「大腿往後踢」，同樣站直，但左右小腿輪流往後朝臀部踢，能牽動膝下「足三里穴」，忍受便秘、痔瘡之苦的人也能改善。

懂得「動腳醫頭」反射區，快樂享受更年期。

雙腳的穴道多，**不少婦女病也能藉由腳部運動來克服**。例如坐在椅子上，雙腳離地，腳板輕壓向下，「腳踝左右擺」**以牽動腳後跟，可以刺激子宮和卵巢反射區**，強化其機能；更年期生理不調、頭痛、失眠等症候群也都能有效減輕。

所謂**「頭的問題，由腳解決」**，藉由「腳板轉圈」拉動腳踝，讓堆積在下肢的病氣順暢往下走，然後從腳底「湧泉穴」排掉，頭痛也能逐漸消失；睡前反覆做「腳掌上下」壓腳3分鐘，拉動腳底「失眠穴」等要穴，然後放鬆，今晚就能睡個好覺了！

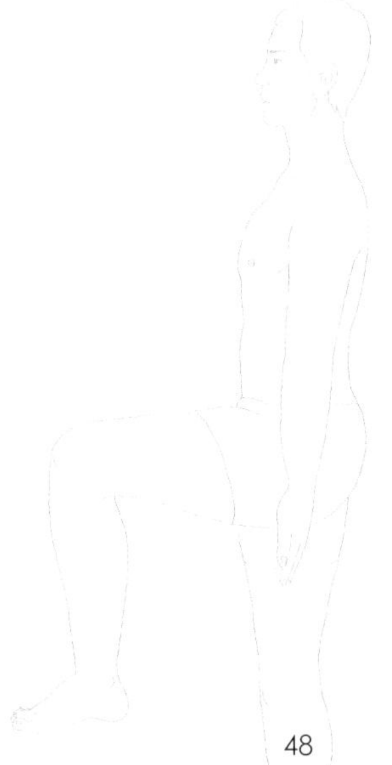

大腿往後踢

QRcode示範

主要作用 ➡ **拉動鼠蹊窩淋巴腺** **足三里穴**

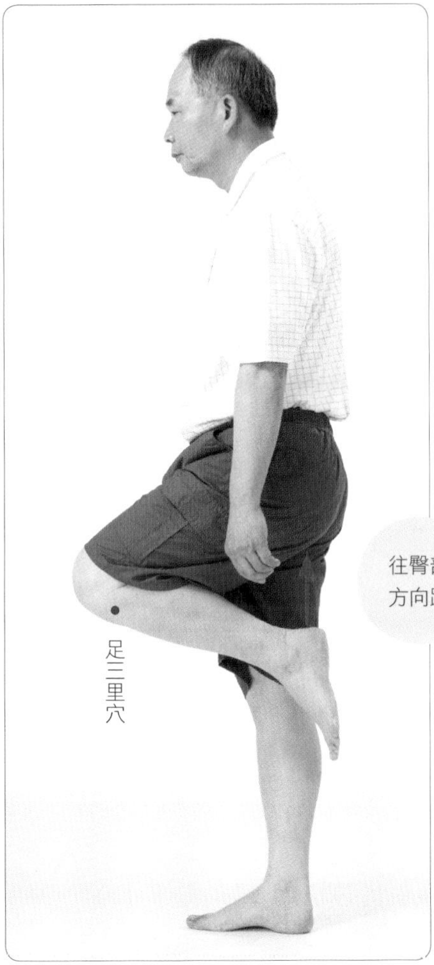

❶ 身體站直後，單腳腳跟往臀部方向踢，可拉動膝下「足三里穴」、大腿、鼠蹊部位等脈穴。

❷ 左右腿交替做，至少 3 分鐘。

[效用] 改善**便秘**、**痔瘡**。

抬大腿

QRcode示範

主要作用 ➡ **拉動鼠蹊窩淋巴腺** **攝護腺**

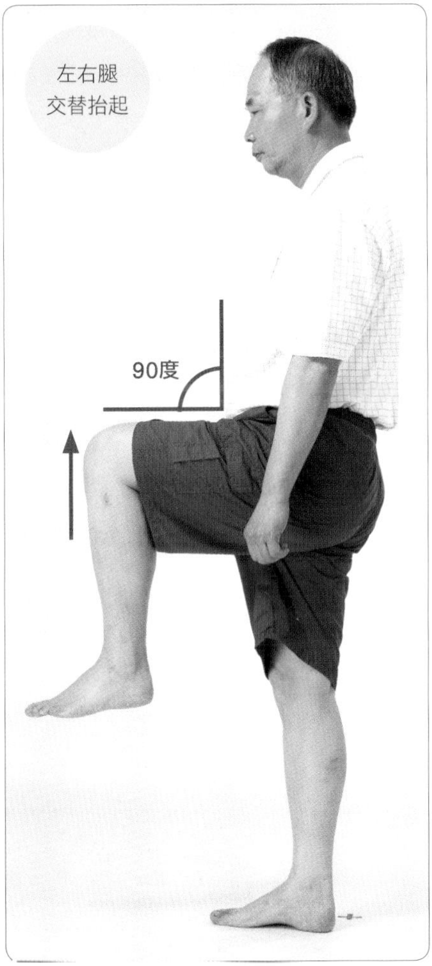

❶ 身體站直後，提高單腳膝蓋，使大腿與身體呈 90 度，可拉動鼠蹊部。

❷ 左右腿交替做，至少 3 分鐘。

[效用] 強化**攝護腺**、改善**腹瀉**。

QRcode示範

腳趾比一四

主要作用 ➡ **運動腳趾末梢神經**

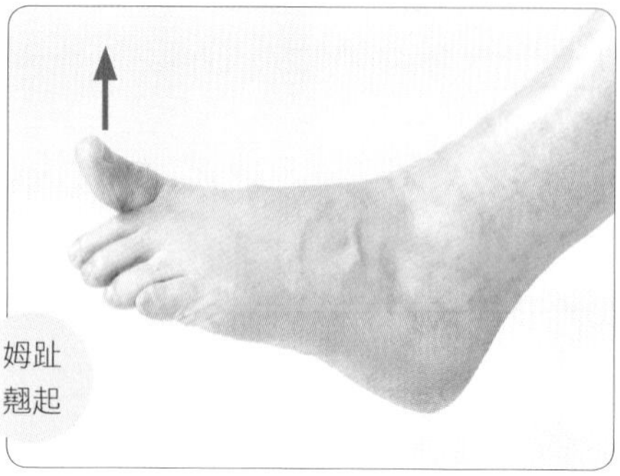

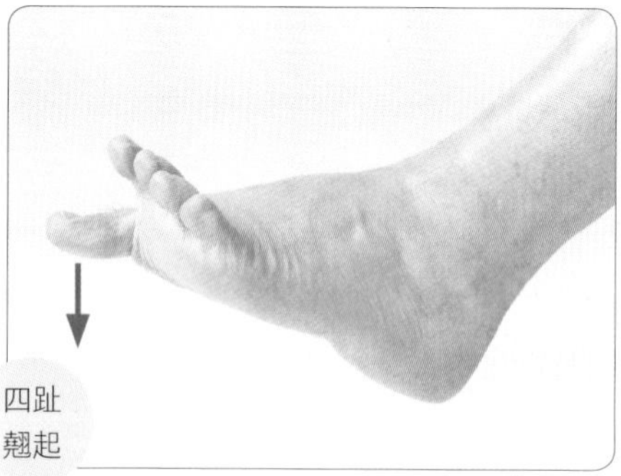

❶ 坐在椅子上或平躺，腳離地。

❷ 單腳或雙腳同時做皆可，同第 41 頁「手指比一四」，先翹高腳姆趾、四趾壓低。

❸ 換翹高四趾、腳姆指壓低。交互伸縮，以拉動腳趾末梢神經。

[效用] 運動腳部末梢神經、促進下半身氣血循環，可改善**腳冰冷、懷孕害喜**。

注意 若初學覺得動作困難，可簡化為五趾同時上抬、下壓。

QRcode示範

動腳跟

主要作用 ➡ **運動胯部** **拉動鼠蹊窩**

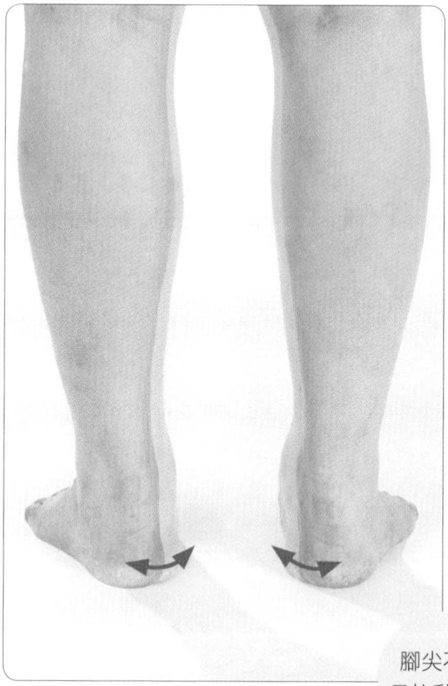

❶ 雙腳站立與肩同寬。

❷ 腳尖不動，兩腳跟往內外微微拉動，可拉動胯部與臀部。

[效用] 運動胯部，有助於**耐久站**，而不易疲累。

注意 此運動也可以躺著做，請見第 81 頁「平躺、動尾椎」。

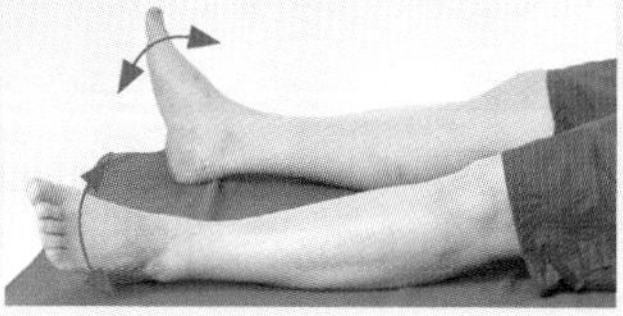

基本動作 3 腳部動作

QRcode示範

腳踝左右擺

主要作用 ➡ **拉動後腳跟** **子宮卵巢反射區**

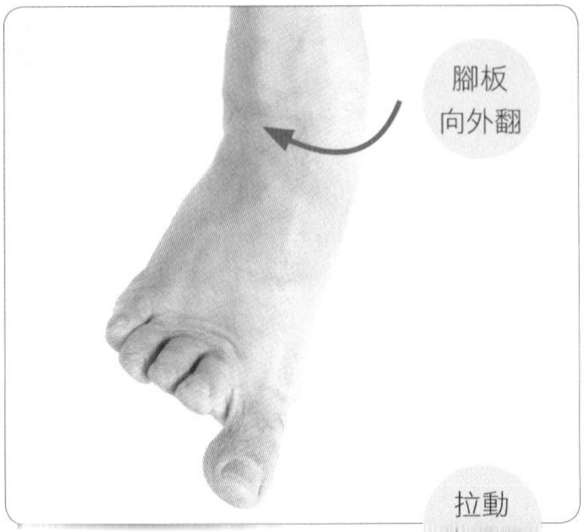

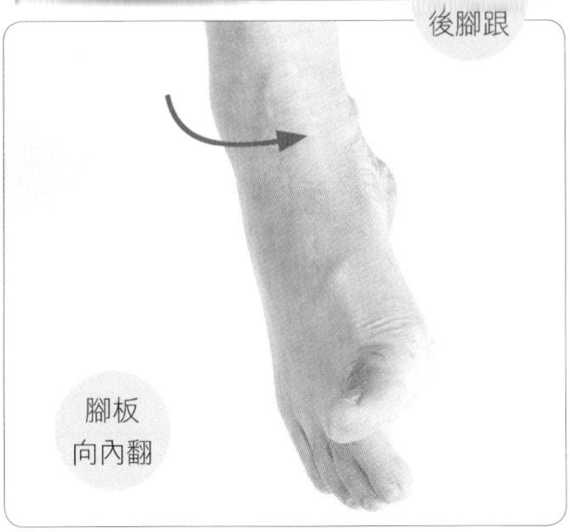

❶ 坐在椅子上或平躺，腳離地。
❷ 單腳或雙腳同時做皆可，腳板先向外擺。
❸ 腳板換向內擺。
❹ 交互擺動，以拉動腳後跟，刺激子宮卵巢反射區。

[效用] 紓緩**腳跟疼痛、足底筋膜炎**、改善**卵巢疾病**。

QRcode示範

腳掌上下

主要作用 ➡ **拉動踝關節** **腳部要穴**

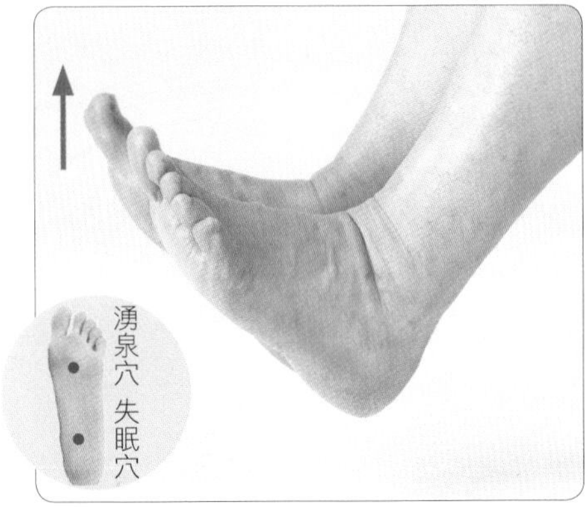

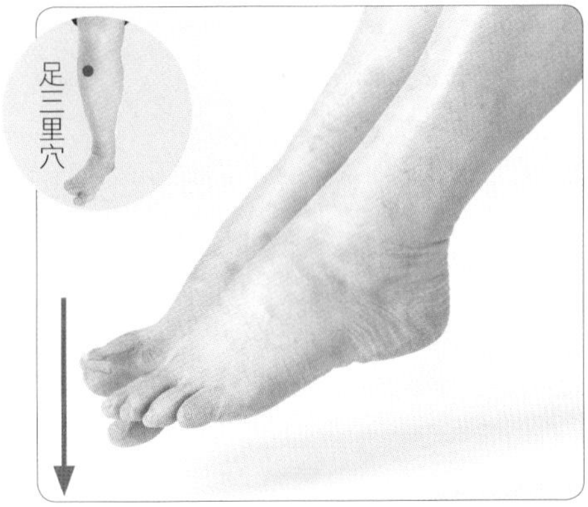

❶ 坐在椅子上或平躺，雙腳離地。兩腳掌先往上翹。
❷ 腳掌再輕鬆向下壓，致腳尖朝下。
❸ 腳掌反覆上下，可拉動踝關節，運動到膝下「足三里穴」，和腳底「失眠穴」、「湧泉穴」。

[效用] 促進胃部運動，有助於**睡眠安穩**、改善**低血壓、腳抽筋、懷孕害喜**。

QRcode示範

腳跟上下

主要作用 ➡ **腳部鬆筋** **刺激腳部要穴**

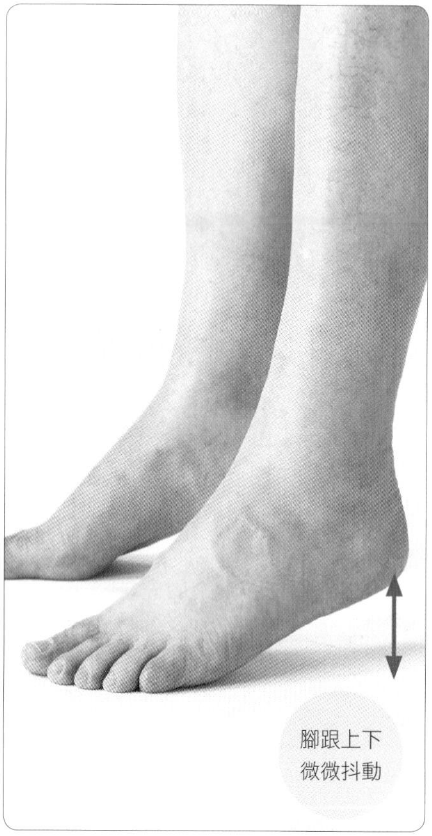

❶ 坐姿，踮兩腳尖、腳跟離地。

❷ 上下微微抖動腳跟，動作放輕鬆即可。可刺激雙腳「湧泉穴」、「足三里穴」，以及下半身神經系統。

[效用] 促進雙腳氣血循環，改善**腳麻痺**、放鬆腳部肌肉，減緩**頭部不適**、消除**疲勞**。

QRcode示範

腳板轉圈

主要作用 ➡ **腳踝運動**

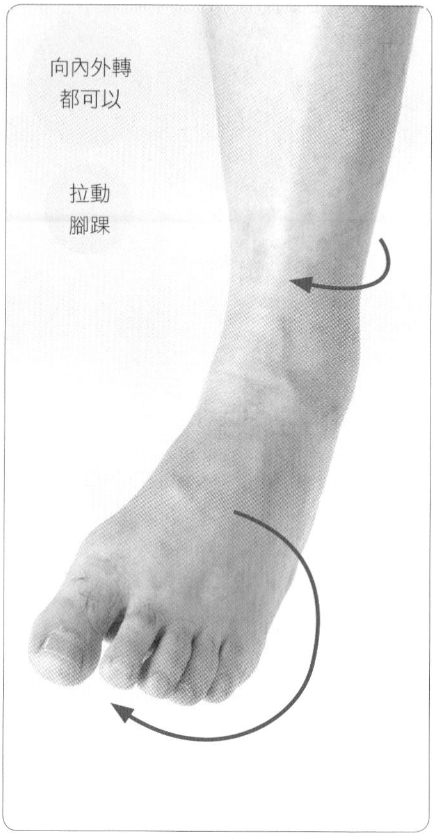

❶ 坐在椅子上或平躺，腳離地。

❷ 單腳或雙腳同時做皆可，以腳趾帶動腳板向內或向外轉圈，可拉動腳踝。

[效用] 促使氣下降至腳，有助於改善**頭痛**。

膝蓋運動

QRcode示範

主要作用 ➡ **腳尖擺動拉動膝蓋**

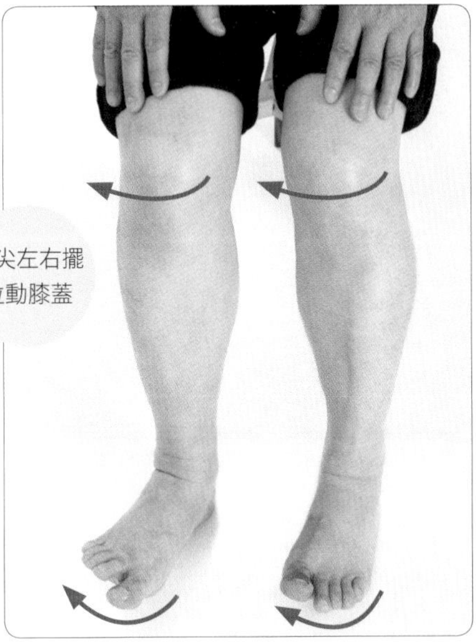

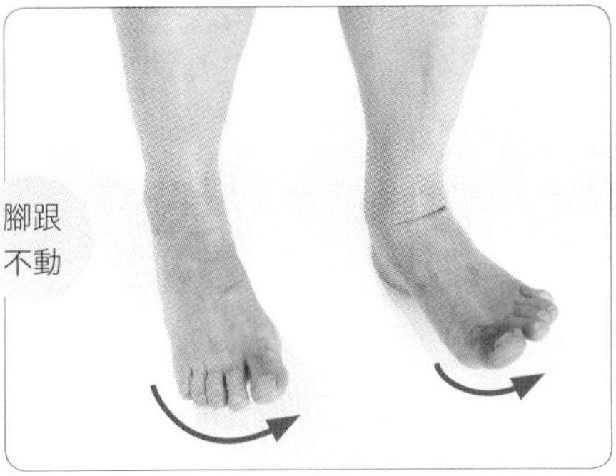

❶ 坐姿，雙腳腳跟點地。

❷ 腳尖翹起、向左右擺移，可拉動膝蓋。

[效用] 幫助膝蓋、韌帶運動，防治膝關節問題。

抓腳趾

QRcode示範

主要作用 ➡ **運動腳趾末稍神經**

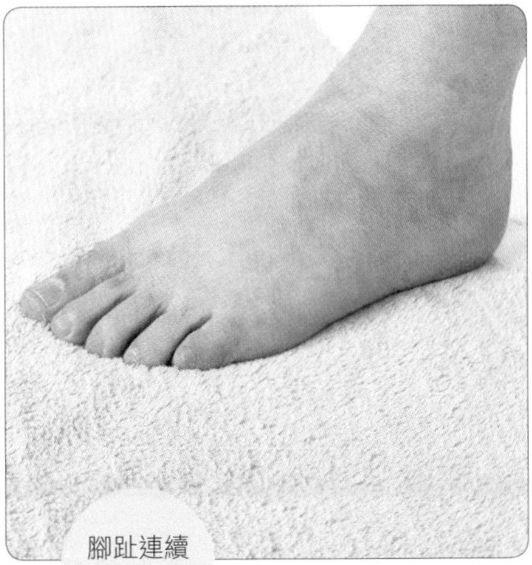

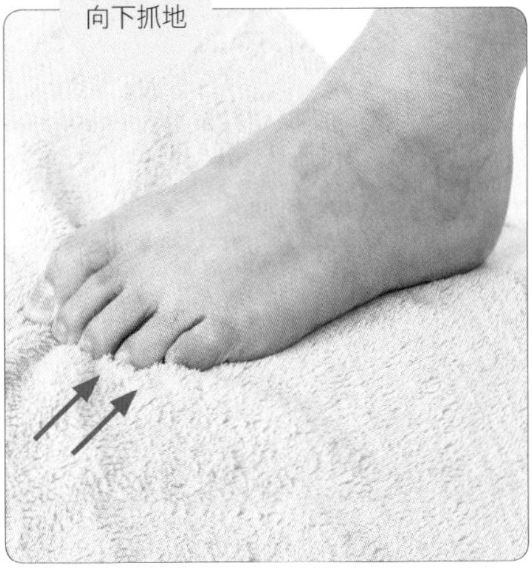

❶ 站立或坐著皆可，腳掌貼地，下鋪毛巾。

❷ 腳趾五趾反覆向下抓地，可拉動腳趾末梢神經。

[效用] 促進腳部末梢神經運動、預防**骨頭鈣質流失**和**骨質疏鬆症**。

臉部動作

啟動你的免疫和美麗的工廠

拉上唇，消除疲勞又養顏。

鼻子和上唇間有條溝「人中」，不但命學理論常談論它，「人中穴」也是重要的「急救穴」，當人暈倒、休克、血壓下降時，掐它能把人喚醒。**「人中穴」**有上唇動脈和上唇靜脈通過，嘴唇又是觸覺神經最多的地方，常拉動此處，等於幫臉做按摩，促進血液循環；只要把「上唇往下唇拉」，拉動人中的同時，眉毛和鼻子也都運動到，**不必擦化妝品，氣色自然紅潤。**

長時間用眼的學生和上班族，做「張閉眼皮」，或「手貼眉毛上下」按摩眼周，**讓眉頭、眼皮和視神經同步被牽動**，能夠馬上消除疲勞，避免眼球乾澀、視力早衰，預防眼疾。

拉下巴，防病防癌部隊就位。

癌症，是30多年來國人死因的冠軍。想有效防癌，啟動自體免疫機制是最重要的事；**尤其要活絡：淋巴腺、甲狀腺、乳腺、扁桃腺、攝護腺等機能。**而「拉下巴」能同時活絡前3大腺體，頸部和前胸的筋絡都會被牽動，免疫力因而提升。若改為「下巴左右移」，可牽動耳膜，強化聽力，又減少耳鳴、發炎機率。

「下顎往前」也是很好的抗癌操，可拉動耳下和下顎間的穴道，既運動了三叉神經，**也間接按摩了對應的脾臟，可大幅降低癌細胞轉移的機率。**

繞舌頭，幫排毒神經系統加碼。

舌頭是觸覺神經第二多的地方。舌神經與大腦相連，運動舌頭等於運動大腦，**可預防大腦萎縮、甚至失智；多做「繞舌頭」**，舌尖沿牙齒外側繞圈，能改善臉部神經麻痺和口吃，格外適合帕金森氏症和中風者做為復健運動。

常做「吞舌根」，更是幫免疫力升級！舌根往後縮時，脖子兩側的淋巴腺會鼓起，刺激淋巴液流動，大大提升排毒效率，還能改善甲狀腺和咽喉炎問題，一併強化肺部和氣管。

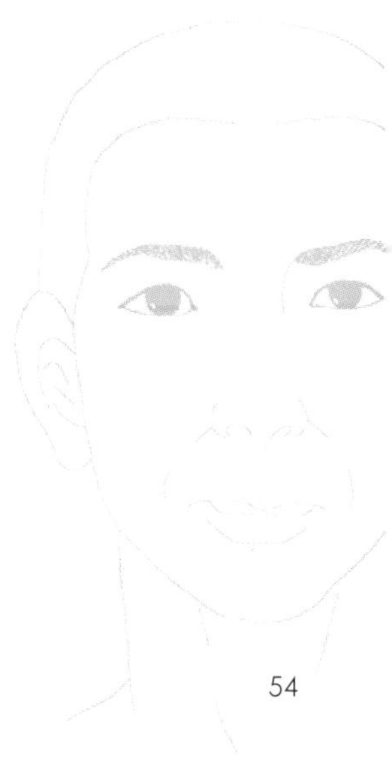

基本動作 4 臉部動作

下顎往前

QRcode示範

主要作用 ➡ **耳下穴道** **自律神經運動**

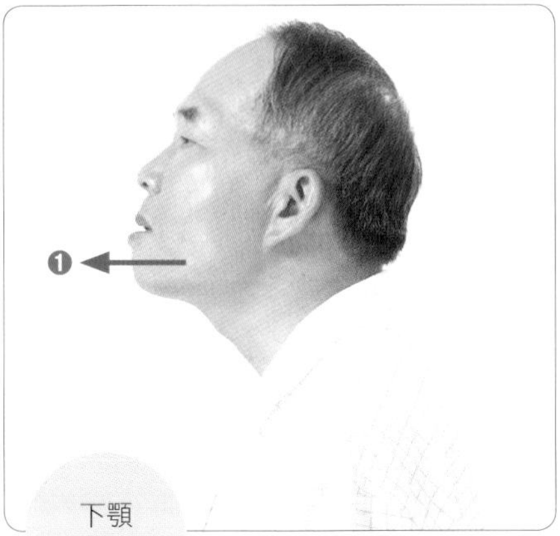

下顎
前後移動

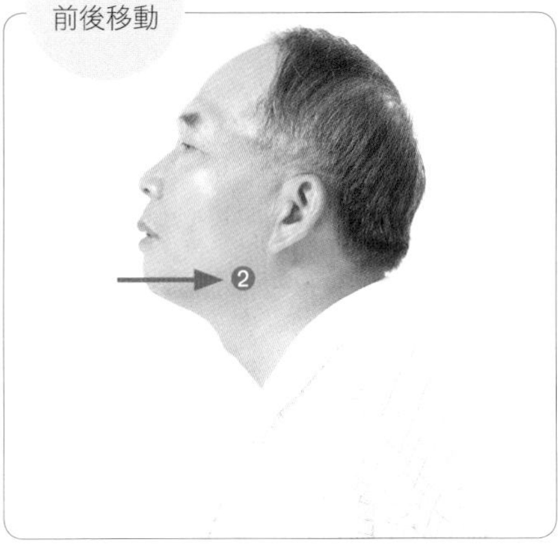

❶ 嘴巴微張，下顎往前推。

❷ 下顎往後推回原位。連續前後推，拉動耳下與顎間穴道。

[效用] 自律神經運動；刺激脾臟穴道，提升免疫力。

拉上唇

QRcode示範

主要作用 ➡ **拉動人中穴** **促臉部血循**

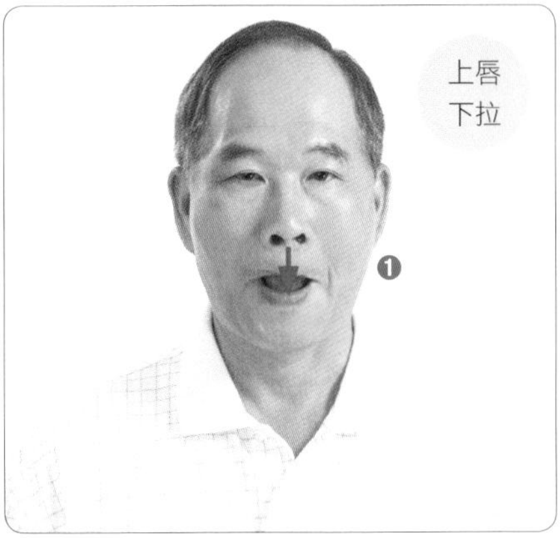

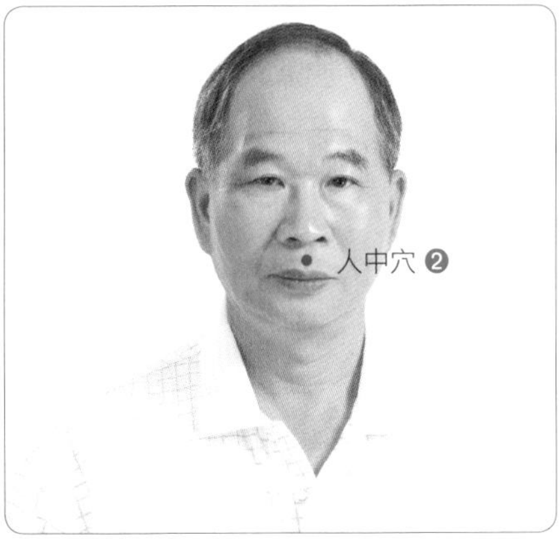

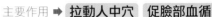

❶ 上唇往下拉，動作稍停維持。

❷ 嘴唇回復原狀。連續動作，可拉動臉部動脈、靜脈、人中穴、鼻子與眉毛。

[效用]「人中穴」為臉部動脈與靜脈的交匯點，拉動人中可以改善臉部的血液循環，有效**改善面相、消腫美容**。

QRcode示範

張嘴

主要作用 ➡ **拉動耳膜**

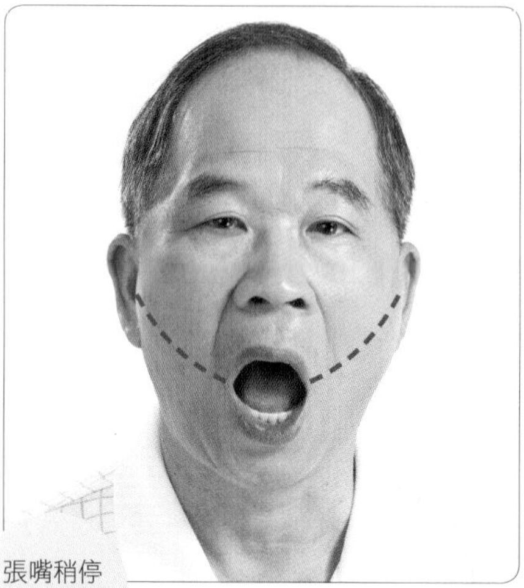

張嘴稍停
拉到耳膜

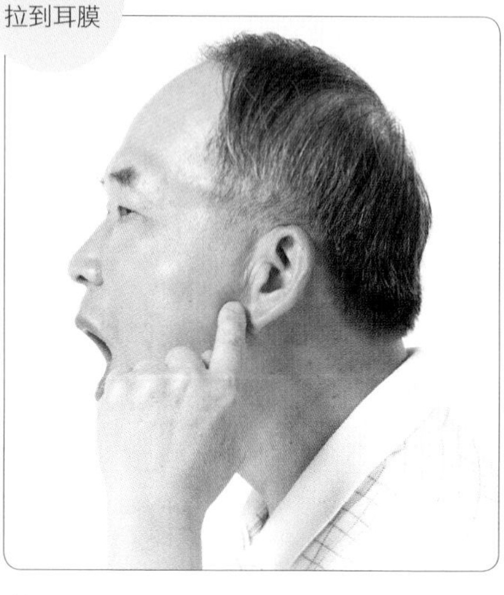

❶ 嘴巴張開，像在打哈欠一樣。

❷ 連續張閉嘴，可拉動耳膜。

[效用] 改善**耳鳴**。

QRcode示範

下巴左右移

主要作用 ➡ **拉動耳膜** **顏面神經運動**

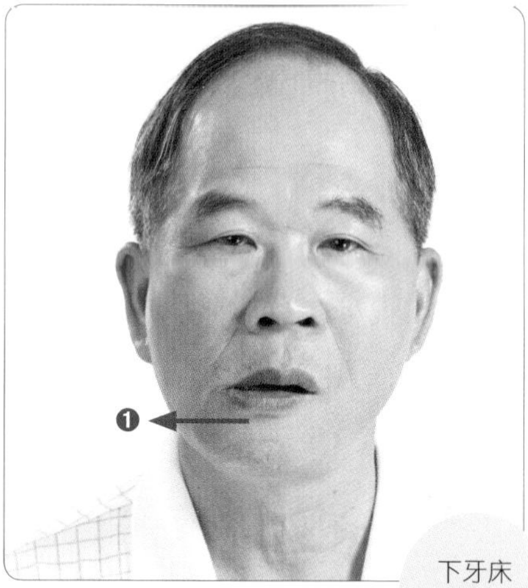

下牙床
左右移

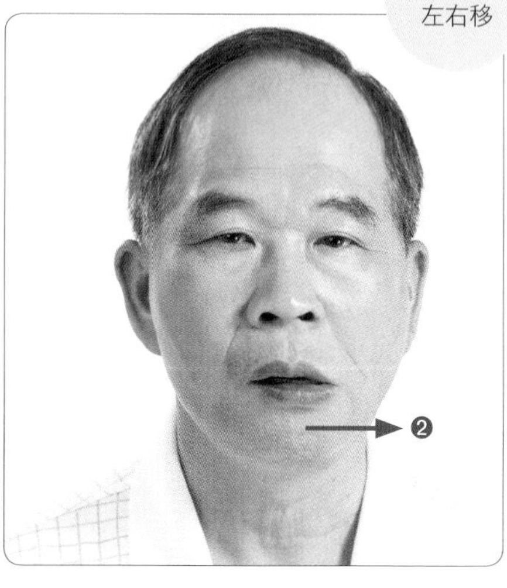

❶ 嘴巴張開，下牙床往右移動。

❷ 下牙床往左移動。連續左右移，以拉動耳膜。

[效用] 防治**耳鳴**、**耳朵發炎**等耳鼻喉科問題。

QRcode示範

拉下巴

主要作用 ➡ **甲狀腺** **乳腺** **淋巴腺**

❶ 嘴角兩邊向下用力拉，好像齜牙裂嘴的表情。

❷ 連續動作，可拉動頸部、前胸、上身腺體（甲狀腺、乳腺、淋巴腺）。

[效用] 刺激上半身內分泌、甲狀腺、乳腺、淋巴腺，**提升免疫力**，是隨時隨地都可以做的養生防病運動，每天必做。

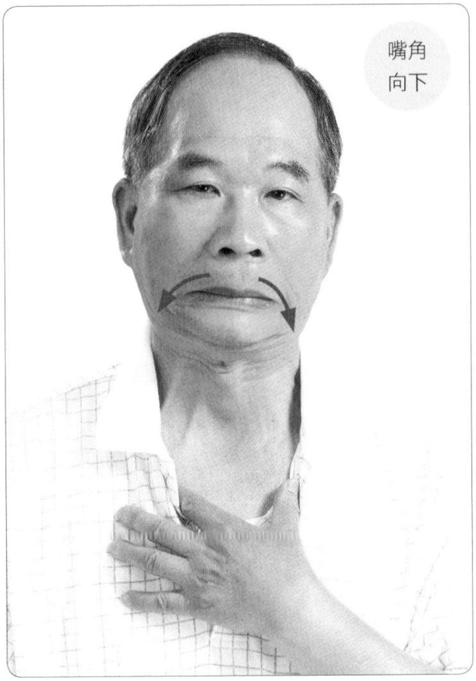

注意 這個小動作的保健功效很好，又很簡單，我都建議學員們每天經常做。但是效果要好的關鍵是，嘴角盡量下拉，要拉到脖子上的筋，反覆連續拉動它，動作要確實，不要貪快，才能連動到頸部、胸部這些重要的腺體。

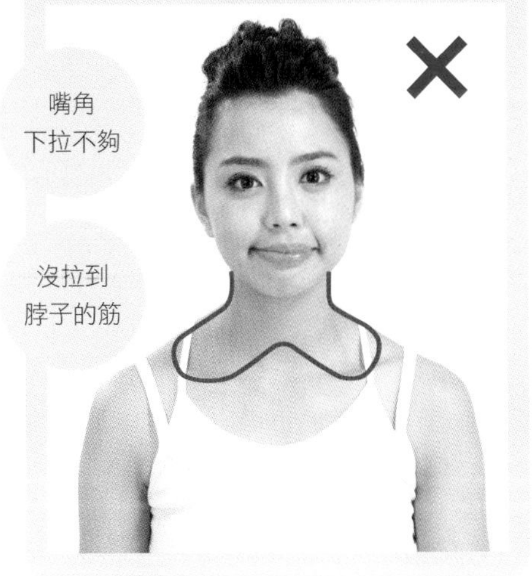

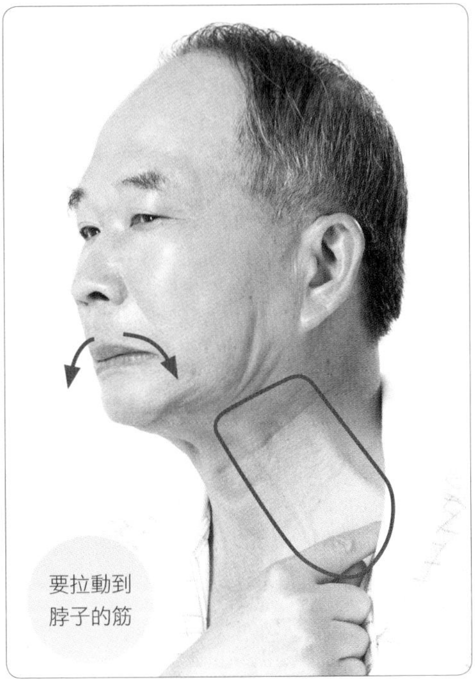

吸舌頭

QRcode示範

主要作用 ➡ **刺激口水分泌**

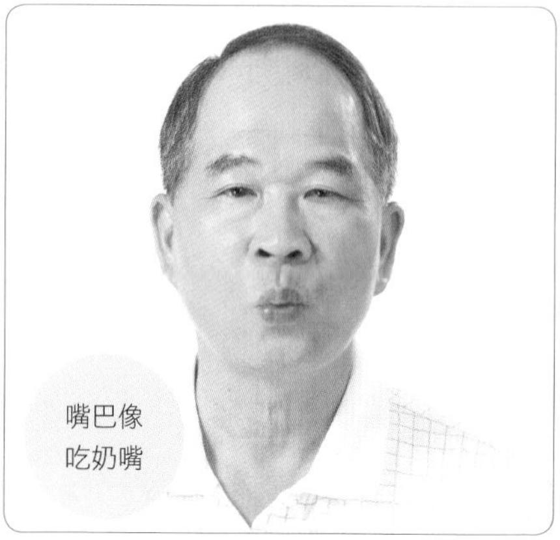

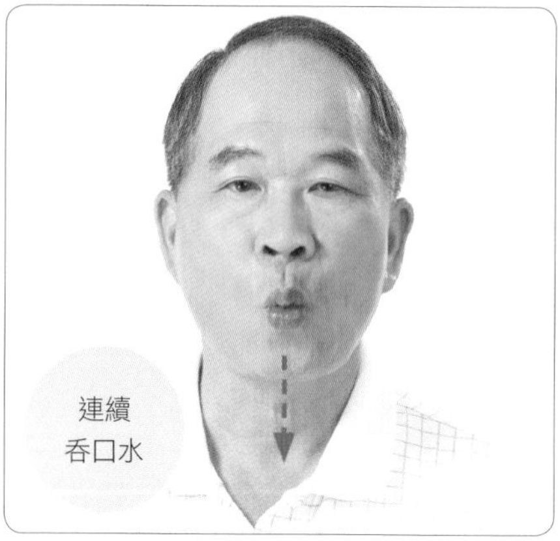

❶ 嘴巴似吃奶嘴狀，舌頭平放。
❷ 舌尖置於上顎，將口水吞下，連續多做幾次。

[效用] 改善**胃潰瘍**、幫助**傷口癒合**，口水是天然的抗生素。

吞舌根

QRcode示範

主要作用 ➡ **甲狀腺** **扁桃腺** **氣管運動**

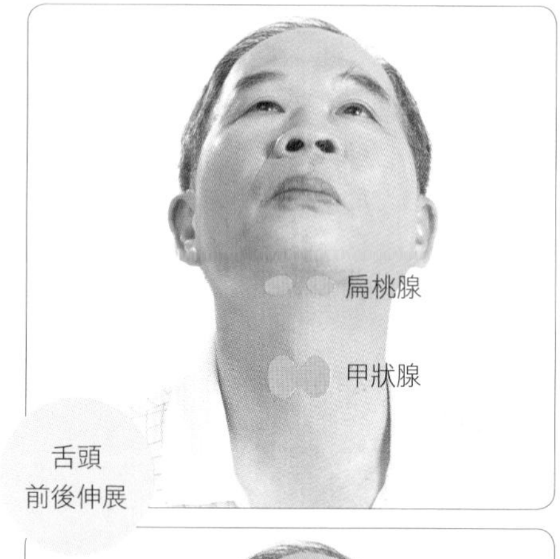

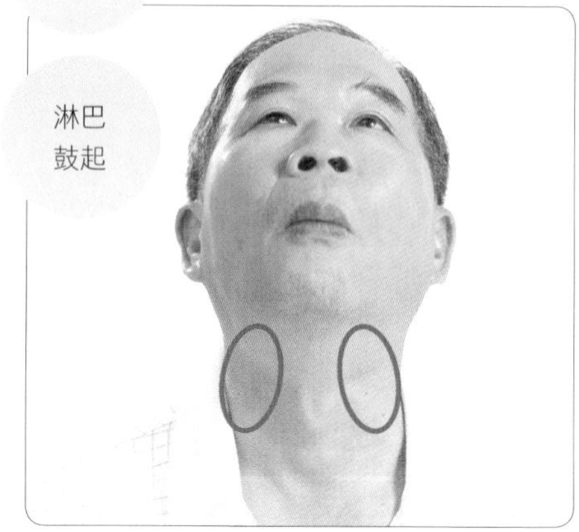

❶ 嘴巴閉著，將舌頭在口內平行往前後伸展，致舌根往後擠，且脖子兩邊淋巴腺鼓起。
❷ 連續動作，有助強化氣管與肺部。

[效用] 肺部運動，改善**肺疾**、**咽喉發炎**、**甲狀腺**、**扁桃腺**等問題。

QRcode示範

繞舌頭

主要作用 ➡ **中樞神經運動**

❶ 以舌尖沿著上下排牙齒的外側繞圈。
❷ 連續動作，牽動到舌根和中樞神經。

[效用] 中樞神經運動，防治改善**神經麻痺**、**口吃**、**帕金森氏症**，也是適合**中風**後的復健運動。

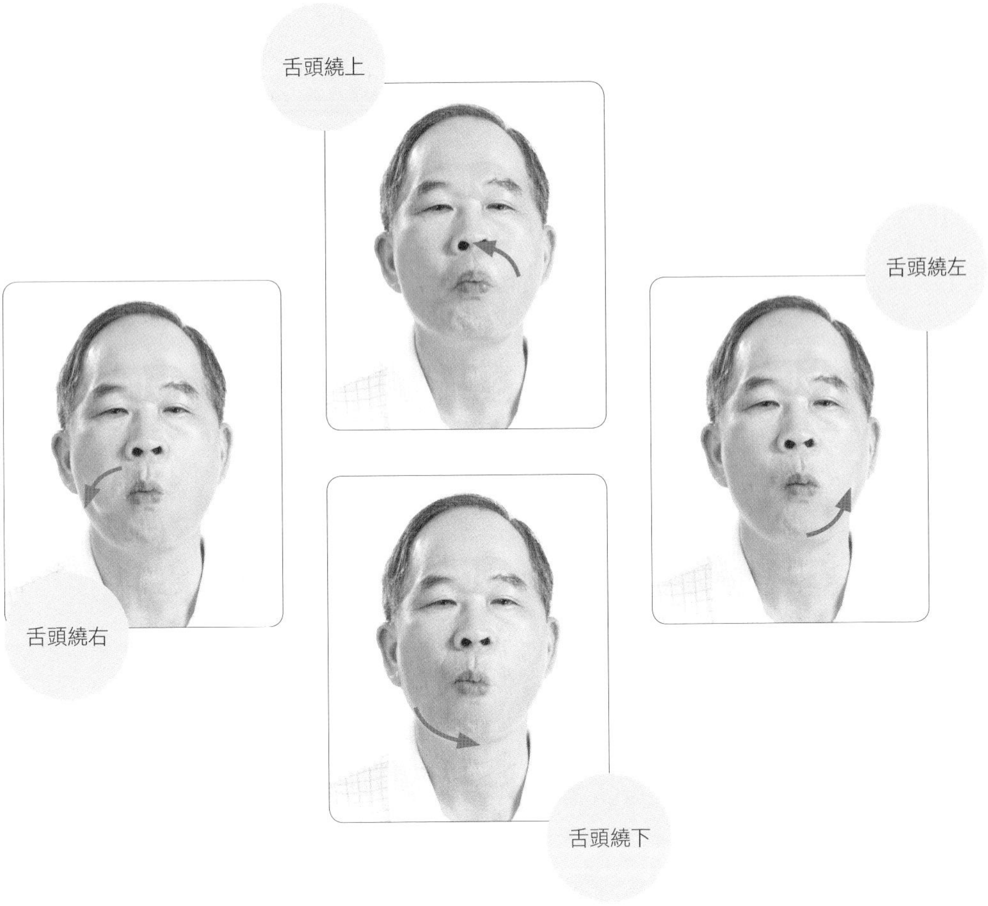

手貼眉毛上下

主要作用 ➡ **按摩眼周穴道**

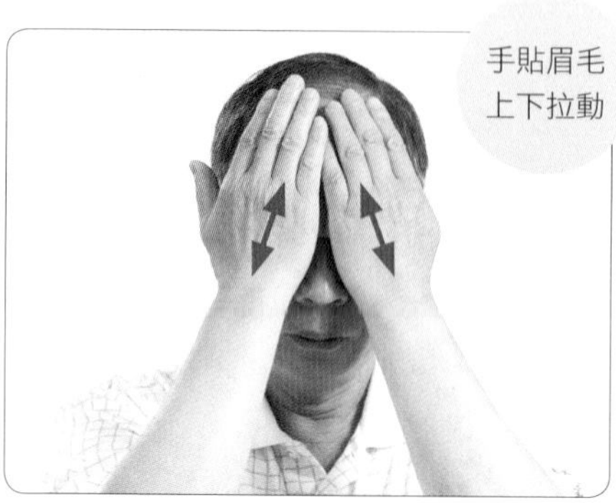
手貼眉毛
上下拉動

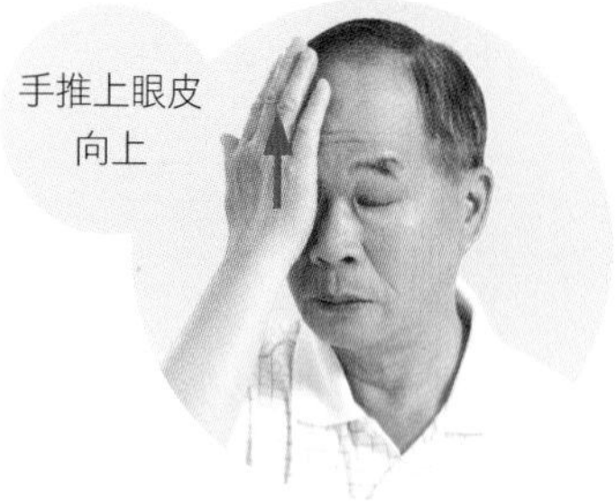
手推上眼皮
向上

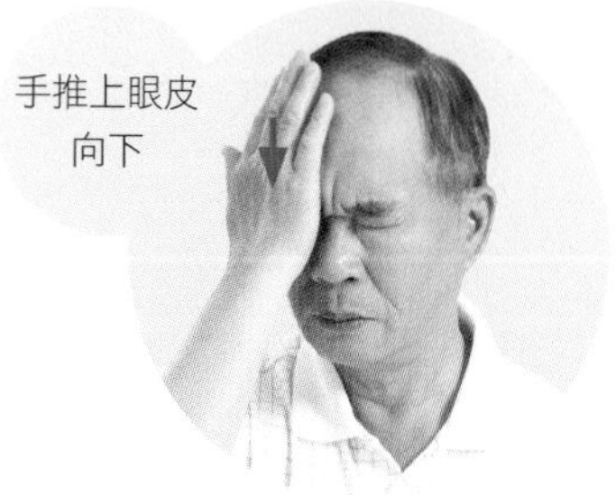
手推上眼皮
向下

❶ 眼睛閉上，雙手掌心貼在眉毛的位置。

❷ 將眉毛上下拉動，藉此按摩眼睛，並拉動眉毛與上眼皮間的穴道。

[效用] 防治眼疾，改善**眼睛問題**和**疲勞**。

張閉眼皮

QRcode示範

主要作用 ➡ **視神經運動**

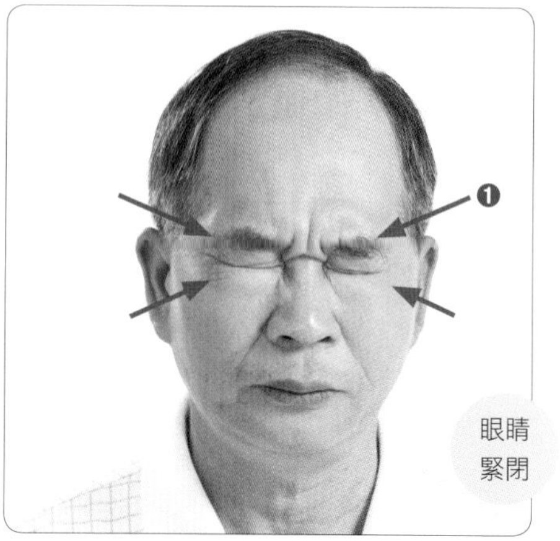

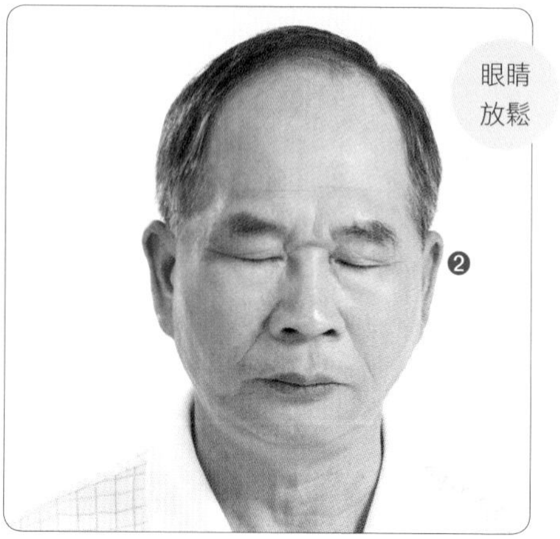

❶ 將雙眼緊閉，稍微用力。

❷ 雙眼再放鬆，像在眨眼睛一樣。連續動作，可拉動眉首及視神經。

[效用] 改善**乾眼症、眼疾、眼睛疲勞**等問題。長時間用眼工作的電腦族和學生尤其要多做；銀髮族常做可延緩視力衰退。

注意

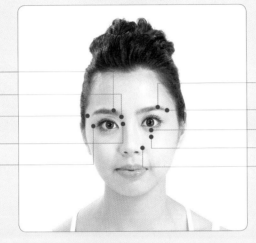

多按動！

眼周重要穴點 視力可以恢復！

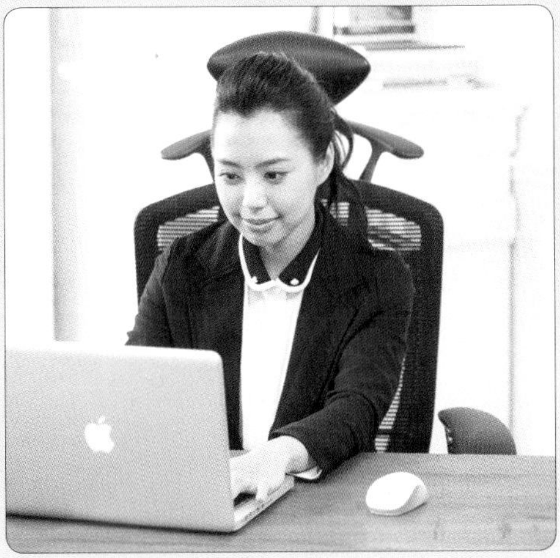

肩頸動作

全身痠痛、調血壓的總開關

肩頸問題不解決，全身都會做颱風。

現代人很難擺脫3C產品，衍生而來肩、頸、腰、背、肘的痠痛發炎問題，已經讓神經內科和復健科生意長紅。尤其，頸部支撐頭的重量，是軀幹最重要也最脆弱的一環，這裡的韌帶、肌肉、椎間盤以張力和拉力維持平衡，還有頸椎神經、脊椎動脈、內頸動脈通過；頸椎更與胸椎、腰椎相接，頸椎神經控制頸、肩、手的動作；一旦有一方出狀況，**很快肩、手、腰、背都會痠痛麻痺。**

其實為了看愛孫的照片，最近我也開始用智慧型手機。我每次用的時間很短，也常做「點頭」運動：低頭下巴貼近脖子，**讓後頸的骨骼和肌肉被拉緊**；可以刺激腦下垂體，促進成長機能，還能預防失智症。若搭配「鼻吸鼻呼」，更有效消除頸部痠痛。

轉動脖子和下顎，腦力和內分泌變好。

「下顎劃圓圈」也能刺激腦下垂體：保持頸椎直立，肩膀不動，再用下巴以順時針劃圓圈，藉此運動下顎和頸椎骨骼、頸部肌肉，以及後腦的經絡，**連帶調節副甲狀腺分泌。**

這個動作適合常低頭看書、看手機的人，搭配「拇指擦手指」和「鼻吸鼻呼」，能更快改善硬頸腦脹，腦力也會大為提升；搭配「轉手」手臂內外轉，則能一併消除肩臂痠痛。

新疆舞前後拉頸，改善高血壓的最佳動作。

高血壓患者要改善僵、痠、痛，並紓緩高血壓，特別要做「新疆舞」。

其動作關鍵在於**肩膀必須維持不動，只用脖子往前、往後平移**，讓後頸和肩膀筋肉得到伸縮，血液隨之順暢，血壓自然會下降；同時能緩和僵硬痠痛，照顧到中樞神經，也運動到軟骨，讓脖子轉動更靈活，且預防骨刺；因為頭部和脊椎間的橋段被充分刺激按摩，**整個後半身的氣血都會順暢起來！**

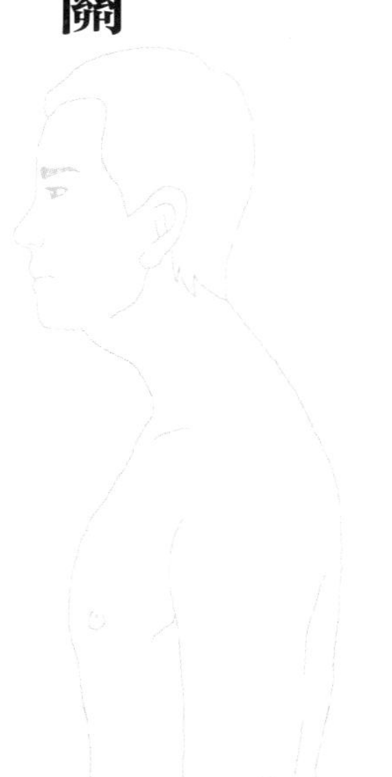

注意

馬上有效！

搭配「肩頸運動」的特效動作

點頭 ＋ **拇指擦手指** (P65．P44)

➡ 促進生長．增強記憶！

點頭：保持頸椎直立，下巴貼近脖子，維持片刻，拉動後頸和腦下垂體，可促生長、預防失智、增強記憶力。

拇指擦手指：雙手四指握拳，大拇指來回擦摩四指，以拉動虎口「合谷穴」，有助減輕腦脹發燒。

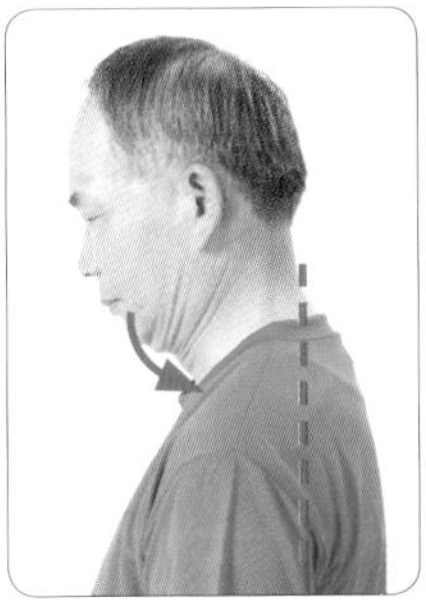

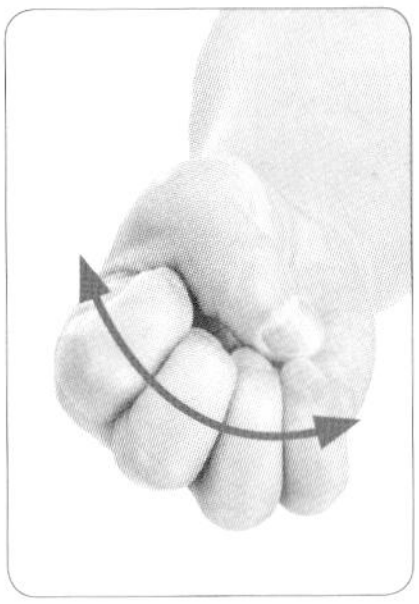

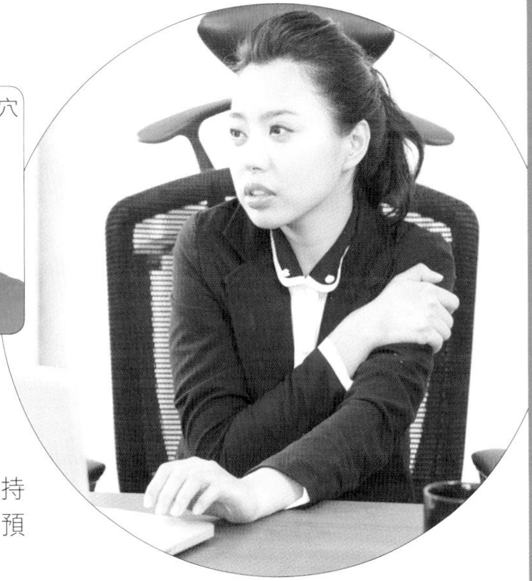

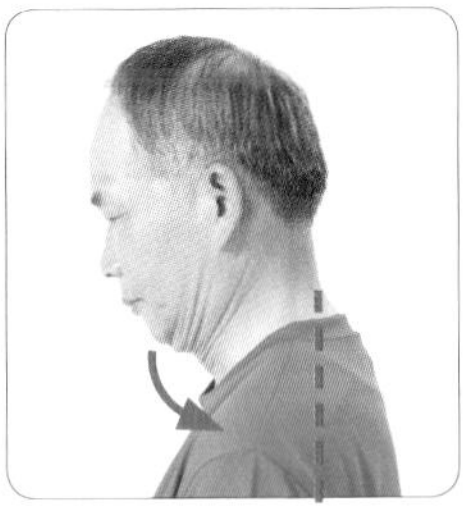

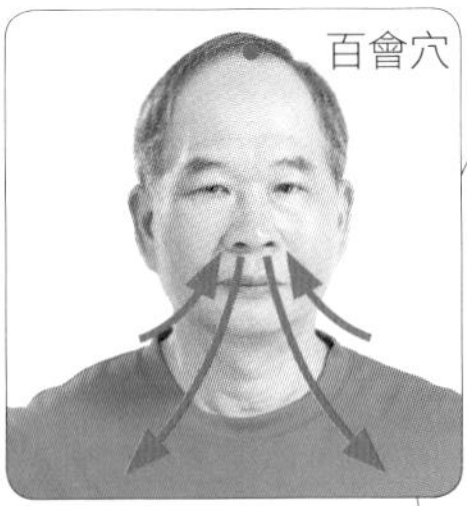

點頭 ＋ **鼻吸少、鼻呼多** (P65．P35)

➡ 消除頭頸痠痛．預防失智！

點頭：保持頸椎直立，下巴貼近脖子，維持片刻，拉動後頸和腦下垂體，可促生長、預防失智、增強記憶力。

鼻吸少、鼻呼多：讓氧氣進入腦內再排出，力量集中在頭頂「百會穴」，減輕腦壓頭痛，改善內分泌。

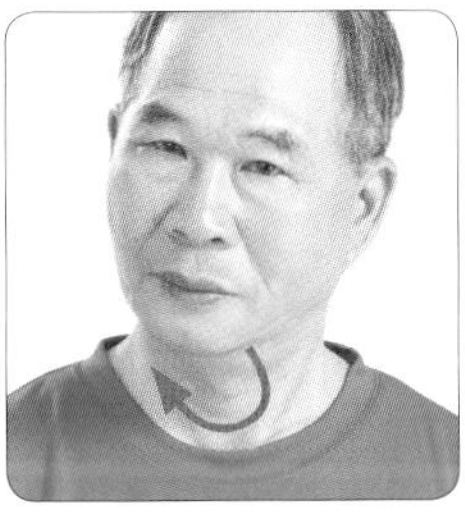

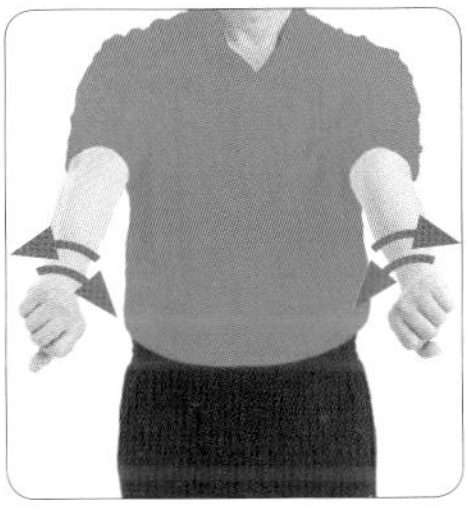

下顎劃圓圈 ＋ **轉手** (P65．P47)

➡ 消肩頸痠痛．平衡副甲狀腺！

下顎劃圓圈：肩膀不動，下巴沿順時針劃圓圈，拉動後腦和頸部間的脊椎和腦下垂體，以促進副甲狀腺內分泌，改善肩頸痠痛。

轉手：手臂伸直，雙手握拳或張開，同時向內、向外轉動，拉動手臂和肩膀，可紓緩肩膀痠痛、五十肩。

新疆舞

主要作用 ⬇ 脖子與後腦運動　中樞神經運動

QRcode示範

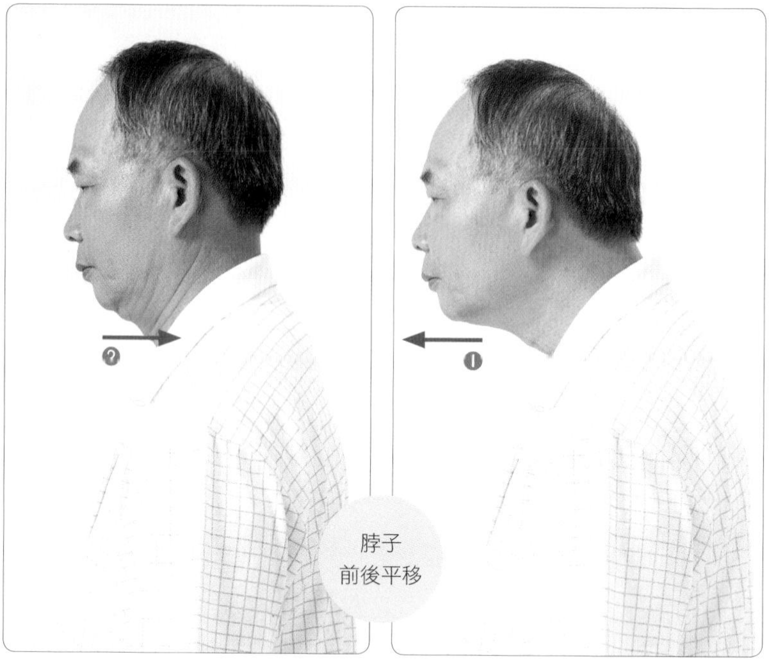

❶ 保持肩膀不動，脖子往前平移。

❷ 脖子往後平移縮回。前後連續動作，以拉動後頸、後腦、肩膀等部位。

[效用] 運動到後頸和肩膀，能改善**肩頸痠痛**、**脖子僵硬**；刺激頭頸間脊椎橋段、後半身之內分泌，與中樞神經系統，也有效防**感冒**、**高血壓**、**鼻子過敏**、**氣喘**。

注意 初學者可將雙手交叉放在胸前，固定上身不動；注意力放在把脖子盡量往前伸長，但是不可以用力。

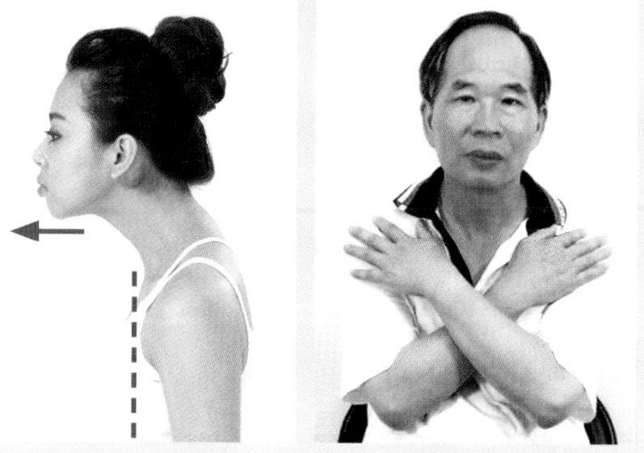

保持
上身不動

點頭

主要作用 ⬇ **後頸與腦下垂體運動**

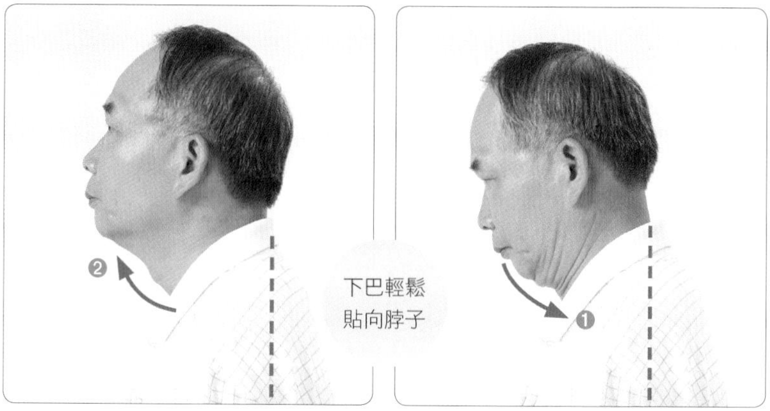

① 點頭時，將下巴輕鬆貼向脖子。

② 動作稍停維持一下，頭再抬回位。連續動作，以拉動後頸部與腦下垂體。

[效用] 肩背保持直立，只動頭牽動後頸和後腦，能促進**生長**，預防**痴呆**，增加**記憶力**。

QRcode示範

下顎劃圓圈

主要作用 ⬇ **後頸與腦下垂體運動** **促副甲狀腺分泌**

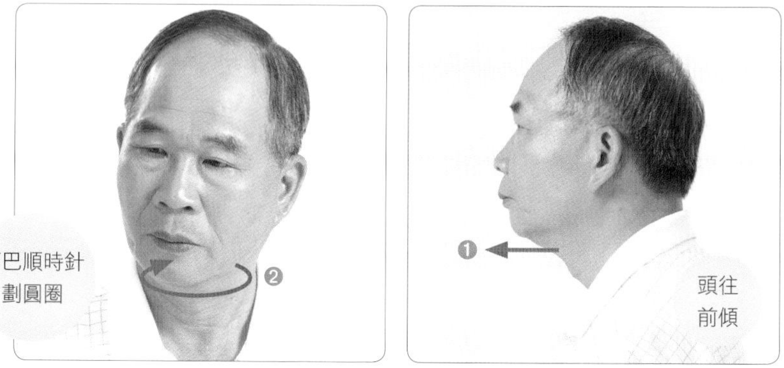

① 頭正視平，雙眼看正前方，頭往前傾。

② 肩膀保持不動，下巴沿著順時針方向前後劃圓圈，以拉動後腦與頸部間的脊椎與腦下垂體。

[效用] 促進副甲狀腺內分泌，調節體內鈣和磷的代謝，避免**手腳發抖**，或**骨骼疾病**、**泌尿系統結石**等。也可搭配第 47 頁「轉手」動作，一併紓解**肩頸痠痛**問題。

QRcode示範

腹部動作

同步增強胃腸、生殖、泌尿功能

讓胃不脹氣，腸不阻塞。

腹腔裡有人體最多的器官，正確腹部運動的精神，是藉由外在動作，對腹腔和骨盆腔的臟器做按摩，以提高運作機能。但**腹部運動要各等飯後90～120分鐘再進行**，詳見左頁說明。

生活緊張的現代人常會胃痛脹氣，腹部運動有助健胃整腸。適時做「胃部運動」，先深吸氣，再吐氣時，雙手從小腹兩側把肉往肚臍擠，以收縮腹部，吐氣完放鬆，反覆做3分鐘即可消脹氣、減輕胃痛，並強化胃壁肌肉，連帶促進腸蠕動，避免腸阻塞。

想變瘦先強化核心肌群，要選對時間運動。

針對最容易堆積脂肪的腰腹，飯後90分鐘後做「減肥運動」，能有效瘦身：只要原地站姿，反覆抬起左膝與右手肘相碰，然後換抬右膝與左手肘相碰；動作簡單卻能消耗高熱量，使腹腔壓力減輕，讓核心肌群被充份鍛鍊，同時牽動腰腹、肩背、手臂、腿部。**但請原地站穩做此動作，要慢慢練習，保持平衡可別摔傷**，日久自能熟練有成。

對子宮、泌尿問題也有幫助。

從肚臍到恥骨一帶佈滿穴點（如右圖），與生殖、泌尿系統的健康息息相關。女學員為了保養最重要的子宮和卵巢，**避免巧克力囊腫**，我常奉勸她們不要吃冰，也要積極做「縮小腹」運動：肚子肌肉反覆收縮，會牽動下腹肌肉、穴點和下丹田，既按摩到子宮和膀胱，經痛和亂經得以改善，又能促進循環和內分泌，加速把病氣從下丹田排出。搭配「按摩鼠蹊窩」，能疏通淋巴腺，**提高卵巢（女）和攝護腺（男）機能**。

想防治泌尿病症，經常做「定肌法」，縮緊肚臍，拉緊下腹肌肉，就不怕漏尿、尿失禁找上你。另外，「提肛」以牽動擴約肌和小腹肌肉，能預防腎結石、高尿酸等問題。

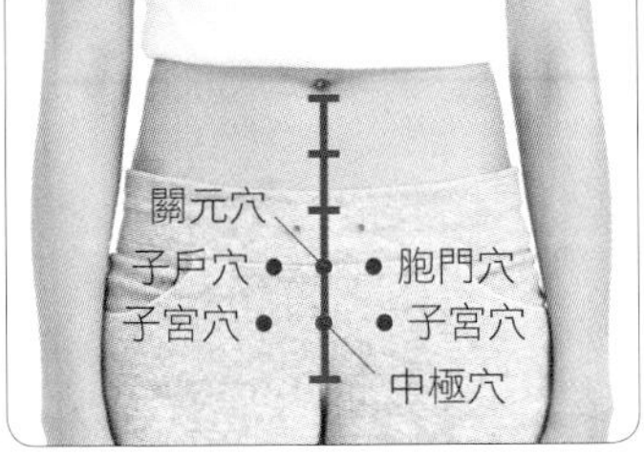

縮小腹

主要作用 ⬇ 腹部運動 子宮運動 膀胱運動

QRcode示範

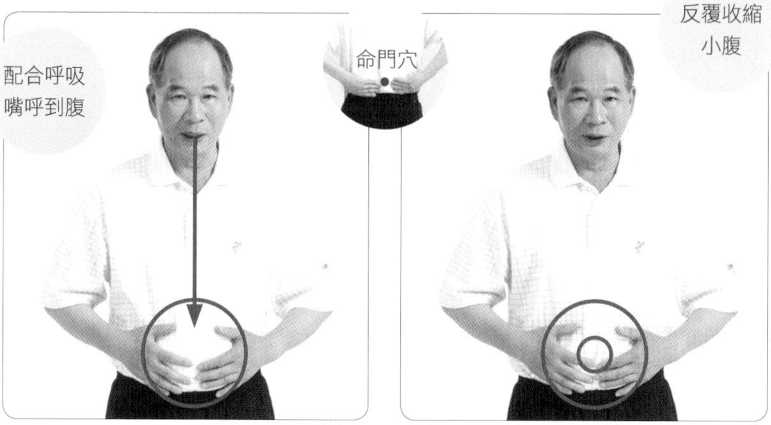
配合呼吸
嘴呼到腹
命門穴
反覆收縮
小腹

[效用] 促進下半身內分泌，強化**腸胃**、**子宮**、**膀胱**功能，改善氣血不足或血液滯留的問題。

> 注意 腹部是生命的源頭，運動腹部可讓生命能量源源不絕，此運動宜多做，尤以能做到「不動而動」最佳。與呼吸動作同時做，活血效果更好，但飯後 90 分鐘內勿做。

❶ 連續收縮肚臍周圍的腹部肌肉，以拉動下腹部與丹田，與後腰左右中心的「命門穴」產生共振。

❷ 可配合第 39 頁「鼻吸、嘴呼、到腹部」，加強擴縮小腹動作，吸氣到胸、呼氣到腹部鼓起。

定肌法

主要作用 ⬇ 拉緊下腹、骨盆腔肌群

QRcode示範

❶ 縮緊肚臍後停住，一直維持不動，但不需憋氣，可拉緊下腹部肌肉。

[效用] 有效拉緊下腹鬆弛的韌帶，可改善**尿失禁**。

> 注意 此動作飯後 120 分鐘內勿做。

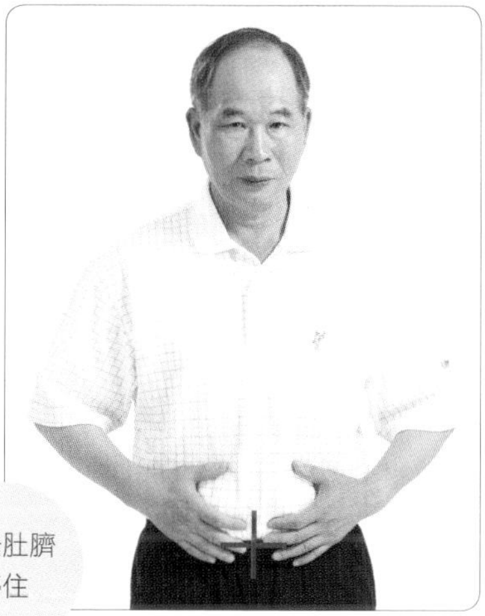
縮緊肚臍
停住

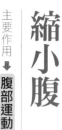

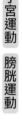

減肥運動

主要作用 ⬇ 腹部運動 四肢運動

QRcode示範

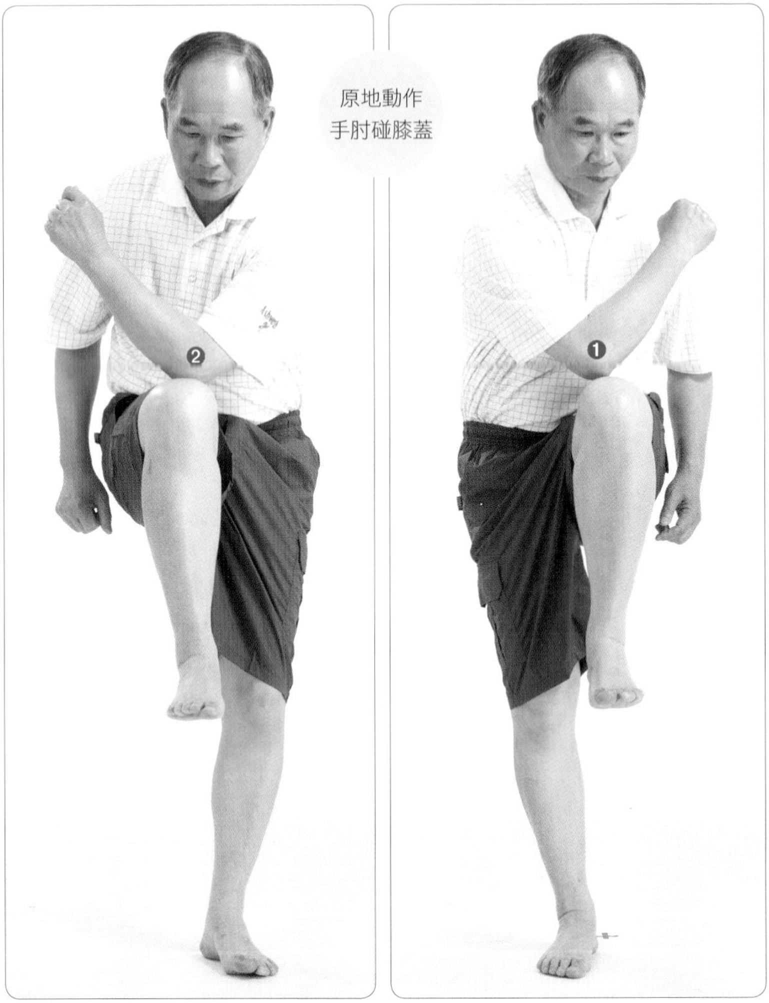

❶ 手肘彎曲，以右手肘碰左腳膝蓋。

❷ 換成左手肘碰右腳膝蓋，交互連續動作。

[效用] 這個動作同時運用到軀體大關節，和四肢的協調運動，活動量比較大，**瘦身**效果明顯。

注意 此動作飯後 90 分鐘內勿做，而且僅限原地動作，避免跌倒。

胃部運動

主要作用 ⬇ 收縮腹部 強化腹肌

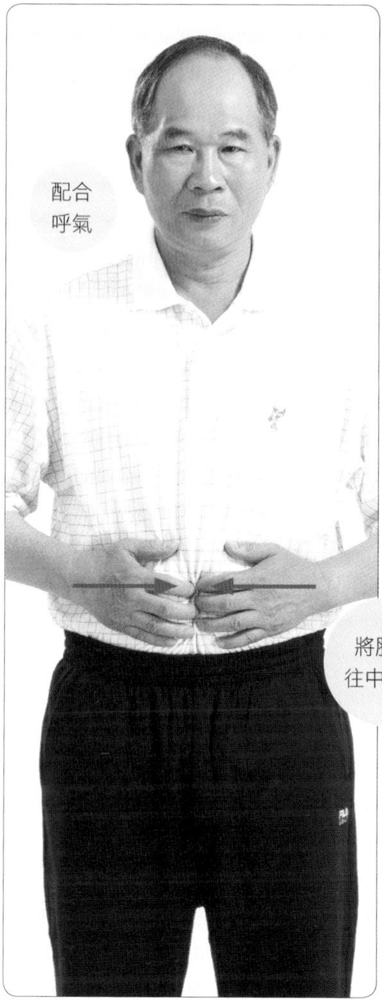

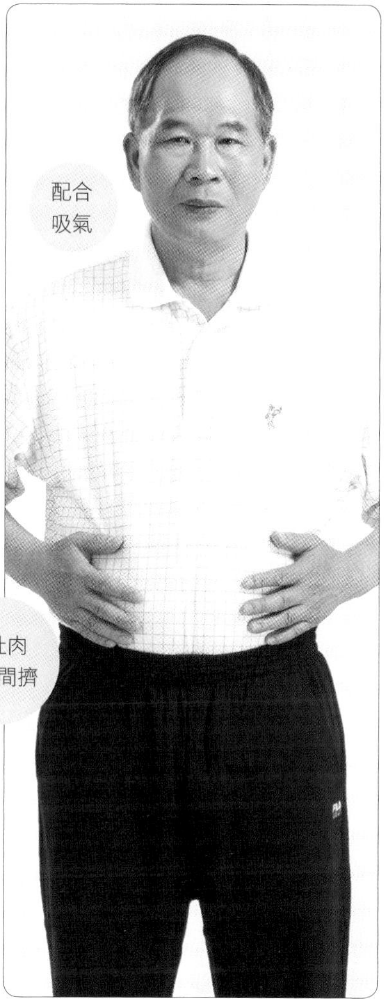

❶ 將小腹左右兩邊的肉，往肚臍中間內擠，維持片刻。連續動作，以收縮腹部。

❷ 初學者可先吸一口氣，在呼氣時，雙手從腰側往中間、往內推。

[效用] 可排除**胃部脹氣**，常做可強化胃部肌肉。中廣型、鮪魚肚、小腹婆身材的人尤其要多做，盡快消除囤積的內臟脂肪。

注意：此動作飯後 90 分鐘內勿做。

按摩鼠蹊部

主要作用 ➡ **疏通鼠蹊窩淋巴腺** **攝護腺** **卵巢**

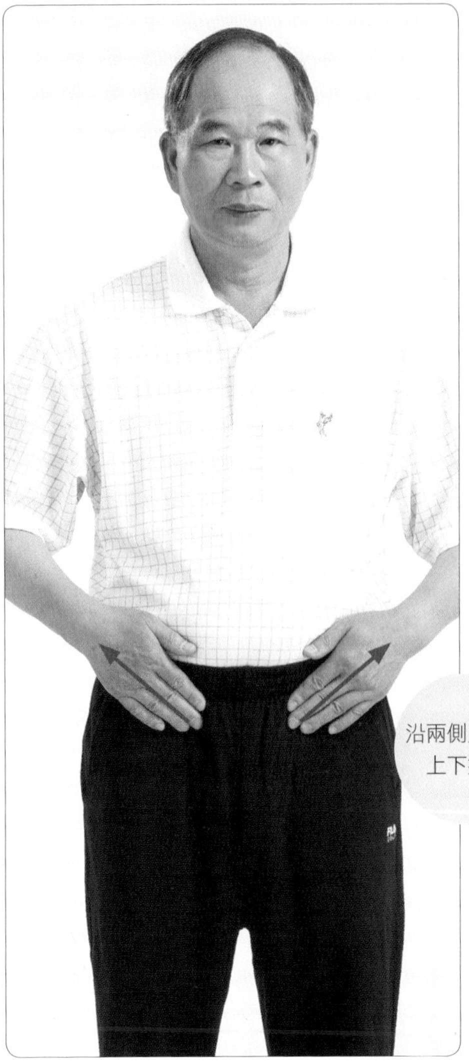

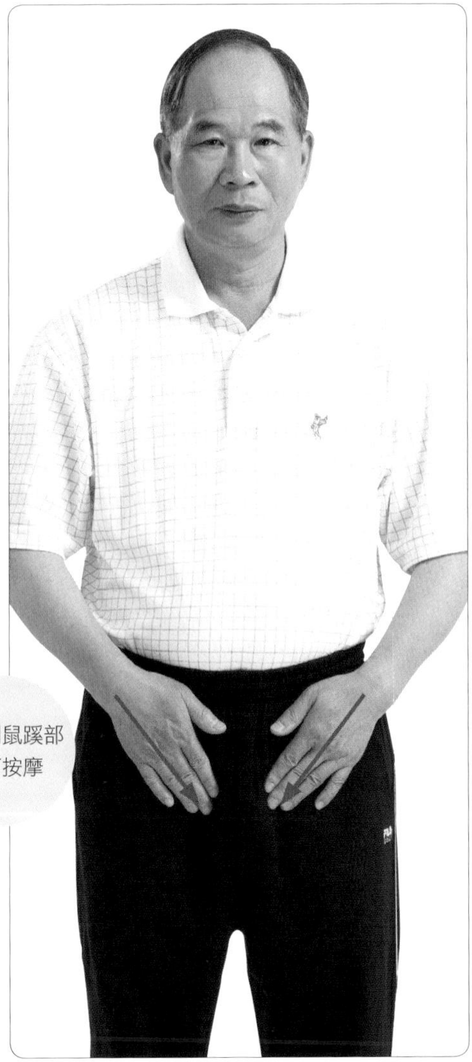

❶ 雙手上下按摩兩側的鼠蹊窩。

❷ 連續動作，促使鼠蹊窩的淋巴腺暢通。

[效用] 改善男性**攝護腺**、女性**卵巢**方面的疾病。

提肛

主要作用 ➡ **腎臟運動** **陰道運動**

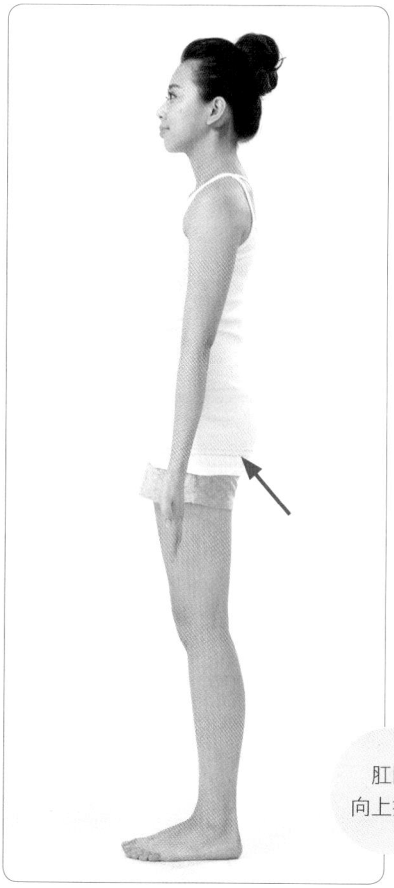

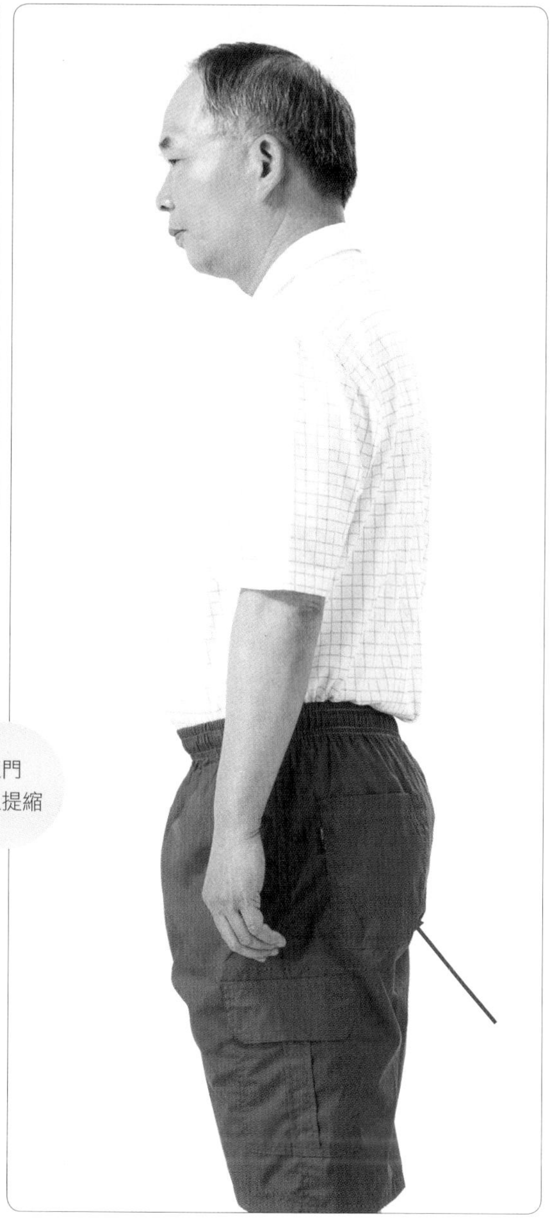

肛門
向上提縮

❶ 肛門向上提縮，似憋大便狀，動作維持片刻再放鬆。

❷ 連續動作，可拉動擴約肌和小腹肌肉。

[效用] 是直接的腎臟運動、陰道運動，有助於改善單純腎臟病之**腎結石**、排除**尿酸**等問題。

脊椎動作

拉動命門穴，腰痠和腎病不再犯

中樞神經問題，不是老人的專利。

以前大家認為脊椎、中樞神經問題和老化有關，但近年來醫界警告，久坐壓力、姿勢不良、劇烈運動、骨質流失等都是病因，**患者年齡層已經下降到青壯年。**

中樞神經系統包括腦和脊髓，腦被保護在顱骨裡，脊髓被保護在脊柱裡。脊柱包括：頸椎、胸椎、腰椎、薦椎、尾椎，各椎體間以椎間盤做緩衝，也共同組成人體的中柱。

避免陷入骨刺、洗腎惡夢。

椎間盤突出、骨刺是最要慎防的脊椎兩大惡夢。

「椎間盤突出」是椎間盤受壓或受傷而變形、移位或破裂；「骨刺」是骨質增生而尖起。兩者都會壓迫脊髓與脊神經，一旦發生在頸背腰臀任何一段，對上下身、四肢都會連帶產生劇痛，甚至麻痺。

平常多鍛鍊核心肌肉有力、導正體態，如做「腰上下拉」，才能分攤脊椎的負擔；既能改善腰痠、強化腰力，而且避免骨刺、椎間盤突出、僵直性脊椎炎等。**若尾椎已經受傷，可改成「跪坐姿、腰上下拉」，找不痛的角度慢慢做復健。**

此外，常腰痠背痛、憋尿、愛服藥、喝酒、高血壓、糖尿病者，要特別關心腎臟健康，多運動後腰的「命門穴」，才不會落入洗腎的命運。古人說**「腎開竅於耳」**，耳穴多與腎臟有關，所以做「跪坐姿、腰上下拉」加「手貼耳」，即通知身體調整腎臟狀況；**縮腰時放低身體，便能拉動「命門穴」**。當病氣無法從耳朵散出，即促使毒素和水份從皮膚排掉，而大大減輕腎臟的負荷，對緩解痛風也有利。

醫生療程為主，運動有輔助作用。

本單元的脊椎運動，對保健舒緩有良好功效。但脊椎的問題牽涉很廣泛，當疾病或傷害發生，務必先接受醫生檢查，確認病因和受傷程度，以醫師的療程為主，居家脊椎運動為輔，耐心實踐方能重拾健康。

QRcode示範

大腿前後移

主要作用 ➡ **胯部運動** **刺激坐骨神經**

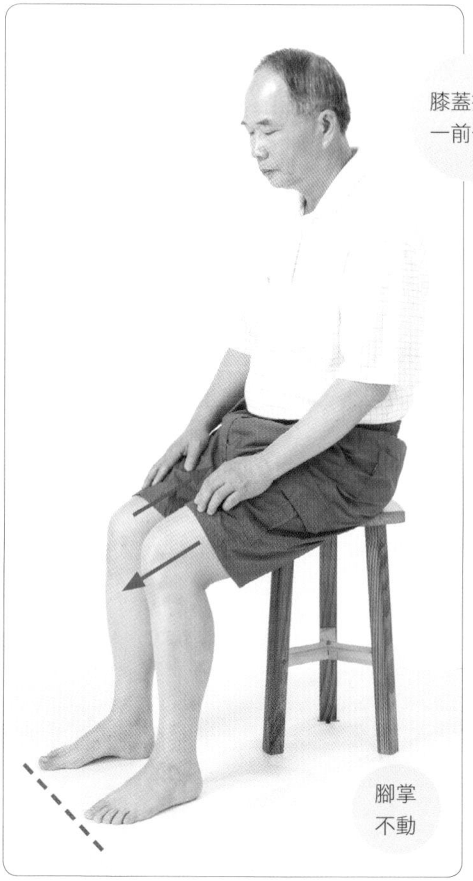

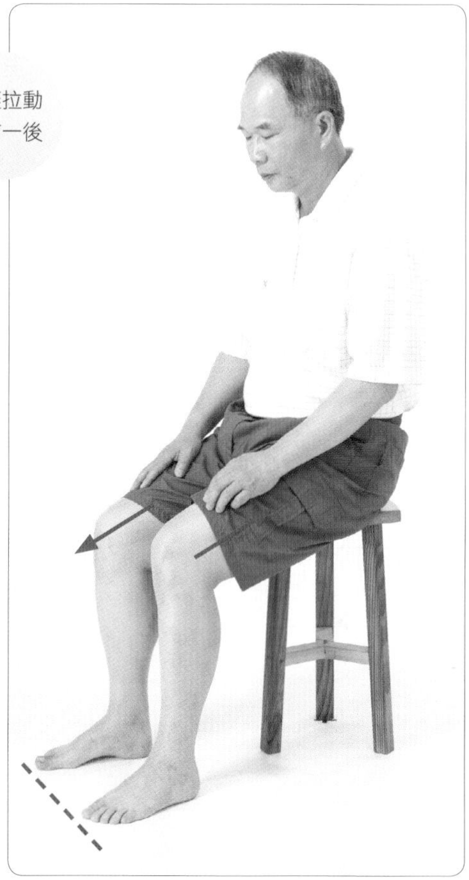

❶ 端坐在椅子的 1/3 處，雙腳與地面呈垂直。

❷ 腳掌固定不動，兩膝蓋前後輕移（左進右退、左退右進），以拉動大腿、臀部、尾椎等穴道。

[效用] 胯部運動，可刺激坐骨神經，改善**便秘**、**膝蓋無力**。

注意
❶ 此運動的施力點要放在膝蓋，以膝蓋的力量帶動臀部，腳掌勿移位。
❷ 孕婦做此動作，有助於胎兒自然生產，但不可用力。

QRcode示範

腰上下拉

主要作用 ➡ **腰椎運動** **拉動命門穴**

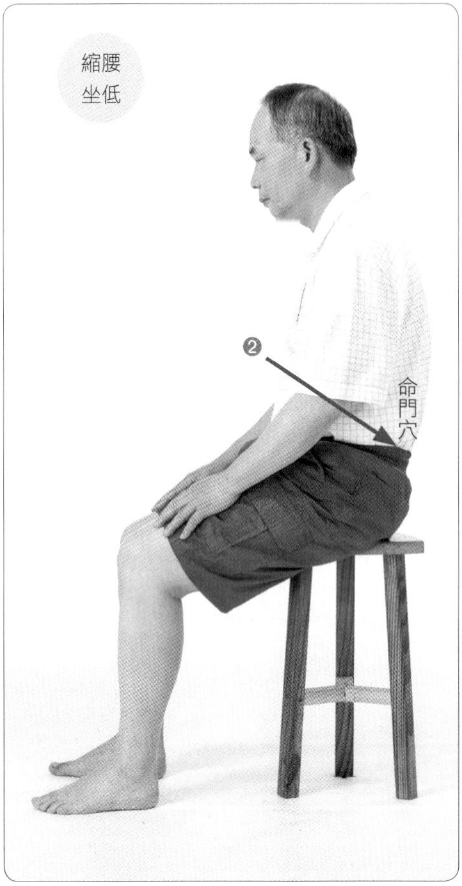

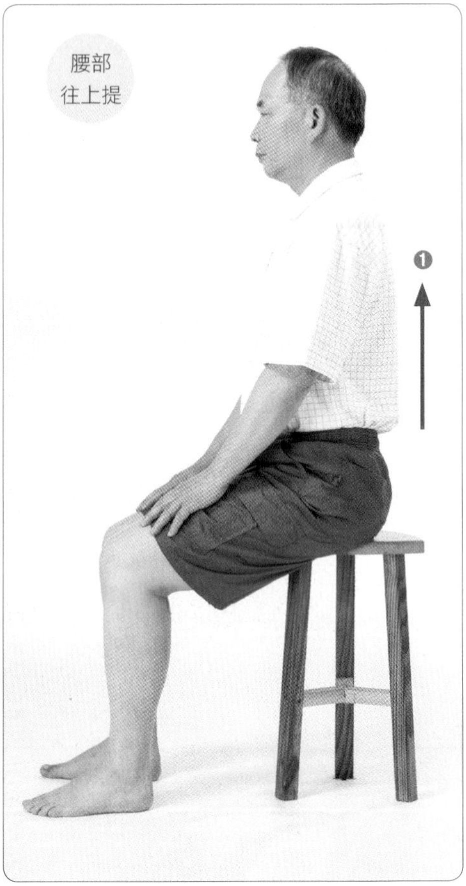

❶ 將力道集中在腰部肌肉，腰先往上拉直。

❷ 然後腰往下拉，肚子盡量往內縮。連續動作，拉動上身與下身間的腰椎。

[效用] 改善**腰痠、腰痛、骨刺、僵直性脊椎炎**。尤其久坐的上班族和學生、常腰痠腰痛者，可多做伸展或復健。

注意

❶ 腰受傷者慢慢地做，找到不痛的角度來做即可。

❷ 腹部盡量上挺、內縮，加大腰椎伸縮幅度，可拉動後腰的「命門穴」。

QRcode示範

跪坐姿、腰上下拉

主要作用 ➡ 尾椎運動 復健運動

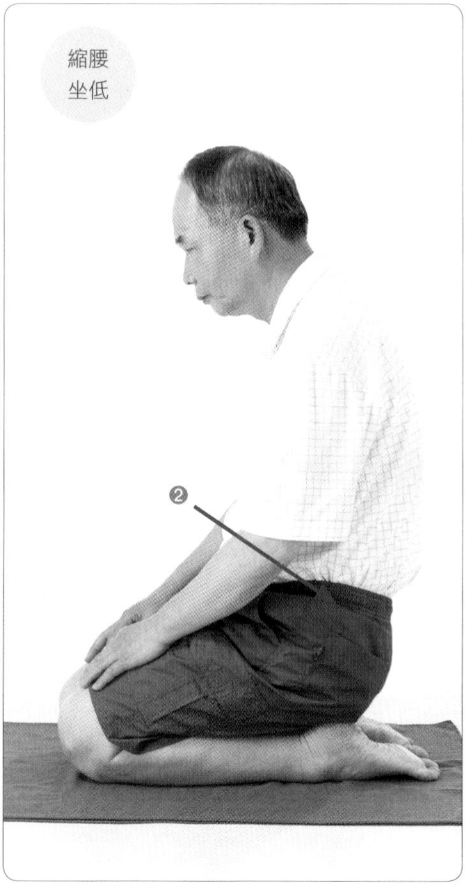

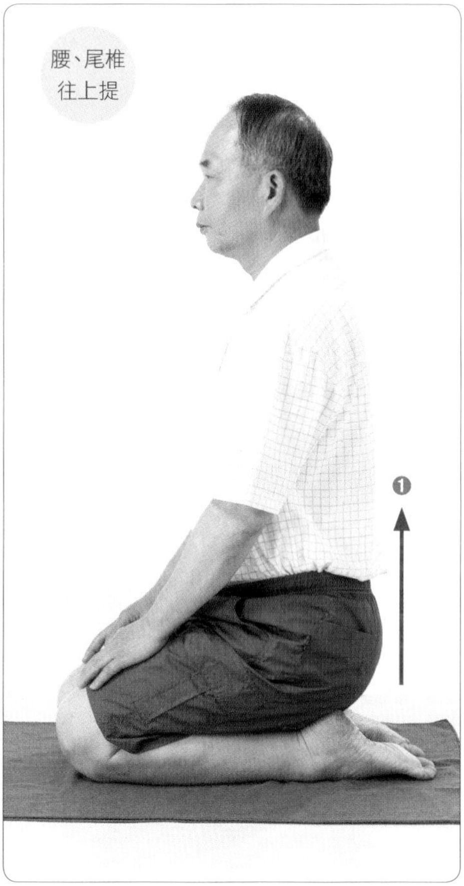

❶ 呈跪坐姿勢，以微力交互挺腰縮腰，致腰部往上下慢慢拉動，可運動尾椎。

❷ 縮腰時，肚子、臀部盡量往下坐，加大尾椎上下伸縮的幅度。

[效用] 尾椎受傷者的復健運動。

注意

❶ 此運動的施力點要放在尾椎。

❷ 腰受傷者慢慢地做，找到不痛的角度來做即可。

QRcode示範

手貼耳、腰上下拉

主要作用 ➡ **腎臟運動**

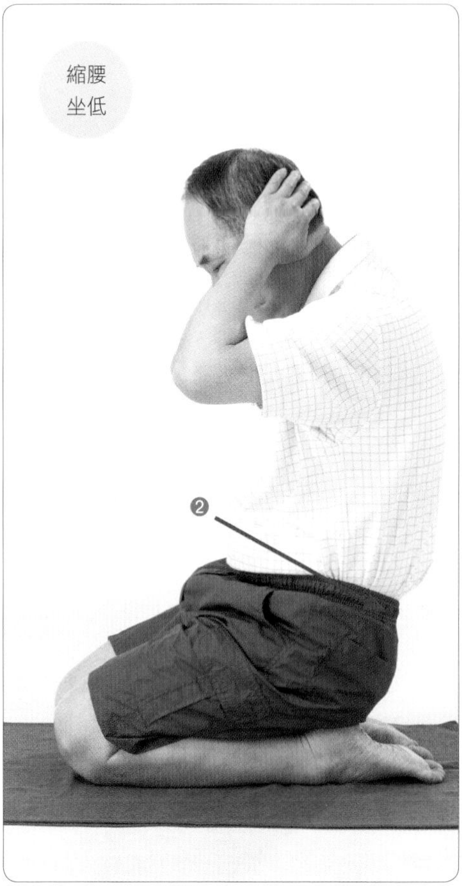

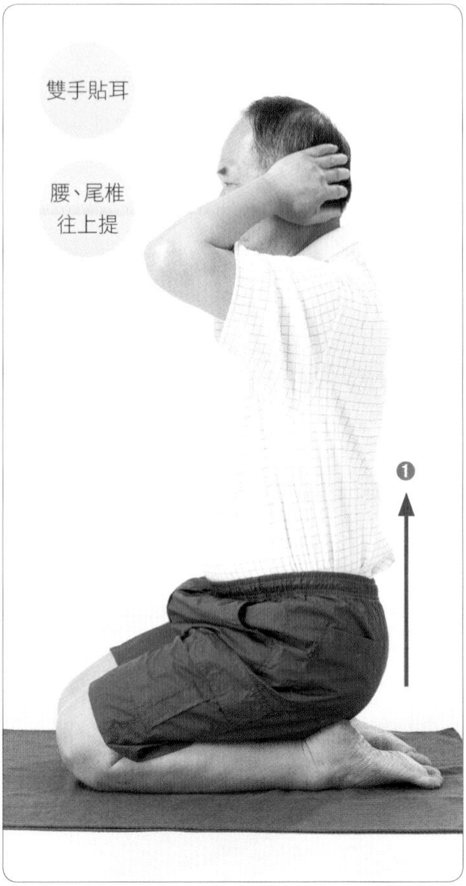

❶ 呈跪坐姿勢，雙手貼耳。

❷ 一邊做腰上下拉，縮腰時肚子、臀部盡量往下坐。做完後身體會覺得發熱並出汗。

[效用] 腎臟運動，改善較複雜的**腎病**、**腎功能退化**，以及一般**痛風**、**尿酸**問題。

注意 摀住耳朵使氣不從耳朵排出，可促使毒素與水份由皮膚排出，減輕腎臟代謝負擔，平衡身體酸鹼性。

QRcode示範

卵巢運動

主要作用 ➡ **卵巢運動** **鼠蹊窩淋巴腺運動**

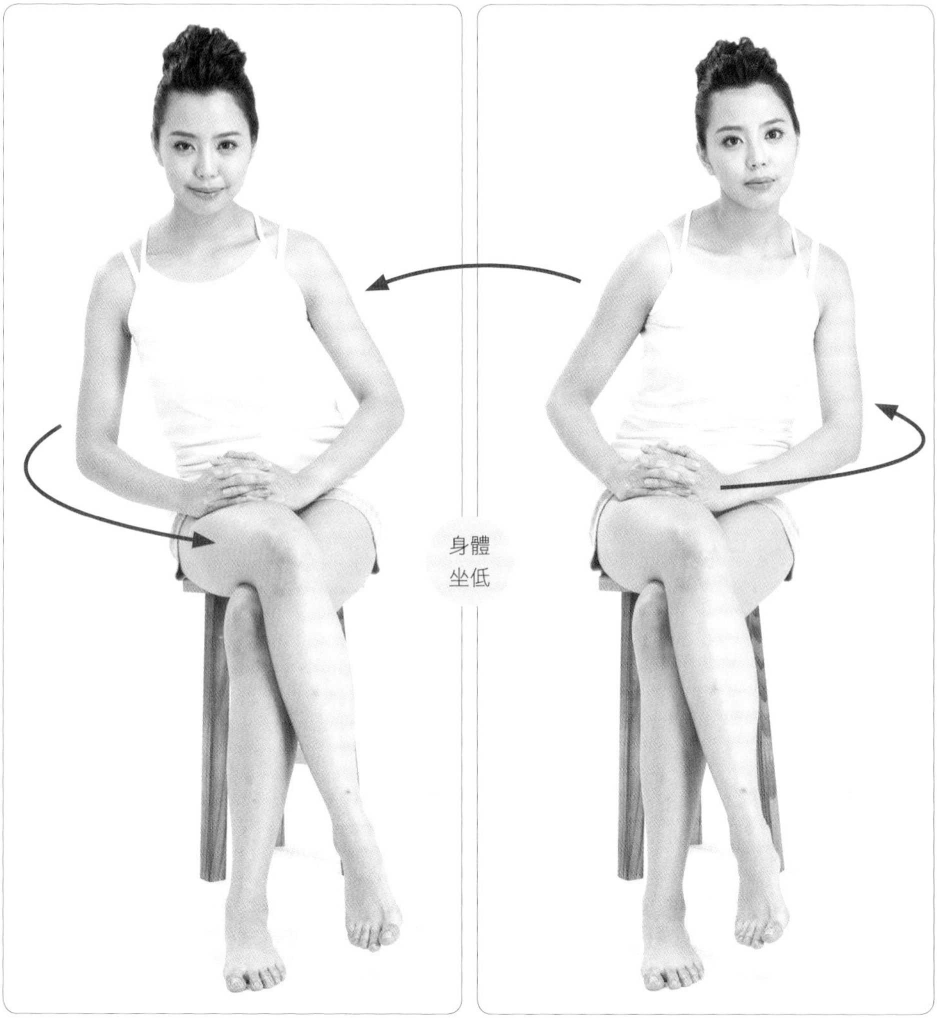

❶ 坐姿翹腳，同時身體壓低。

❷ 脊椎往上下左右劃圈，以拉動卵巢、鼠蹊部位。

[效用] 這是女性特別要多做的運動，可改善**不孕**、**卵巢疾病**，以及預防**生理痛**、**巧克力囊腫**等婦科病症。

雙手摸地

主要作用 ➡ **脊椎伸展**

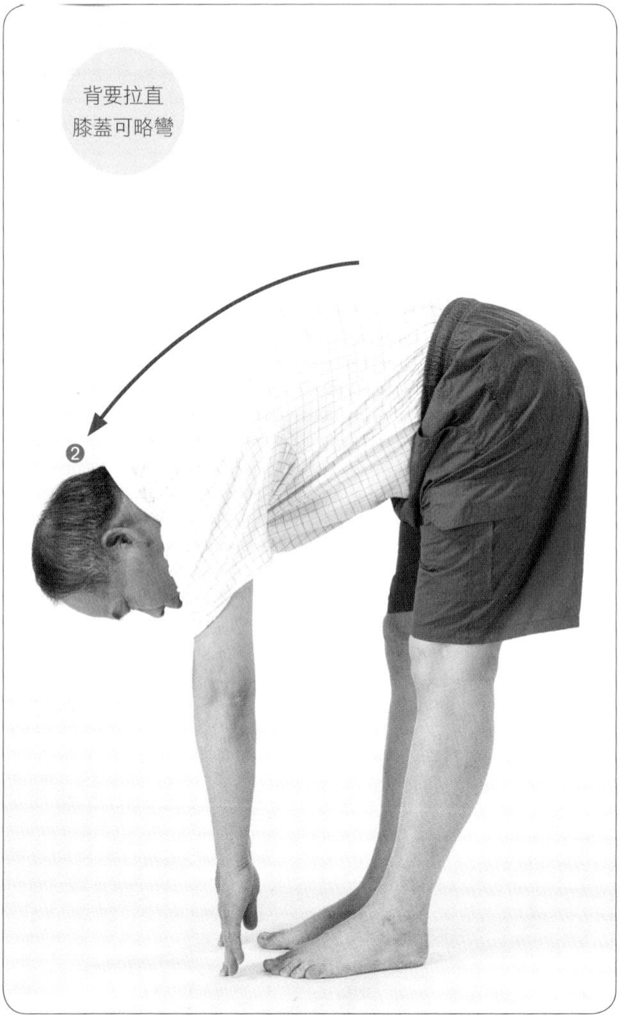

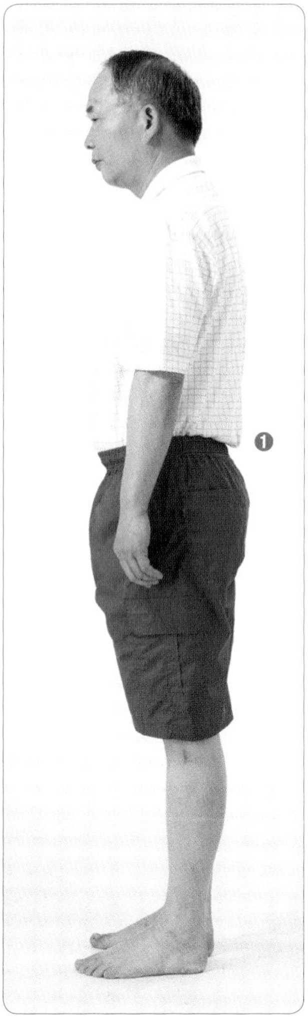

❶ 站姿，雙腳站直。

❷ 彎腰，同時雙手垂直碰到地面，以拉動後背脊椎。

[效用] 伸展脊椎，也可拉動到腿後的**膀胱經**，促進上下身的氣血代謝。青少年多做能促進生長，幫助**長高**。

QRcode示範

弓背

主要作用 ➡ **胸椎運動** **後背伸展**

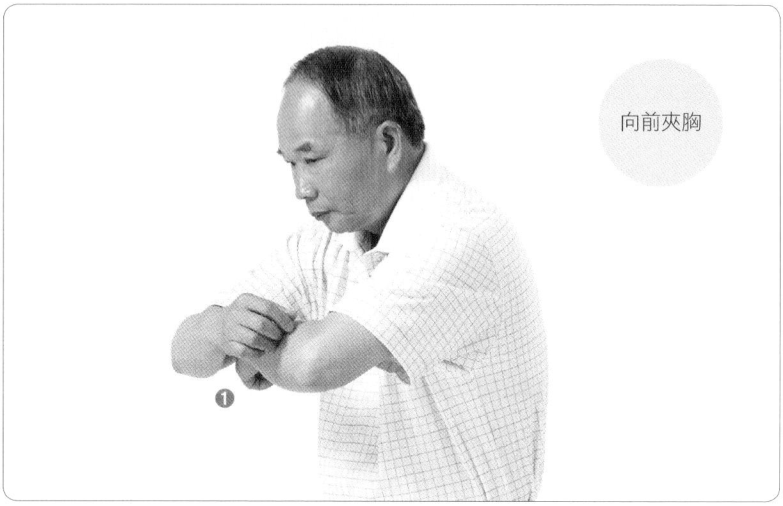

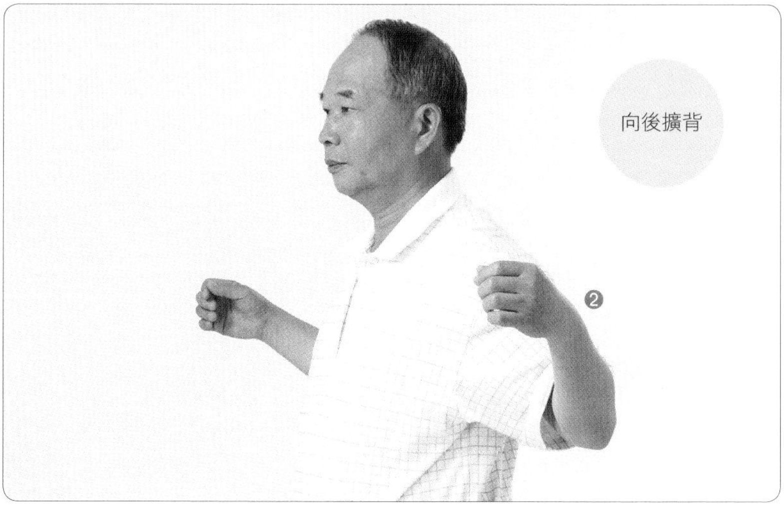

❶ 雙手手肘彎曲，做向前夾胸、弓起身體。

❷ 然後向後擴背，反覆動作以拉動後背和胸椎。

[效用] 紓緩**背部疼痛**。常**彎腰駝背**的人也應該多做，改善體態。

QRcode示範

脊椎運動

主要作用 ➡ **脊椎伸展**

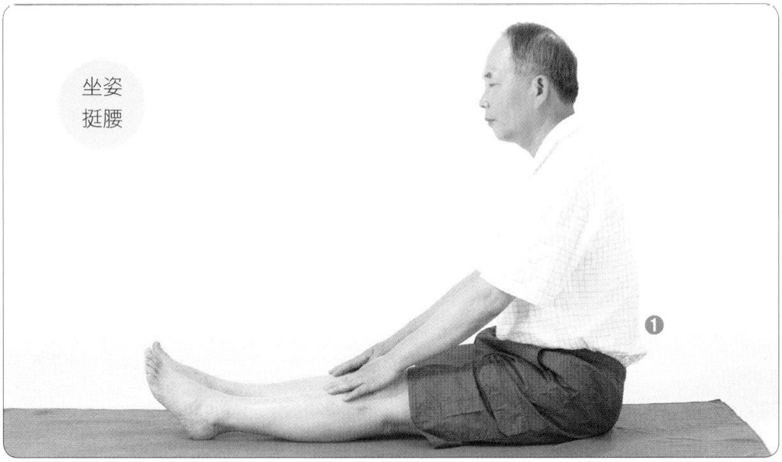

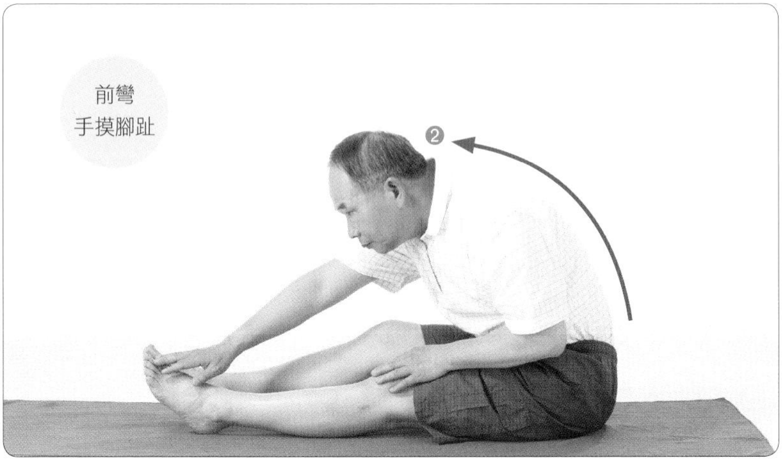

❶ 坐在地板上，先挺腰、雙腳伸直。

❷ 彎腰往前，交互用左手摸右腳趾、右手摸左腳趾，以拉動脊椎。

[效用] 改善**脊椎側彎**或**駝背**。

注意 若手無法摸到腳趾也不用勉強，以身體能夠前彎的程度來做就好，尤其居家和睡前多練有益。

平躺、動尾椎

主要作用 ➡ **胯部運動** **尾椎運動**

❶ 全身平躺，雙腳稍微打開。

❷ 雙腳腳板向外擺動，感覺骨盆夾緊，維持片刻。

❸ 腳板換向內擺動，感覺骨盆放鬆。連續動作，以拉動脊椎末三節的筋骨。

[效用] 此運動是第 50 頁 **「動腳跟」** 的躺式做法，可以拉動胯部和臀部，**運動督脈**，幫助後半身疏筋通氣。此運動可利用睡前做，然後再做第 67 頁 **「縮小腹」**，可以促進下半身內分泌和氣血順暢。

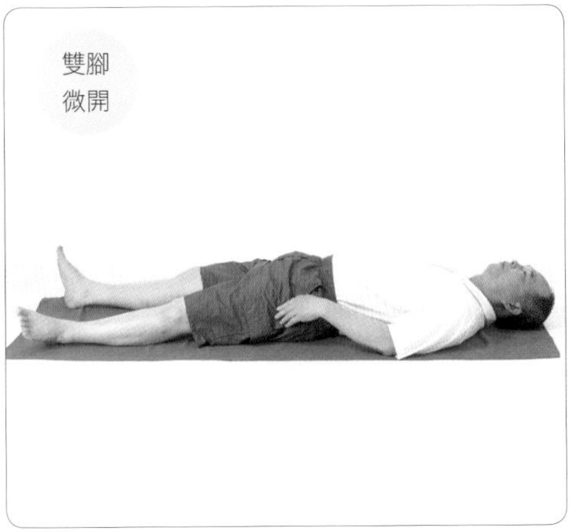

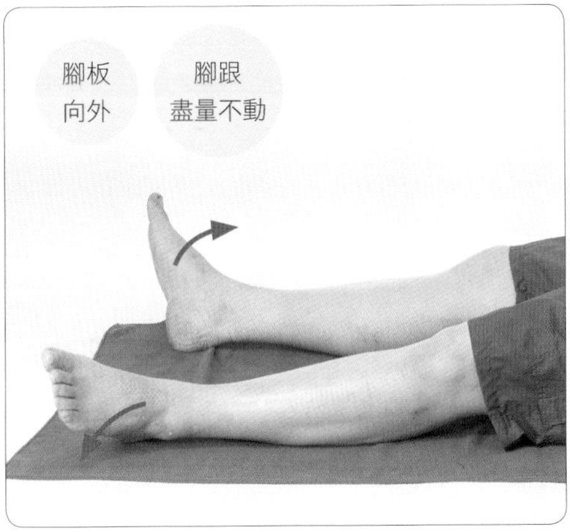

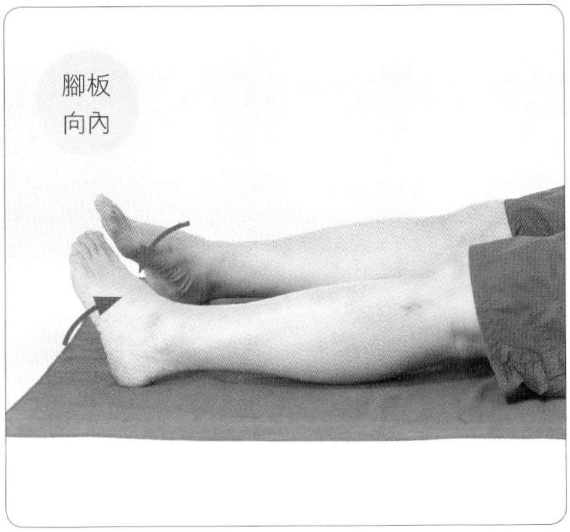

注意 腳板擺動時，腳跟貼地，不要移位。兩腳板也可以同時向右、向左擺動。

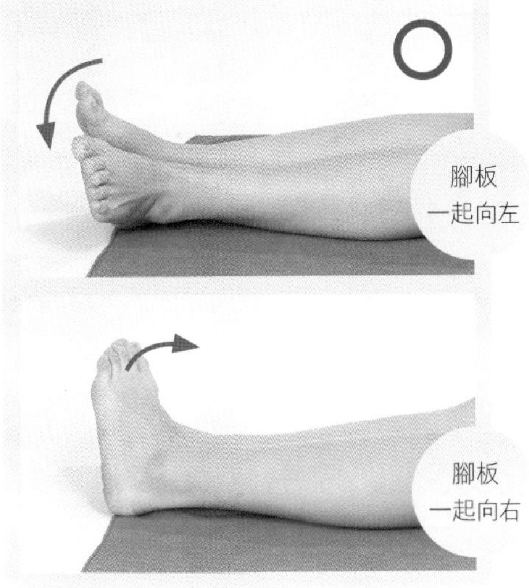

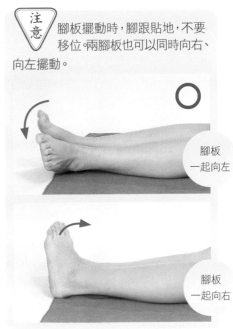

特別叮嚀！
做自癒運動後的身體反應和舒緩動作

運動後出現「病氣反應」，是「好轉反應」。

有時候學員會跟我反應，做人體自癒療法運動後，**會發生舊疾復發，或較弱的器官部位出現狀況。**其實這是病氣（火氣）的循環，是身體對這套療法的「好轉反應」，因為個人體質而反應不同。

運動後若出現「好轉反應」，請勿因驚慌而放棄運動，只要繼續做既定的自癒療法，並針對反應做適當處理，如「排氣運動」，運動後的不適感（宿疾反應、病氣循環）便能漸漸改善。

做「直接排氣運動」，即可消除不適。

所謂「火氣」是由胃產生，而疾病還會產生「病氣」，這些氣若流動不通暢，便會在身體各部位造成不適：火氣上升至頭部未排出，會頭暈、脹麻痠痛、昏沉、易怒、失眠、腦力衰退等；火氣若停留在腹部和上身，會胃脹、胃痛、胸悶等。運動後的不適感有時以「直接排氣運動」即可改善，例如：

氣停在頭 → 做「鼻吸少、鼻呼多」。
氣停在下半身 → 做「鼻吸少、嘴呼多」。
氣停在腳 → 做「腳掌上下」。

做「間接排氣運動」，舒緩反覆現象。

如果「直接排氣運動」仍無法減緩不適，可改做「間接排氣運動」，例如：**氣停在頭，做「腳部運動」、「腰上下拉」或「大腿前後移」**。因為每個人適用的舒緩方式不同，建議大家多嘗試，以便找出最適合自己的方法（參考下表建議）。

由於運動中的各種反應，可能會反反覆覆出現，直到病毒完全排除後反應才會完全消失。因此建議，你可以把運動後的反應記錄下來，例如：發生的現象、發生時間的長短、數量、次數和兩次的間隔長短等，不久你就會發現不好的反應逐漸縮短，而好的反應漸漸拉長，而且變化越來越穩定。

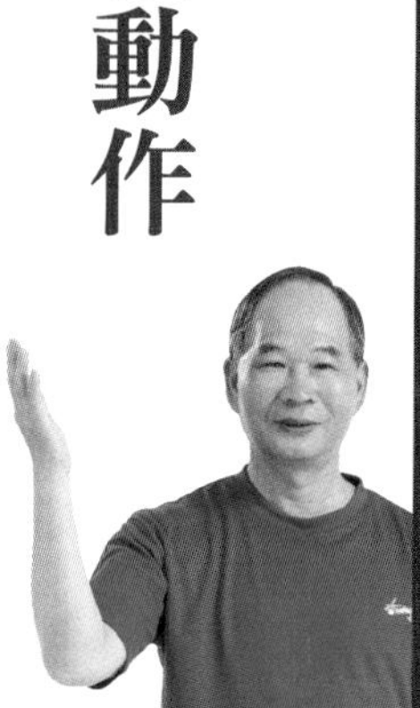

自癒療法運動後「不適＝好轉反應」的處理建議

不適＝好轉反應（常見原因）	建議多做運動	詳見頁碼
疲倦・想睡（免疫系統下降）	推手造血・拉下巴	P41・57
失眠（火氣上升）	腳掌上下	P51
易怒（火氣上升）	鼻吸少、嘴呼多	P35
預防火氣出現	鼻吸少、嘴呼多・腳趾比一四・腳掌上下	P35・50・51
視力模糊	塞鼻孔呼氣（心臟不佳者勿做）・ 張閉眼皮・手貼眉毛上下	P38・60・60
臉潮紅・頸部痠痛 （氣停滯在頭・更年期）	鼻吸少、嘴呼多・轉手・腳部運動 更年期症候群：拉下巴・縮小腹	P35・47・51 P57・67
手指腫脹（促氣從指縫排出）	張手	P45
牙齦浮腫	鼻吸少、嘴呼多	P35
喉嚨有痰	鼻吸少、嘴呼多・吞舌根	P35・58
心悸（需依年齡、病史判斷原因）	雙呼吸 更年期症候群之心悸：拉下巴・縮小腹	P36 P57・67
嘔吐	鼻吸少、嘴呼多	P35
頭暈眩・站不穩（內分泌問題）	鼻吸少、嘴呼多・鼻吸少、鼻呼多・ 推手造血・拉下巴・縮小腹	P35・35・41・ 57・67
頭痛（需調節腦壓・平衡大腦內分泌）	鼻吸少、鼻呼多	P35
背痛	鼻吸少、嘴呼多・弓背	P35・79
胸部痠痛・胸悶	鼻吸少、嘴呼多	P35
肩膀痠痛	張手・轉手・新疆舞	P45・47・64
膝蓋痠痛	腳掌上下・膝蓋運動	P51・53
臀部痠痛	大腿前後移・腰上下拉	P73・74
腹部痠痛	鼻吸、嘴呼、至腹部・縮小腹 （都要慢慢做）	P39・67
腹部腫瘤引起腹部、腿腳痠麻	鼻吸少、嘴呼多・縮小腹・大腿前後移	P35・67・73
眉骨疼痛（內分泌問題）	鼻吸少、嘴呼多・張閉眼皮	P35・60
便秘・大便變硬	大腿往後踢・大腿前後移	P49・73
肛門癢	提肛	P71
皮膚癢（內分泌問題）	鼻吸少、嘴呼多・推手造血・拉下巴 （藉由運動促進細胞有氧化，幫助排毒。）	P35・41・57

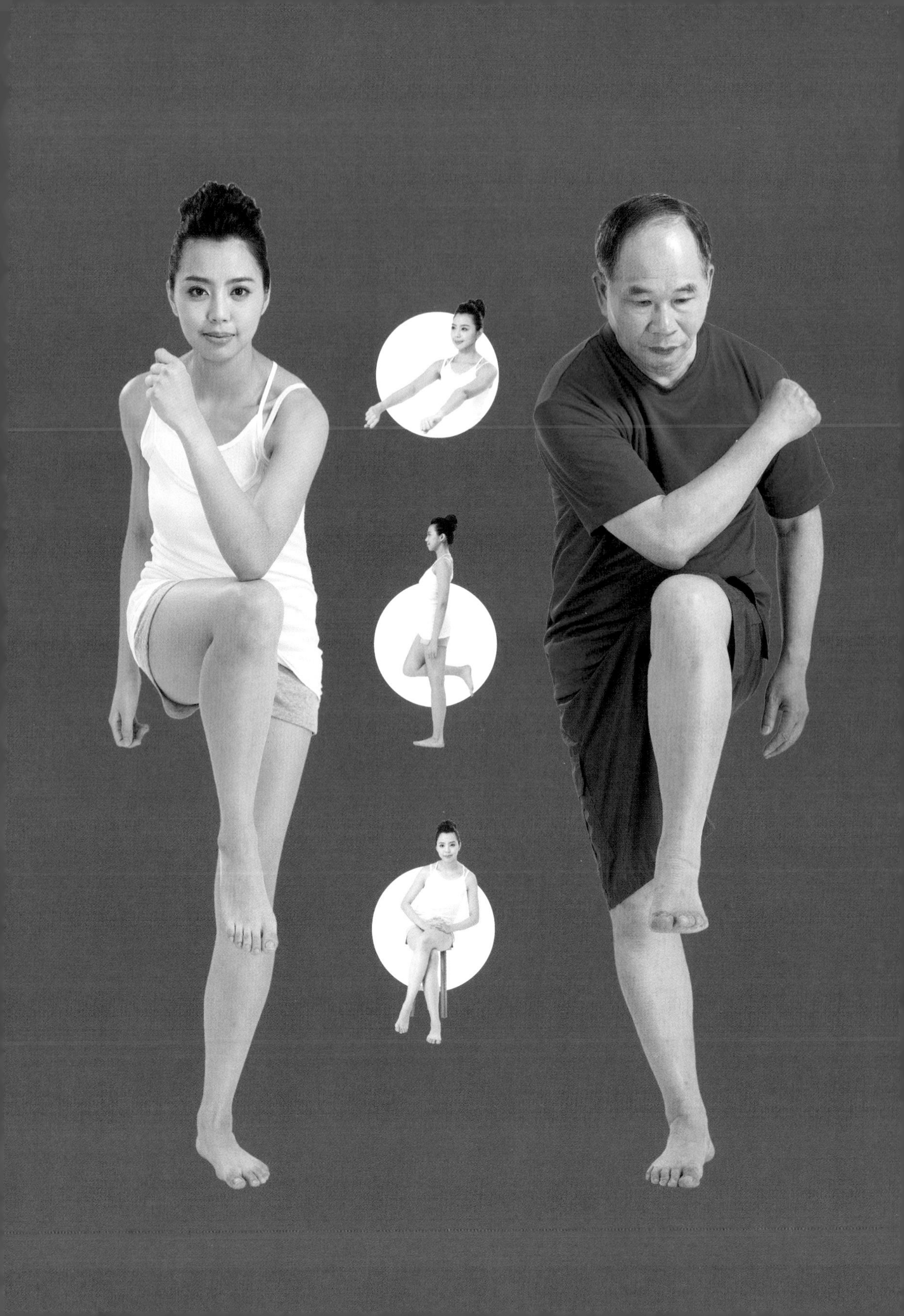

第 3 章

頭不痛．腰不痠．腿不麻，能蹲又能跑！

只要 1 招 3 分鐘，活用人體自癒療法，50 個常見病症全改善！

1. 筋骨系統
2. 神經系統
3. 消化排泄系統
4. 循環系統
5. 呼吸系統
6. 內分泌系統
7. 免疫系統

改善重大疾病．癌症

也有良好作用的自癒療法

1 肩頸痠痛・五十肩

症狀 **無法抬手貼耳、側轉頭90度 點頭抬頭時後頸會痛**

肩關節是人體關節中，唯一能轉到三百六十度的的關節，它由肩胛骨、鎖骨、肱骨組成，還包括附近的軟組織，與頭頸的筋肉神經更是密不可分。現代人「低頭族」、「久坐族」受生活惡習影響，使得肩頸痠痛成為全齡公敵，肩頸都常因使用過當、疲勞、心理壓力大，而長期**有「肩膀放不下」、「手臂抬不高」的感覺。**

改善要領 做「轉手」，直接活動到肩膀和手部連結處；做「新疆舞」，直接牽動頸部和肩膀的連結處，血行上下順暢，馬上紓緩壓力和痠痛感。

轉手 改善手痠、五十肩，運動腕臂到肩膀

QRcode示範

手臂伸直，雙手握拳或張開，做向內、向外轉動，可同時拉動肩膀，有效改善肩膀痠痛、手痠手麻、五十肩。

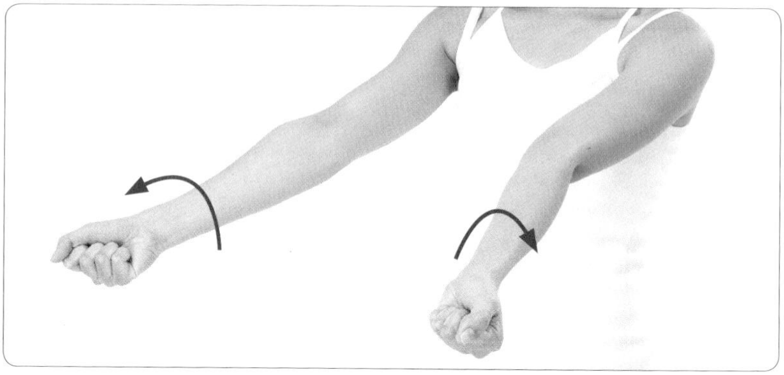

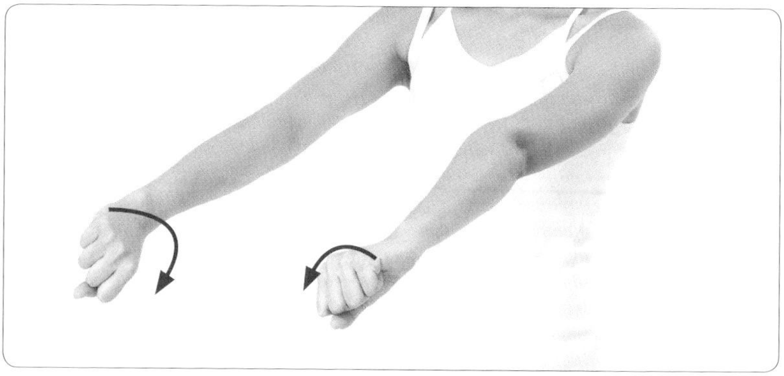

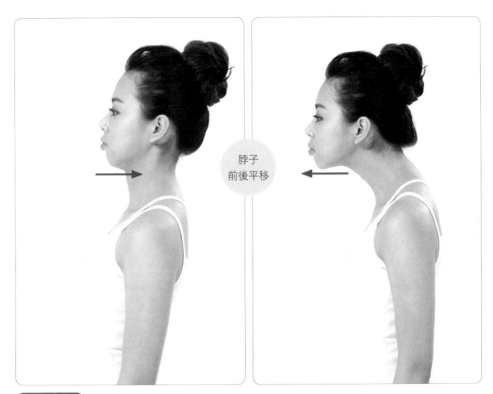

新疆舞　改善頸肩痠痛

QRcode示範

肩膀不動，脖子前後平移，拉動後頸和肩膀，能改善肩頸痠痛、脖子僵硬；刺激頭頸間脊椎橋段、後半身之內分泌，與中樞神經系統，也有效防感冒、高血壓、鼻子過敏、氣喘。

QRcode示範

張手

使脹氣從指縫排出

雙手十指張開，再收起來，重覆 3 分鐘；收張之間手掌可順滑圓弧線，幫助動作連貫。可促使手和腋窩淋巴脹氣從指縫排出。

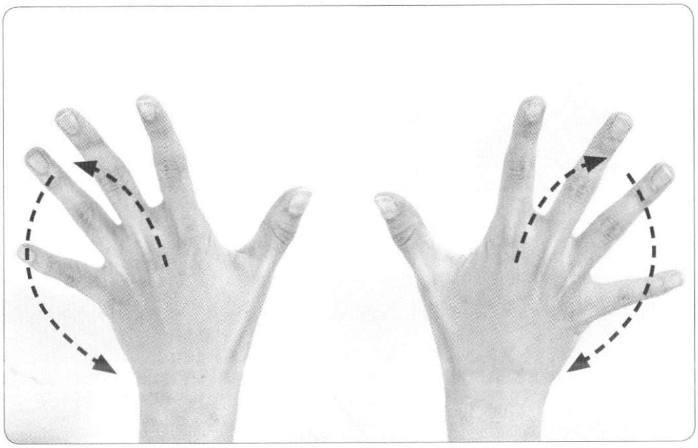

2 背僵硬‧僵直性脊椎炎‧類風濕關節炎

症狀 下背部疼痛、胸口緊悶
四肢、頸肩關節腫痛

40歲以下的人如果起床時，覺得下背疼痛（薦椎、骨腔交界之「薦腸骨關節」），**出現「僵、痛、不動」三警訊**，有時還伴隨胸口緊悶，就可能是「僵直性脊椎炎」。「類風濕性關節炎」是自體免疫不正常發炎，好發於30～50歲，引發關節疼痛、腫脹，常發生在手腕、手肘、膝蓋、肩膀和頸椎，**甚至會蔓延到心臟、眼球**。

改善要領 「新疆舞」能改善後半身氣血和骨髓的疏通；「手指、腳趾比一四」或「腳板轉圈」旨在刺激末梢神經，促進上、下身氣血循環。

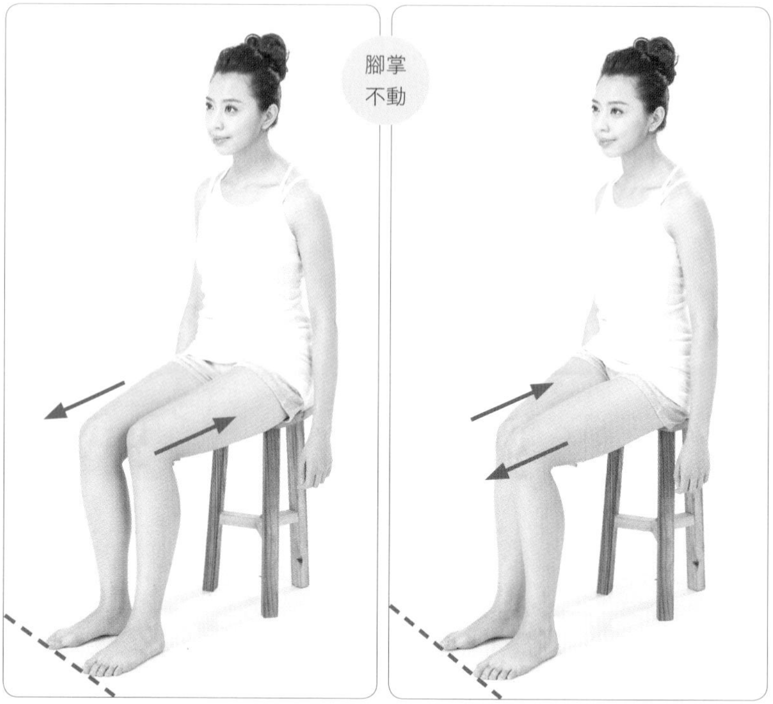

大腿前後移　尾椎運動

QRcode示範

端坐在椅子的1/3處，雙腿膝蓋前後輕移（左進右退、左退右進，腳掌不動），以拉動大腿、臀部、尾椎等穴道。幫助尾椎、胯部運動，刺激坐骨神經，改善背痛、便秘、膝蓋無力。

QRcode示範

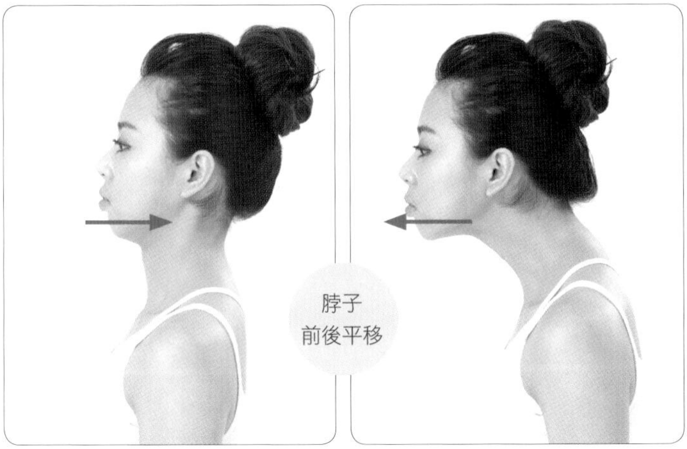

新疆舞

促分泌脊髓、造骨髓

肩膀不動，脖子前後平移，拉動後頸與肩膀，能改善肩頸痠痛、脖子僵硬；刺激頭頸間脊椎橋段、後半身之內分泌，與中樞神經系統，也有效防感冒、高血壓、鼻子過敏、氣喘。

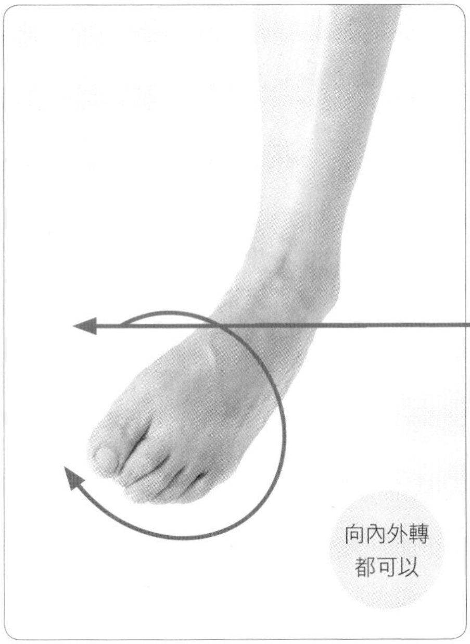

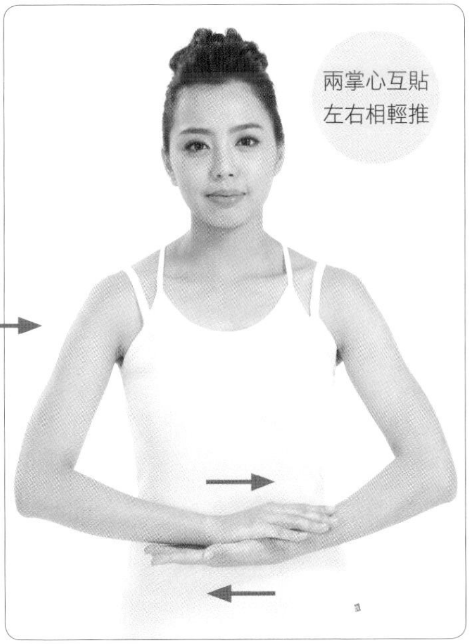

腳板轉圈

QRcode示範

提振下身氣血循環

腳板轉圈可拉動腳踝關節（向內、向外轉都可以），促使病氣下降至腳，有助改善骨炎背痛引起的頭痛胸緊。

推手造血

QRcode示範

促進氣血循環

掌心相貼，僅用掌心之力左右相輕推。促進造血、改善貧血；同時加速血液循環，有助排除血中廢物，及改善高血脂、平衡白血球與紅血球。

3 背痛・腳麻

症狀 背、腰、髖部疼痛，無法挺直腳掌發麻發冷，使不上力

常坐著、缺乏運動的人要小心，腰背臀部會氣血循環變差，身體核心區的筋骨和神經也容易互相壓迫，有痠痛問題的人真的越來越多，往往影響到下半身的循環和行動能力。尤其當**作息不正常**，睡眠無法恢復身體的疲累，背痛會最早出現，若無法改善時，接著會出現腳麻症狀。有些人坐著時還有**翹腳的習慣**，也是造成背部和髖關節疼痛的主因。

改善要領 做「弓背」動作，搭配「大腿前後移」，利用姿勢的調整讓全身氣血得以暢通，痛麻感很快就會消失。

弓背 紓緩背脊，改善背痛

QRcode示範

雙手手肘彎曲，做擴背、夾胸的動作，以拉動背脊、肩胛骨、肋骨，直接舒緩背部疼痛。

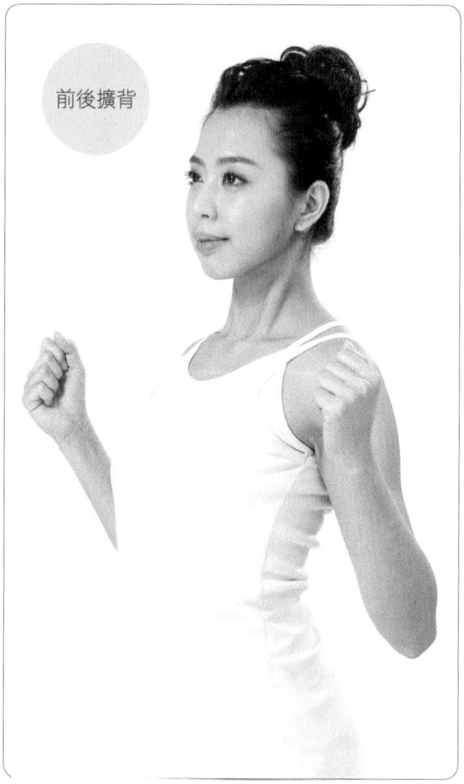

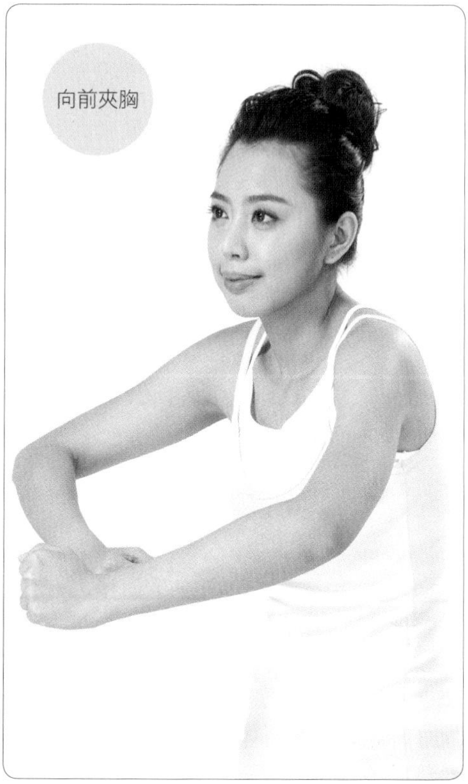

QRcode示範

繞舌頭

運動中樞神經

舌尖沿著上下排牙齒的外側繞圈，可運動中樞神經，改善脊椎疼痛和神經麻痺，也是口吃、帕金森氏症、中風後的復健運動。

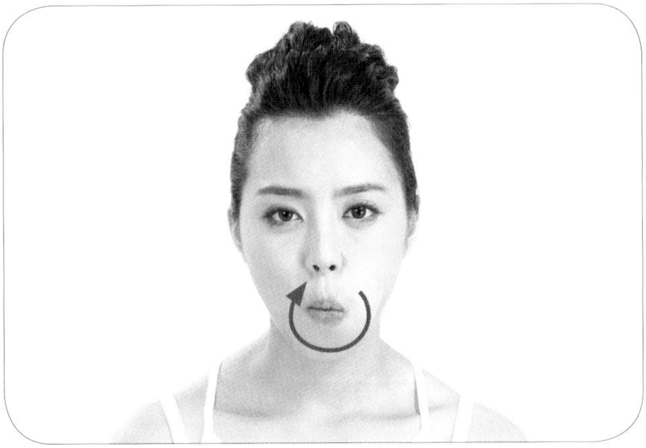

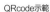

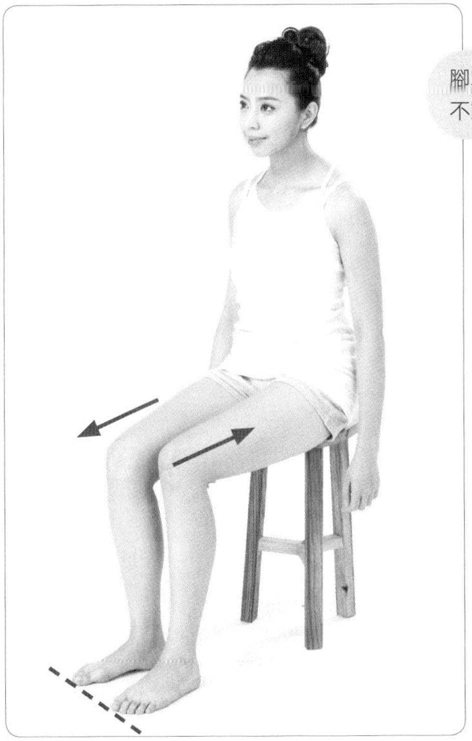

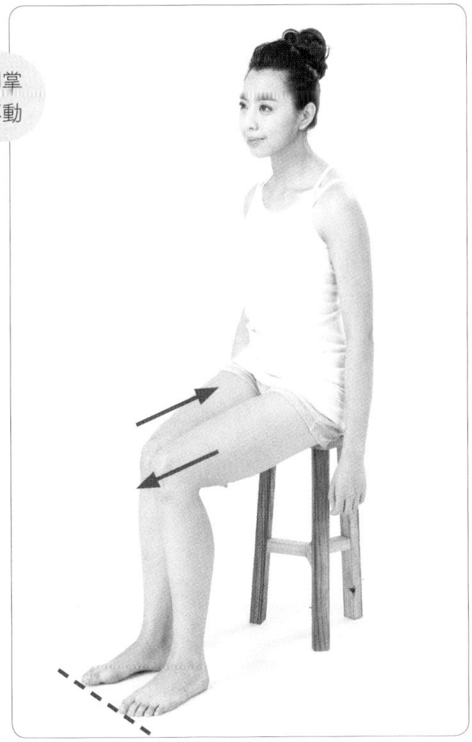

大腿前後移

拉動臀腿，改善腳麻

QRcode示範

端坐在椅子的 1/3 處，雙腿膝蓋前後輕移（左進右退、左退右進，腳掌不動），以拉動大腿、臀部、尾椎等穴道。幫助尾椎、胯部運動，刺激坐骨神經，改善背痛、便秘、膝蓋無力。

4 腰尾椎痠痛・挫傷・椎間盤突出・骨刺

症狀 坐著或躺平時尾椎劇痛後腰痠痛，而呈彎腰駝背

尾椎位在脊椎最末端，這裡痠痛多半因為**長坐過硬或過軟的椅子**，壓迫尾骨造成疼痛，坐著或躺平時會引起劇痛，也常蔓延到腰椎，影響行動和睡眠。也有人是因運動受傷或**摔傷臀部著地**，造成尾椎裂傷，或傷及旁邊的肌肉和韌帶，需要好好復健，**以免惡化成椎間盤突出或骨刺**，即使手術還是恐再復發。

改善要領 尾椎位在臀部，若不忍痛運動，很難進行復健。「大腿前後移」和「跪坐姿、腰上下拉」能同時動到尾椎穴道和腰臀筋肉，連便秘也可改善。

大腿前後移

運動尾椎，刺激坐骨神經

QRcode示範

端坐在椅子的 1/3 處，雙腿膝蓋前後輕移（左進右退、左退右進，腳掌不動），以拉動大腿、臀部、尾椎等穴道。幫助尾椎、胯部運動，刺激坐骨神經，改善腳麻、膝蓋無力、背痛、便秘。

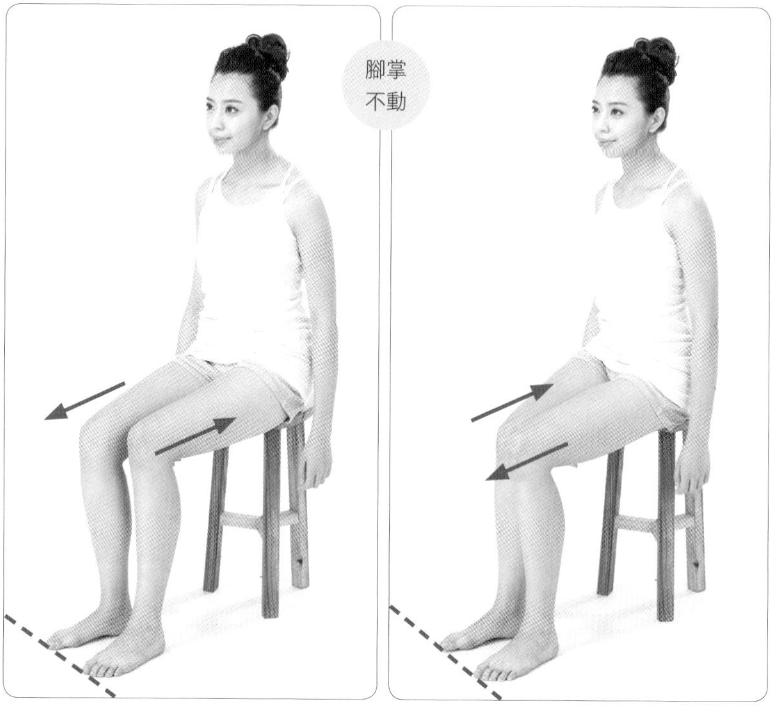

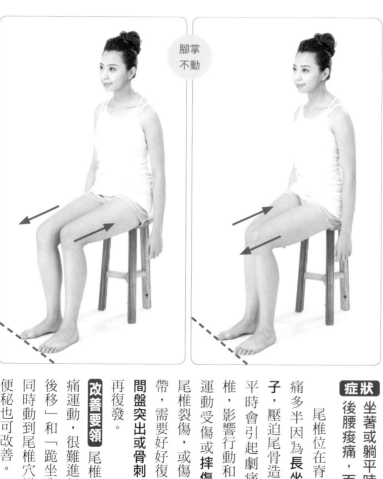

跪坐姿、腰上下拉 拉動腰椎、尾椎，改善疼痛

呈跪坐姿勢，以尾椎施出微力反覆挺腰、縮腰，讓腰部往上下慢慢拉動，可運動腰椎到尾椎。★ **腰受傷者慢慢地做，找到不痛的角度來做即可；尾椎受傷者做復健時，腰要盡量拉直，才能拉動尾椎。**

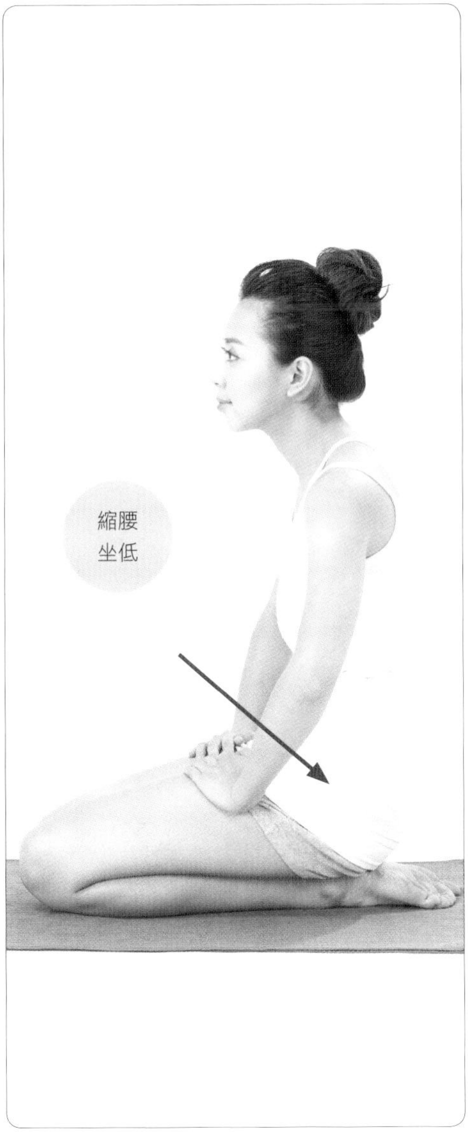

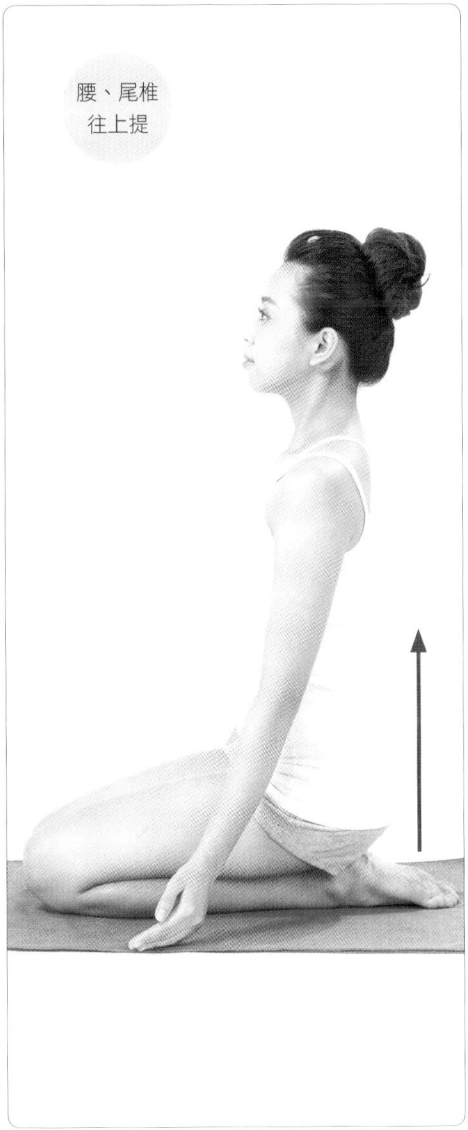

5 脊椎側彎・駝背

症狀 肩膀一高一低
背看脊椎呈S或C型

脊椎側彎可能發生在頸椎、胸椎或腰椎，女性比男性容易發生；從背面看脊椎形狀會呈C或S型，最明顯症狀是**前彎時，從背面看肩線一高一低**，側身呈駝背狀。很多學生因書包過重、且長期只背在一側而埋下病根。嚴重會下肢發麻，無法久站、行走或側睡。

改善要領 多運動和改善姿勢，是矯正體態不二法門。「脊椎運動」牽引整個背部肌肉，脊椎也得到伸展。「繞舌頭」可刺激中樞運動神經。

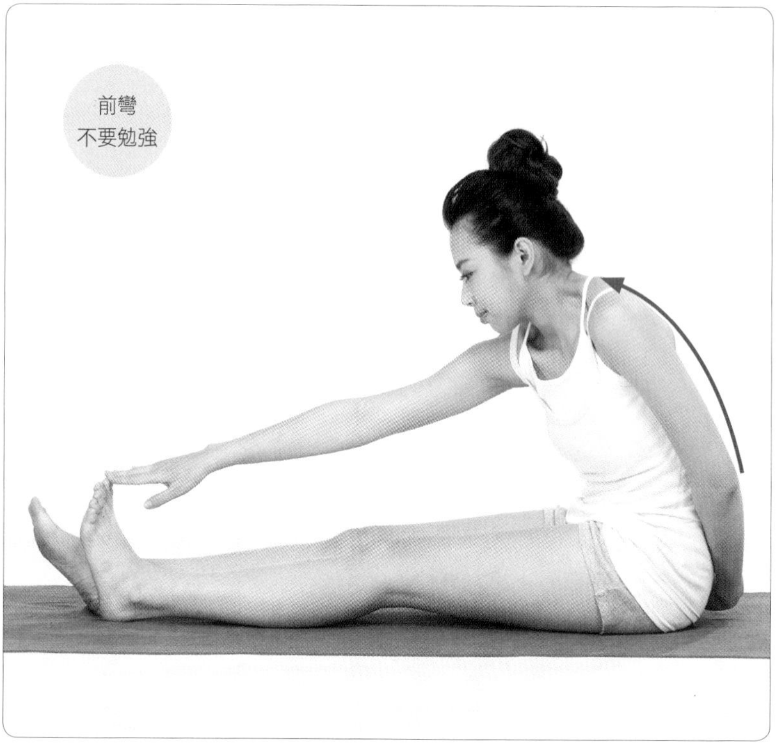

脊椎運動 強化脊椎軟骨，改善側彎和駝背

坐在地板上，先挺腰、腳伸直，再彎腰往前，交替用左手摸右腳趾，右手摸左腳趾，以拉動脊椎，改善脊椎側彎或駝背。

QRcode示範

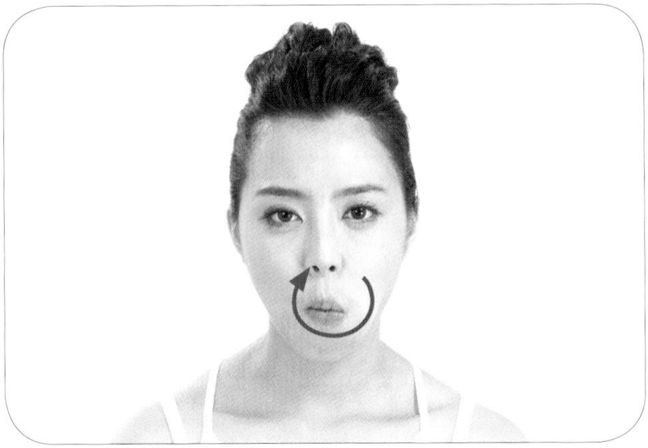

繞舌頭

QRcode示範

運動中樞神經

舌尖沿著上下排牙齒的外側繞圈，可運動中樞神經，改善脊椎疼痛和神經麻痺，也是口吃、帕金森氏症、中風後的復健運動。

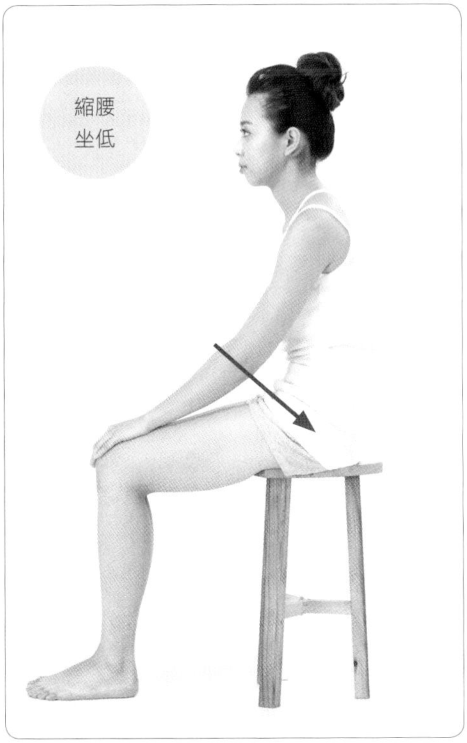

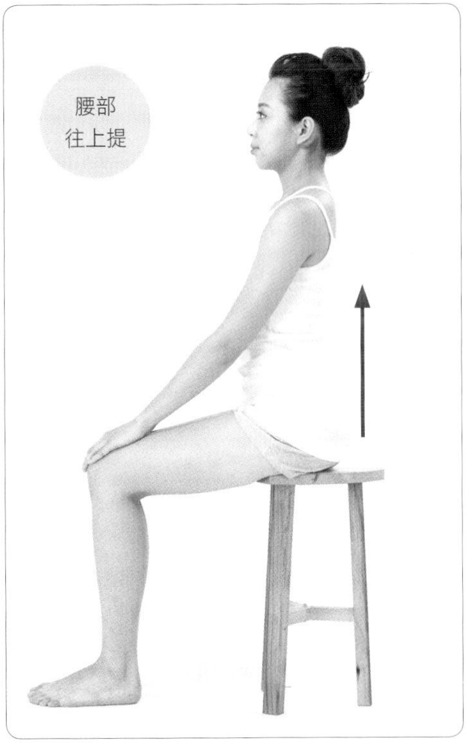

腰上下拉

改善腰椎、脊椎炎、骨刺

QRcode示範

將力道集中在腰部肌肉，反覆往上下拉動，可運動連接上身與下身之間的脊椎，直接改善腰痠、僵直性脊椎炎、骨刺。★**腰受傷者慢慢地做，找到不痛的角度來做即可。**

6 坐骨神經痛・胯部無力・腰虛

症狀 腰側、下背疼痛
胯無力會頻尿、腳步飄浮

坐骨神經由腰椎、薦椎神經構成，當椎間盤突出或摔傷，會使單側或兩側腰部、下背感覺僵硬疼痛，向下延伸至臀腿，**嚴重時無法走路、難以平衡；向上會造成肩膀痠痛發麻**。兩腿間的胯部連接股骨和骨盆，胯無力者會走路容易痠痛、頻尿、腰挺不直，男性可能影響房事，女性懷孕和生產會很吃力。

改善要領 做「大腿前後移」按摩胯部和坐骨神經，病氣能下到腳掌底「湧泉穴」排出，胯部肌肉也會強健；搭配「腰上下拉」，運動脊椎和腰力，肩膀能跟著放鬆。

大腿前後移

運動坐骨神經、強健胯部

QRcode示範

雙腿膝蓋前後輕移（左進右退、左退右進，腳掌不動），以拉動大腿、臀部、尾椎等穴道。幫助尾椎、胯部運動，刺激坐骨神經，改善腳麻、膝蓋無力、背痛、便秘。

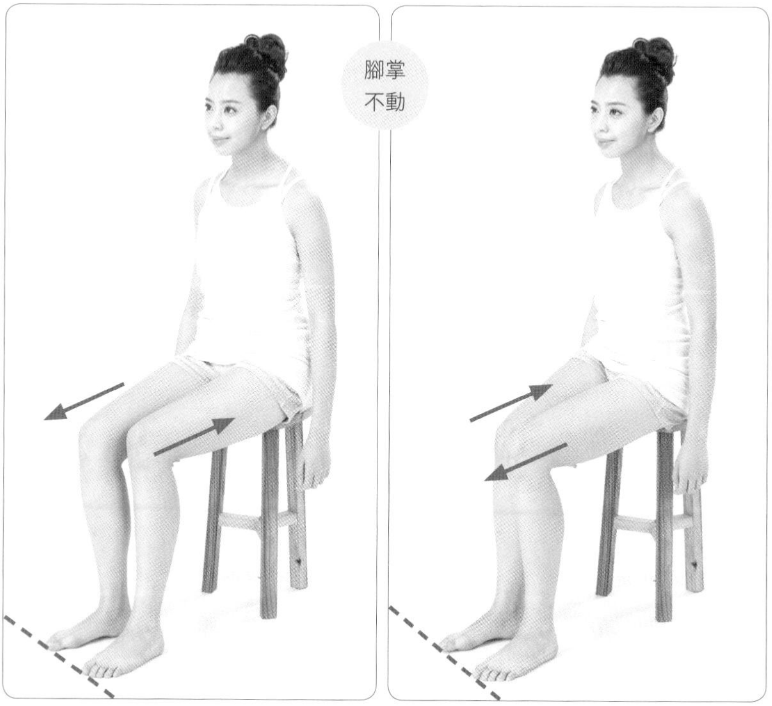

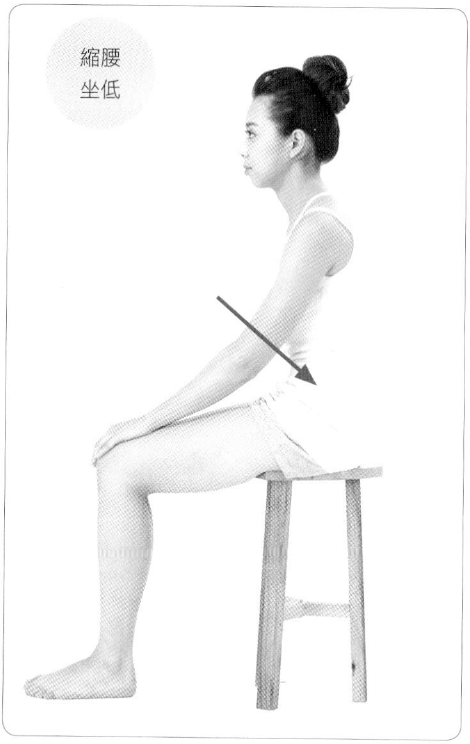

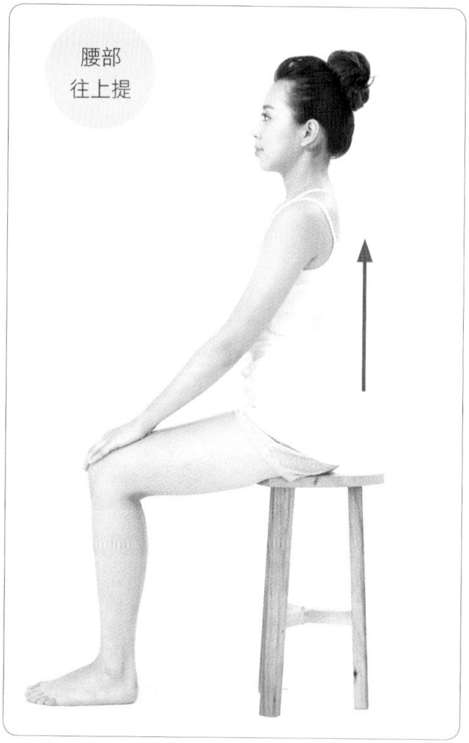

腰上下拉 運動腰椎，刺激脊椎神經、軟骨

QRcode示範

將力道集中在腰部肌肉，反覆往上下拉動，可運動脊椎，改善腰痠、坐骨神經痛、僵直性脊椎炎、骨刺。★ **腰受傷者慢慢地做，找到不痛的角度來做即可。**

腳趾比一四

QRcode示範

促進下半身循環

同「手指比一四」（第 41 頁），雙腳姆趾與四趾交互抬落，拉動腳趾，刺激末梢神經和血循，可改善腳冰冷、懷孕害喜。

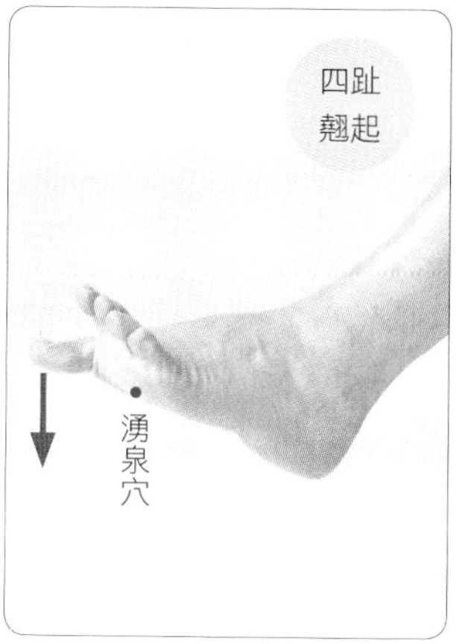

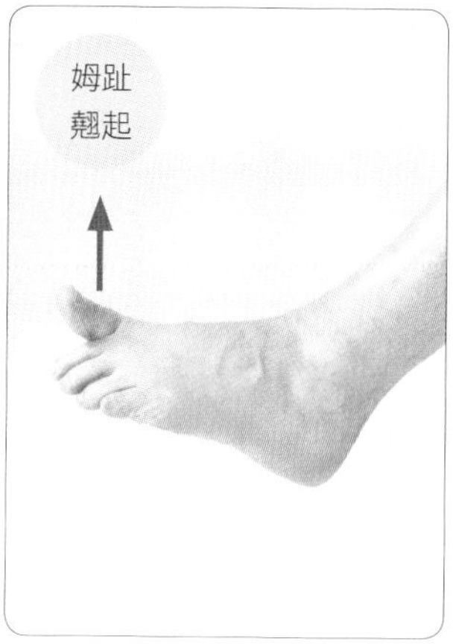

7

腰扭傷・睡不安穩

症狀 下背、腰、臀都覺得刺痛
一天睡不到6小時、淺眠

因為某個姿勢不對、太快搬撿東西，或錯誤運動都可能忽然閃到腰，讓腰部肌肉和韌帶損傷，下背、腰、臀部會有刺痛感。而失眠者除了**身體不適的原因，壓力大、心神不寧更是主因**；醫界證實如果一天睡不到6小時，容易引發焦慮、糖尿病、心臟衰竭，且會短壽。

改善要領 腰扭傷的血瘀，做「縮小腹」牽動腰腹肌肉，把病氣從**下丹田**排掉；血路疏通能幫助扭傷復原，也幫助好睡。做「腰上下拉」，搭「鼻吸少、嘴呼多」（第35頁），加倍活絡腰肌、紓緩腰痛。

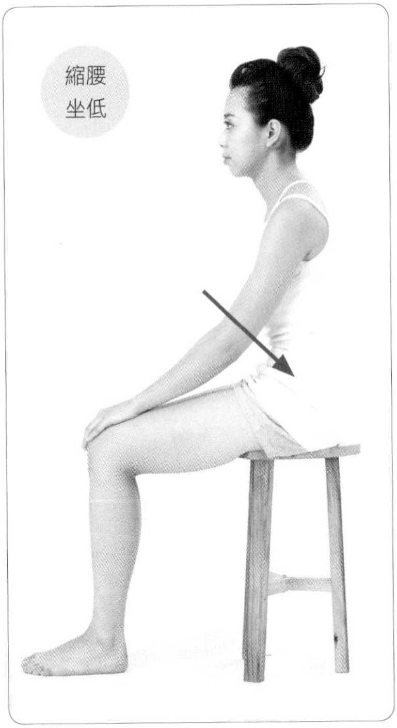

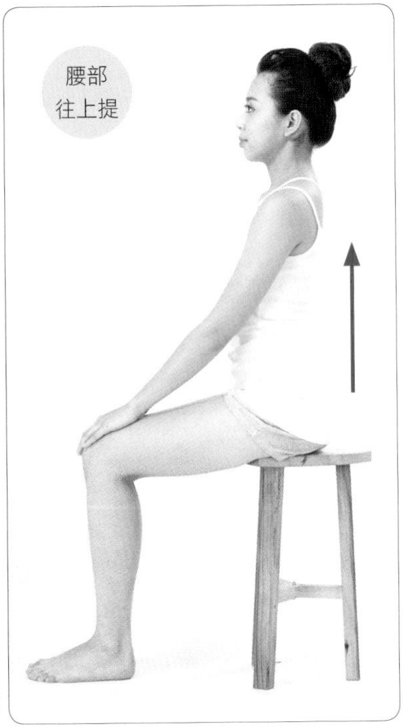

腰上下拉 運動復健腰肌和脊椎

將力道集中在腰部肌肉，反覆往上下拉動，可運動脊椎，改善腰痠腰痛、坐骨神經痛、僵直性脊椎炎、骨刺。★**腰受傷者慢慢地做，找到不痛的角度來做即可。**

QRcode示範

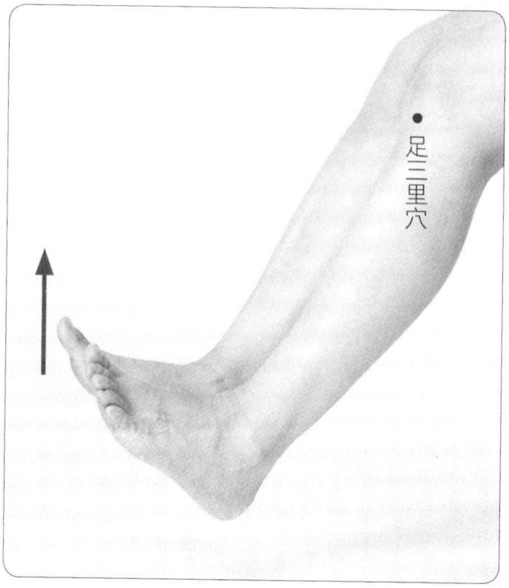

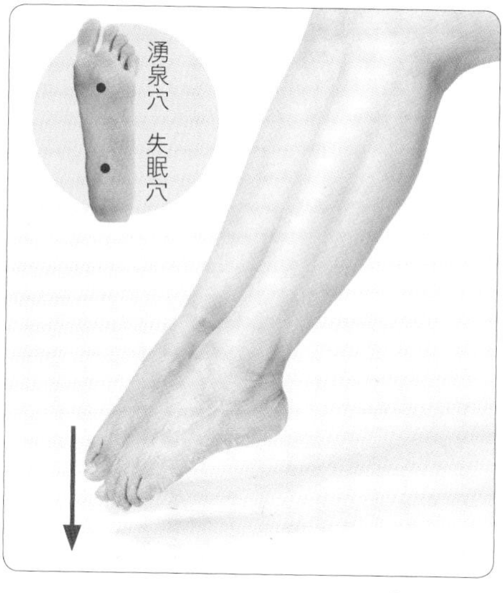

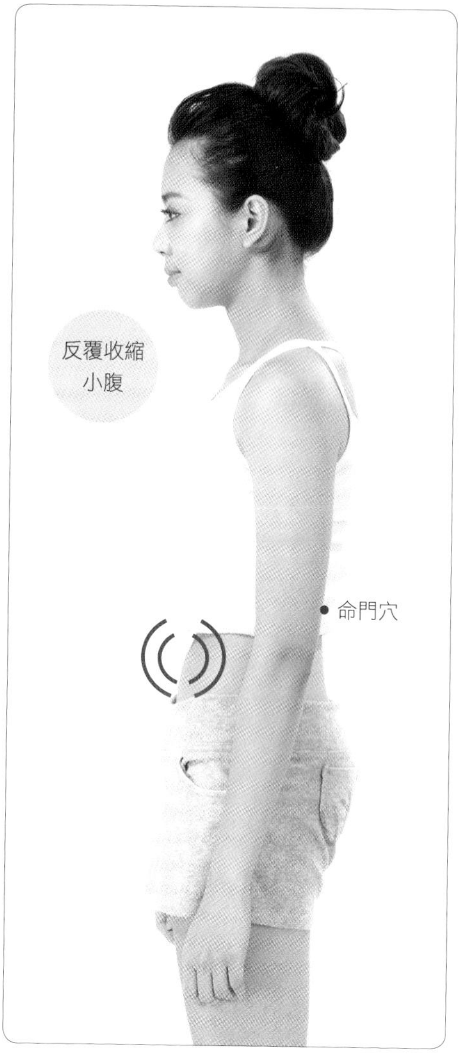

腳掌上下

QRcode示範

排病氣、按摩失眠穴

腳掌反覆由上向下壓，使腳尖朝下，拉動到腳踝關節，刺激足三里穴、失眠穴、湧泉穴，有助好眠和胃部運動，及可改善低血壓、腳抽筋、懷孕害喜。

縮小腹

QRcode示範

共振命門穴，改善腰不適

反覆收縮肚臍周圍的腹肌，拉動下腹部與丹田，與後腰中心「命門穴」產生共振。可改善氣血不足或血液滯留；促進下身內分泌，強化腸胃、子宮與膀胱。**★但注意飯後 90 分鐘內勿做。**

8 手肩腰連帶痠麻・腰挺不直

症狀 偏單側手肩痠麻，下襲到腰身體不自覺前傾、駝背

上身痠痛發麻的感覺，往往出現在手部長時間緊繃著做事的人身上，**尤其是慣用工作身手的那一側**；痠麻感會從手部蔓延到肩膀，再向下走到腰部，患者常不自覺將身體往前傾，有點彎腰駝背，很明顯是筋絡神經系統的全面問題。

改善要領 手、肩、腰都是關鍵改善部位：「繞舌頭」是中樞神經的按摩運動，以及做「新疆舞」活動肩頸、「腰上下拉」或「大腿前後移」活動腰部，搭配「手指比一四」活絡手部末梢，**各點連貫成一線，可一氣改善上半身的痠痛情形**。

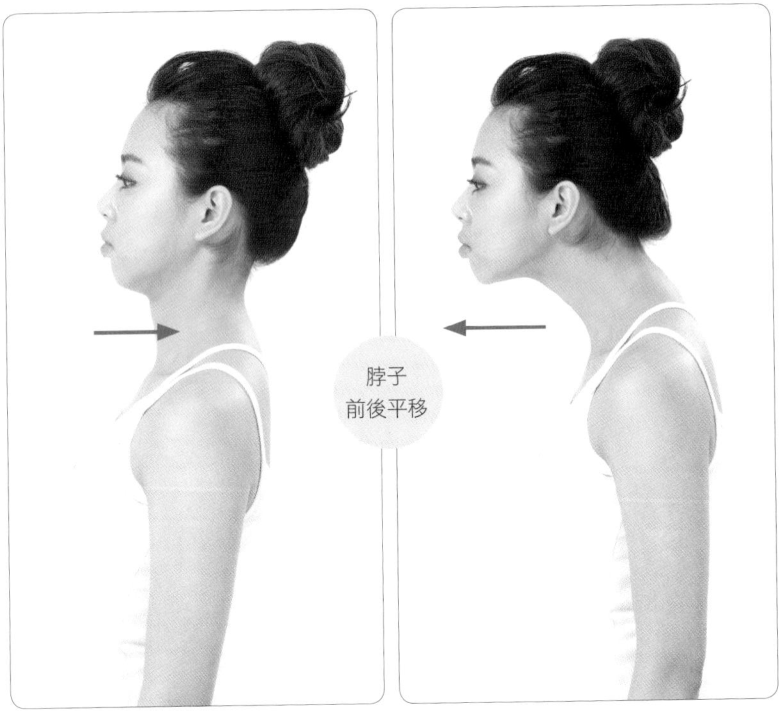

新疆舞 運動肩頸，改善痠麻

QRcode示範

肩膀不動，脖子前後平移，拉動後頸和肩膀，能改善肩頸痠痛、脖子僵硬；刺激頭頸間脊椎橋段、後半身之內分泌，與中樞神經系統，也有效防感冒、高血壓、鼻子過敏、氣喘。

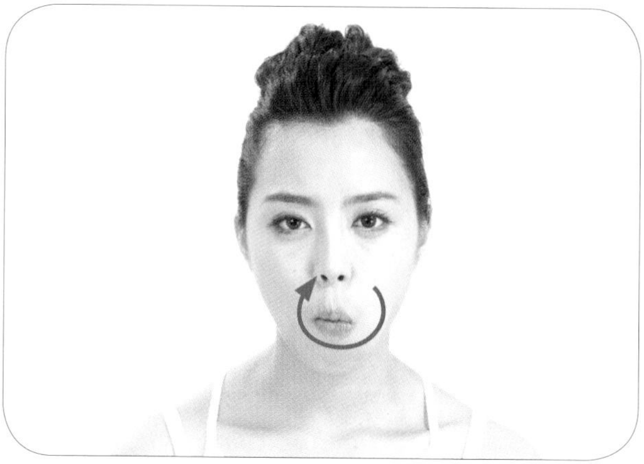

QRcode示範

繞舌頭

運動中樞神經，改善手麻

舌尖沿著上下排牙齒的外側繞圈，可運動中樞神經，改善脊椎疼痛和神經麻痺，也是口吃、帕金森氏症、中風後的復健運動。

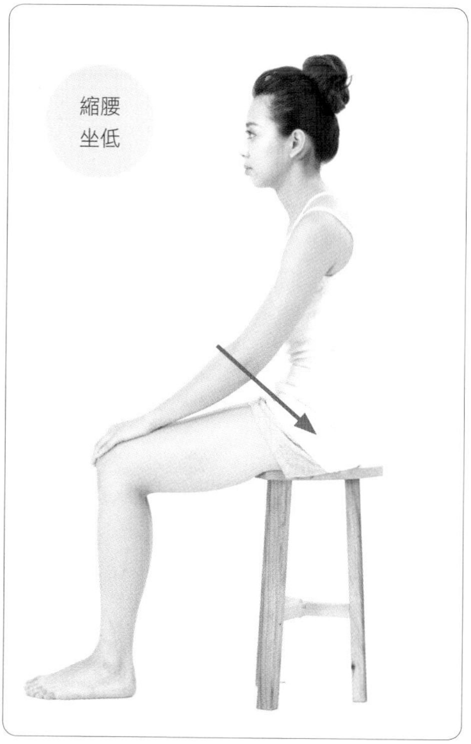

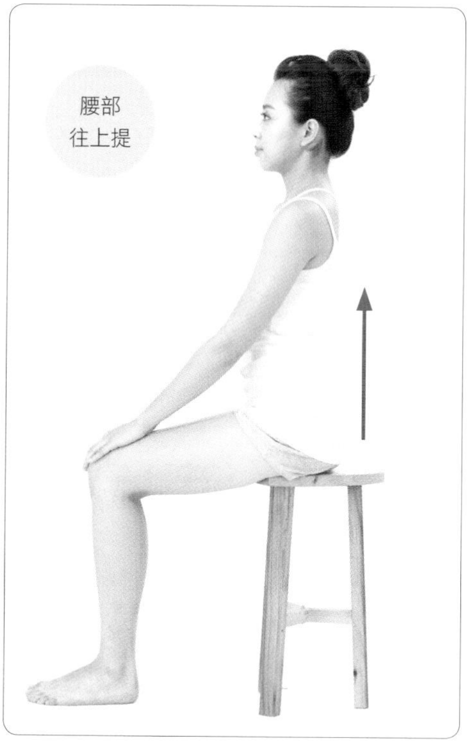

腰上下拉

運動腰部，改善腰痠痛

QRcode示範

腰部反覆往上下拉動，可運動脊椎，改善腰痠、坐骨神經痛、僵直性脊椎炎、骨刺。★**腰受傷者慢慢地做，找到不痛的角度來做。**

9

手腕關節痛・媽媽手・指關節變形

症狀 **拇指側痛腫，張虎口更痛**
關節炎者早起手指更硬痛

「媽媽手」的病名是「狹窄性肌腱滑膜炎」，只要是**手腕施力不當、過度疲勞的人就可能發生**。大拇指側會抽痛、腫脹，張開虎口尤其嚴重，疼痛還會蔓延到上臂。而「類風濕性關節炎、退化性關節炎、過度勞動、痛風」會造成手指腫脹、變形，**早起時手指端僵硬無法緊握，勉強活動會感到痛楚**，有時還會指關節腫大，遇到天氣變化或碰到水會更痛；嚴重時恐需換人工關節。

改善要領 除了運動韌帶和關節，常做「張手」把腫痛的病氣從指縫散掉！

手腕左右搖

使手氣順暢，靈活腕關節

手腕往左右輕輕搖動，可單手或雙手一起做。改善媽媽手、手腕肌腱發炎。

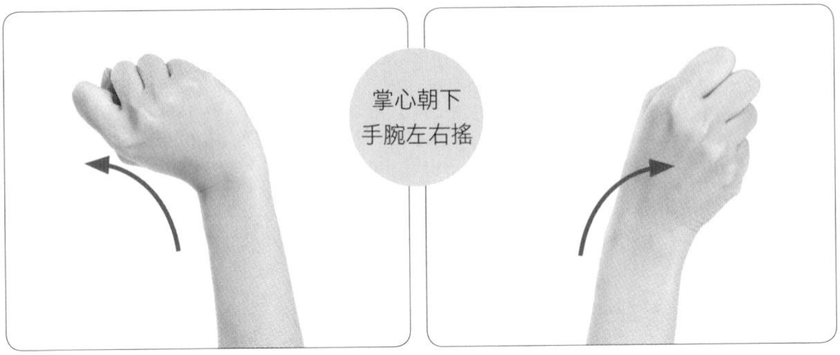

QRcode示範

張手

使病氣排出，靈活指關節

雙手十指張開，再收起來，重覆 3 分鐘；收張之間手掌可順滑圓弧線，幫助動作連貫。可促使手和腋窩淋巴脹氣從指縫排出。

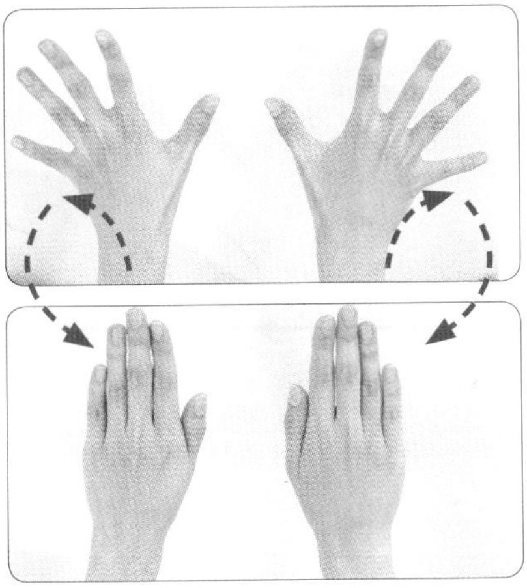

改善病症 1 筋骨系統

9 手腕臂麻痛・電腦手

症狀 手腕關節無力、麻疼疼痛感會延伸到上臂

電腦手的病名是「腕部隧道症候群」，長時間使用滑鼠或3C鍵盤、或做油漆類等手工，都應該小心。如果發現**騎車催油門、轉門把、開車轉方向盤時，動作無力或麻木**，疼起來會從手腕痛到手臂，那就八九不離十了。尤其現在依賴電子產品的人越來越多，使用正確姿勢、多活動手腕，才可以防患未然。

改善要領 電腦手不宜單處理手腕不適，**要從「肩膀」改善才是王道。**做「新疆舞」搭「轉手」和「手指比一四」，整隻手臂的循環才能上下順暢。

QRcode示範

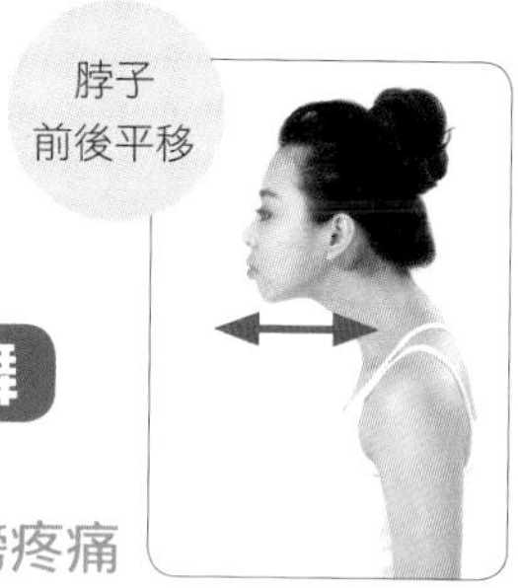

新疆舞

改善肩膀疼痛

肩膀不動，脖子前後平移，拉動後頸和肩膀，能改善肩頸痠痛、脖子僵硬；刺激頭頸間脊椎橋段、後半身之內分泌，與中樞神經系統，也有效防感冒、高血壓、鼻子過敏、氣喘。

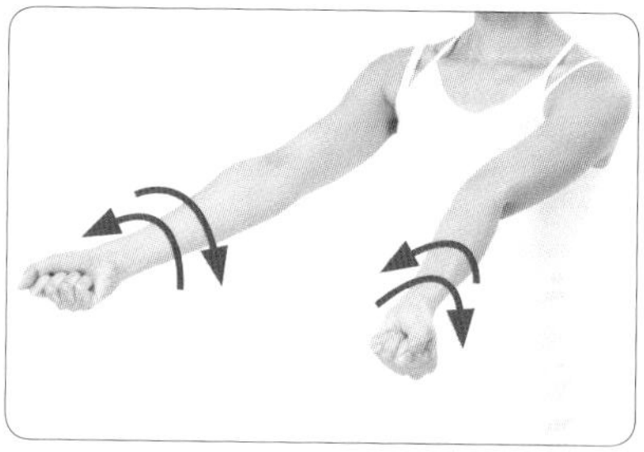

轉手

QRcode示範

改善肩、臂、手腕麻痛

手臂伸直，雙手握拳或張開，做向內、向外轉，可同時拉動肩膀，改善肩膀痠痛、手痠手麻、五十肩。

QRcode示範

手指比一四

促手部血循，改善手麻

雙手「舉起大拇指」，換四指比「四」，再輪流變換，以伸展拉動指節，可運動末梢神經、促進循環、防感冒、改善手冰冷。手的末梢神經和孕婦胎兒的臍帶相連，運動末梢等於幫胎兒做運動。

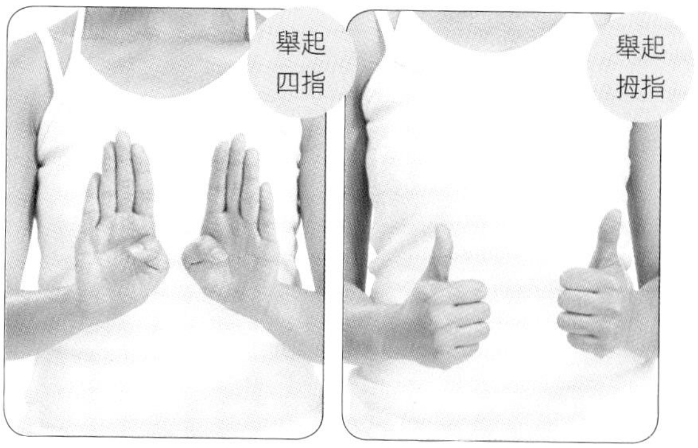

11 退化性關節炎（太陽穴痛・肩痛・髖骨痛・膝痛）

症狀 肩、髖、膝、踝是好發部位
遇冷風還會太陽穴發痛

「退化性關節炎」不是老人的專利，很多人都是身體使用不當、關節軟骨過度磨損，所以骨頭會老得快，肩膀、髖骨、膝蓋、腳踝都是好發部位。尤其走路時**膝踝關節卡卡的，上下樓梯和半蹲困難，動輒膝痛、肩痛**都是典型症狀；體質敏感的人在冷氣風口，還會太陽穴疼痛。

改善要領 「新疆舞」解決頸肩僵痛；「大腿前後移」加強髖膝力；「抓腳趾」和「腳趾比一四」活絡下身末梢神經。更重要是做「鼻吸少、鼻呼多」，讓氧氣進入大腦，改善頭痛。

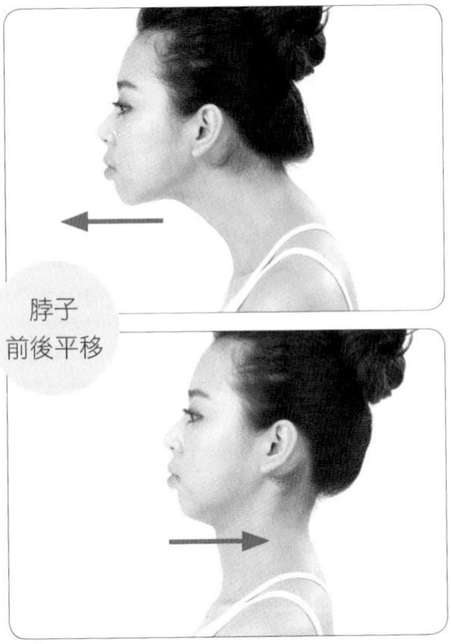

新疆舞

QRcode示範

改善肩痛

肩膀不動，脖子前後平移，拉動後頸和肩膀，能改善肩頸痠痛、脖子僵硬；刺激頭頸間脊椎橋段、後半身之內分泌，與中樞神經系統，也有效防感冒、高血壓、鼻子過敏、氣喘。

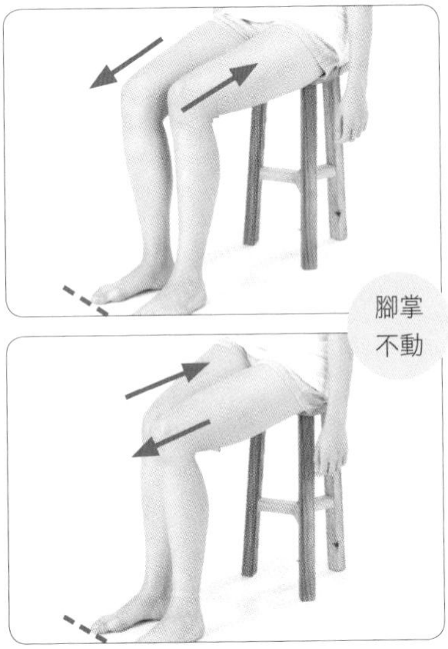

大腿前後移

QRcode示範

改善髖骨疼痛

端坐在椅子的 1/3 處，雙腿膝蓋前後輕移（左進右退、左退右進，腳掌不動），以拉動大腿、臀部、尾椎等穴道。幫助尾椎、胯部運動，刺激坐骨神經，改善腳麻、膝蓋無力、背痛、便秘。

QRcode示範

鼻吸少、鼻呼多

改善偏頭痛

力量放在頭頂「百會穴」，由鼻子吸氣，再緩緩從鼻子呼出又細又長的氣，吸氣少、呼氣多，讓氧氣進入腦內再排出。有助減輕腦壓、偏頭痛、頭暈、改善腦壓內分泌不平衡。

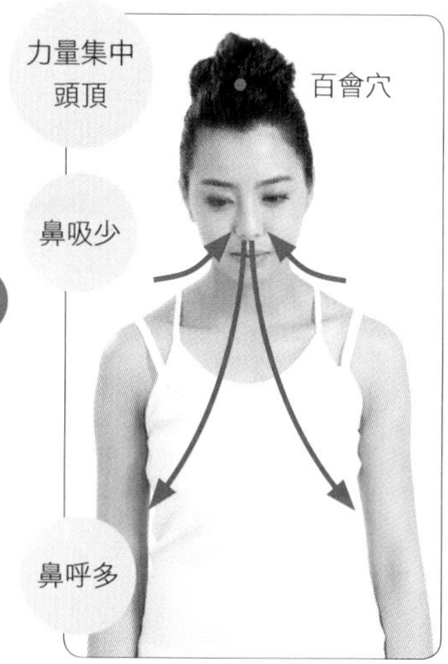

QRcode示範

腳趾比一四

頭痛問題腳處裡

坐在椅子上，雙腳離地，同「手指比一四」（第 41 頁），雙腳姆趾與四趾交互抬落，以拉動腳趾，刺激末梢神經和血循，可改善腳冰冷、懷孕害喜。★**初學者可從五趾抬落練習。**

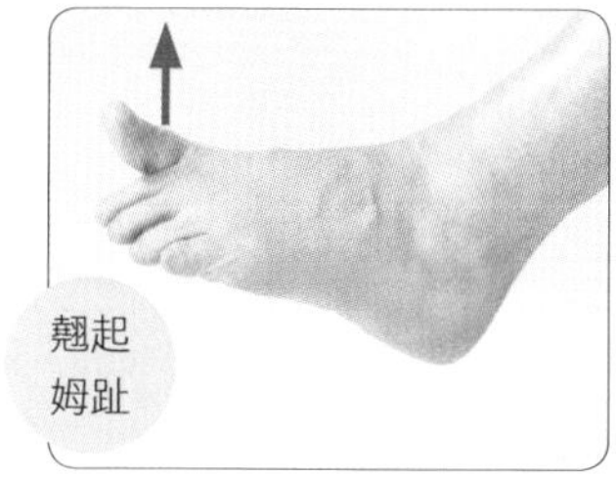

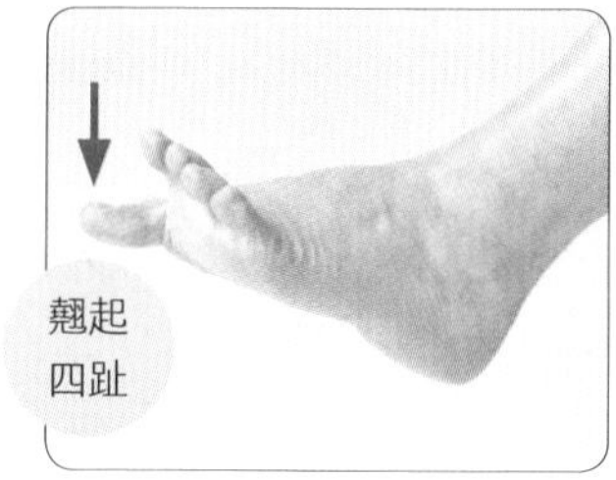

QRcode示範

抓腳趾

運動腳部末梢神經、強健骨質

站著或坐著，腳掌貼地，腳趾五趾連續做抓地動作，可拉動活絡腳趾末梢神經、預防骨骼鈣質流失。做時可在腳下鋪毛巾，避免磨傷腳皮。

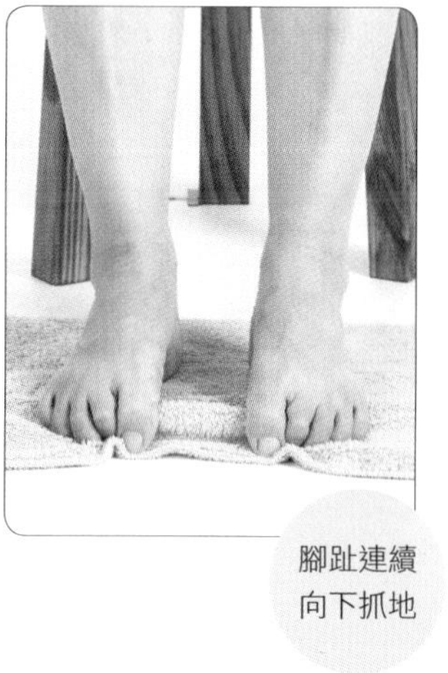

注意

大腿前後移

雙膝前後拉動，腳掌不可移動！

做「大腿前後移」膝蓋前後拉動時，常有學員為了加大運動力道，而移動到腳掌位置，這是錯誤的！雙腳掌應該平行保持貼放地面，僅以雙膝輪流前後移動，拉動大腿、臀部到尾椎，不要太用力。

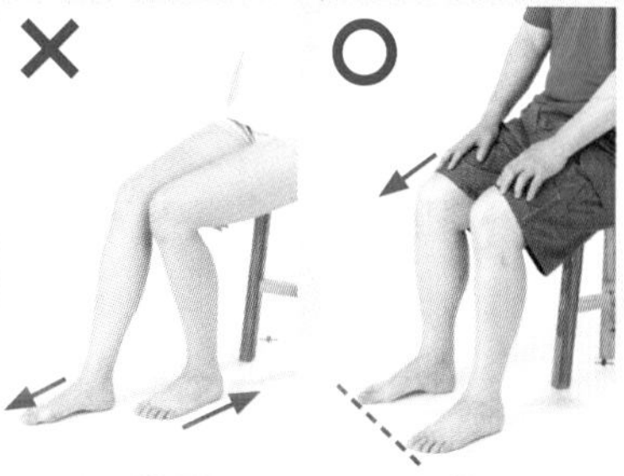

12 膝蓋無力·膝痛·蹲下站不起來

症狀 走路、上下樓梯膝蓋卡卡
膝關節鈍痛、有怪聲

蹲下去卻站不起來，表示下身無力，做為重要支撐點的**膝蓋、肌肉和韌帶出了問題**，凡過胖、勞動者、中年婦女、運動員格外容易發生。發作時，持續走動幾分鐘便有不適感；蹲下再起身必須扶撐或靠他人攙扶才起得來；上下樓梯舉步維艱，用力時還有鈍痛感，**甚至會聽見膝關節發出聲音**。

改善要領 腰氣下不來就會膝無力，做「腳掌上下壓」，帶動膝蓋外窩下方「足三里穴」，順暢氣血。勤做「膝蓋運動」則有助膝蓋和韌帶恢復彈力。

膝蓋運動

改善膝蓋問題

雙腳腳跟點地，腳尖翹起往左右平移，拉動膝蓋跟著轉動，幫助膝蓋、韌帶運動。

QRcode示範 + QRcode示範

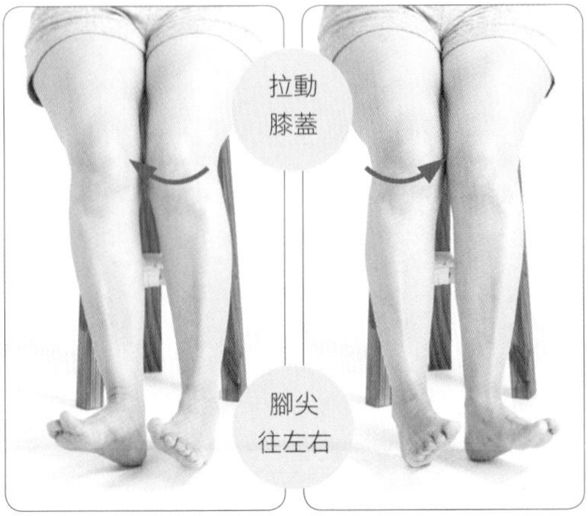

腳掌上下

QRcode示範

改善全身氣血順暢

腳掌反覆由上向下壓，使腳尖朝下，拉動到腳踝關節，刺激足三里穴、失眠穴、湧泉穴，有助好眠和胃部運動，及可改善低血壓、腳抽筋、懷孕害喜。

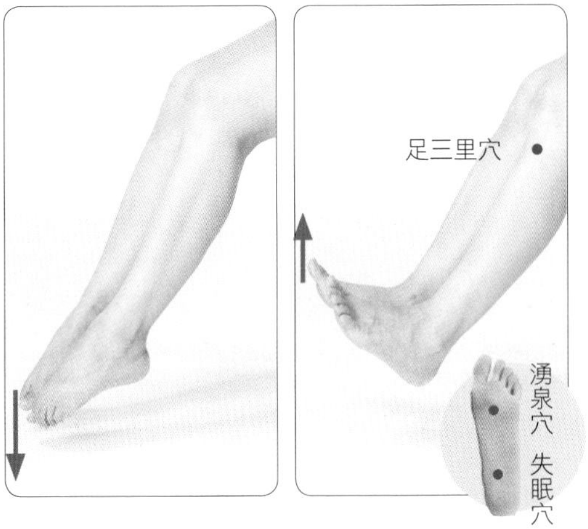

13

骨質疏鬆・骨折復健

症狀 更年期女性比男性嚴重
運動量少、變矮、容易骨折

「骨質疏鬆症」肇因於鈣質流失或鈣質補充不足，兩者同樣嚴重。婦女自更年期因雌激素減少，鈣質流失會更嚴重；缺乏運動、遺傳因素也會讓流失惡化。骨質密度低初期不會不適，漸漸卻**容易骨折、身高縮水、脊椎變形**；患者往往是骨折受傷後，才驚覺自己有骨質疏鬆症。

改善要領 中醫認為骨質疏鬆是腎虛、脾虛所致，做「抓腳趾」正是按摩腎脾，因為能牽動腳底板「湧泉穴」（補腎、強筋壯骨），和腳踝上方內側「三陰交穴」（改善脾胃虛弱）。

改善病症 1 筋骨系統

抓腳趾

預防骨質流失

站著或坐著，腳掌貼地，腳趾五趾連續做抓地動作，可拉動活絡腳趾末梢神經、預防骨骼鈣質流失。做時可在腳下鋪毛巾，避免磨傷腳皮。

QRcode示範

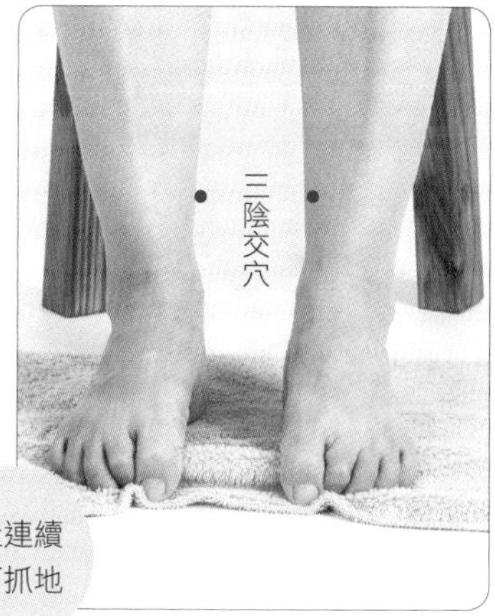

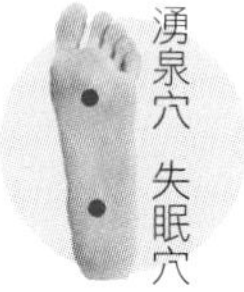

腳趾連續向下抓地

注意

鼻吸少、嘴呼多 拉下巴

幫助紓緩跌倒、骨傷的疼痛感！

發生跌倒、骨傷、尾椎受傷時，做「鼻吸少、鼻呼多」、「鼻吸少、嘴呼多」（第 35 頁），能減緩疼痛不適和壓力感；若下身受傷無法運動，「拉下巴」（第 57 頁）能維持上身良好的內分泌和免疫力。

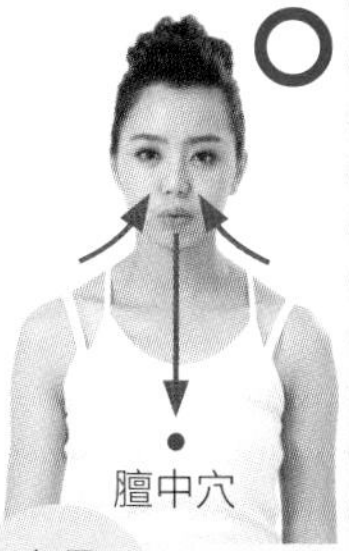

力量集中胸部

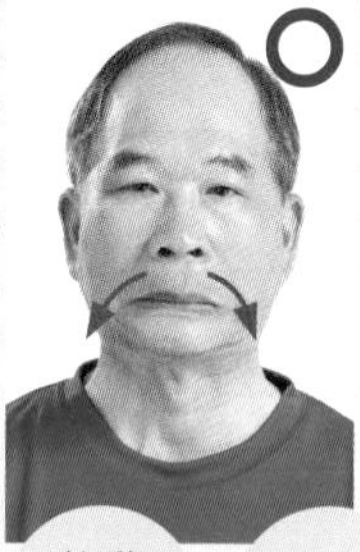

拉動脖子的筋

嘴角向下

14

焦躁・壓力頭痛・失眠

症狀 頭脹頭痛、嘴破、牙齦流血
睡眠、注意力不集中

神經和情緒壓力引起的症狀，多會具體表現在身體生理上，才不斷有所謂**「身心官能症」**、**「亞健康症候群」**等文明症研究，在警告我們要注意身心的平衡生活。當壓力超過負荷，會焦躁易怒，伴隨著頭痛、嘴破、牙齦浮腫出血的生理反應，日不成思、夜不成眠，注意力無法集中。

改善要領 身心症多是**大腦**、**心臟和神經系統的連鎖問題**。做「鼻吸少、嘴呼多」排出廢氣，讓細胞有氧化、降火氣、解憂鬱；「鼻吸少、鼻呼多」則減輕腦壓，改善頭疼。

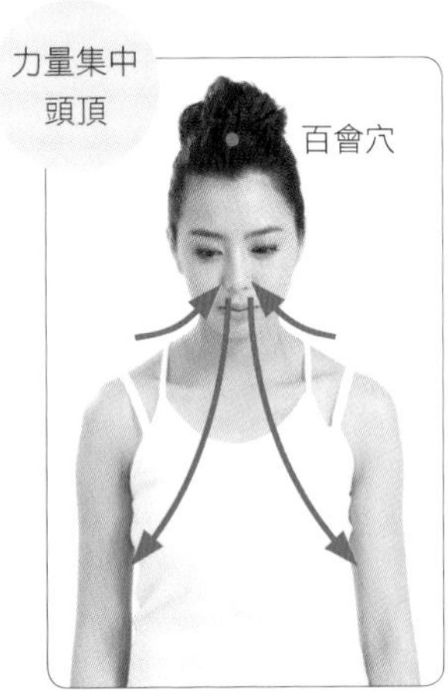

鼻吸少、鼻呼多

減輕腦壓

力量放在頭頂「百會穴」，由鼻子吸氣，再緩緩從鼻子呼出又細又長的氣，吸氣少、呼氣多，讓氧氣進入腦內再排出。有助減輕腦壓、偏頭痛、頭暈、改善腦壓內分泌不平衡。

QRcode示範

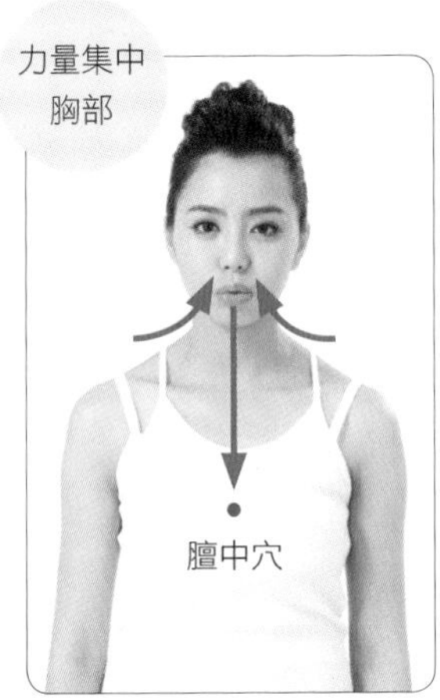

鼻吸少、嘴呼多

降火氣，減緩不適

力量放在胸部中央（膻中穴），鼻吸氣少、嘴呼氣多。透過廢氣排出、交換氧氣的動作，促使細胞有氧化。可降火氣、改善憂鬱恐懼症、減輕壓力、解毒、改善運動過程中產生之不適反應與好轉反應。

QRcode示範

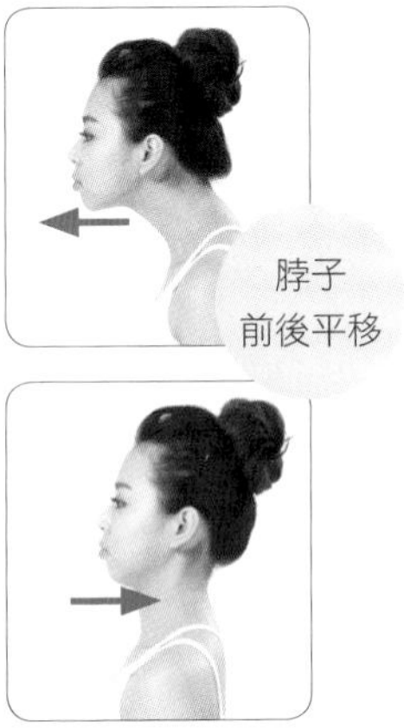

新疆舞

平衡內分泌和血壓

肩膀不動，脖子前後平移，拉動後頸和肩膀，能改善肩頸痠痛、脖子僵硬；刺激頭頸間脊椎橋段、後半身之內分泌，與中樞神經系統，也有效防感冒、高血壓、鼻子過敏、氣喘。

QRcode示範

腳掌上下

排病氣、改善失眠

腳掌反覆由上向下壓，使腳尖朝下，拉動到腳踝關節，刺激足三里穴、失眠穴、湧泉穴，有助好眠和胃部運動，及可改善低血壓、腳抽筋、懷孕害喜。

QRcode示範

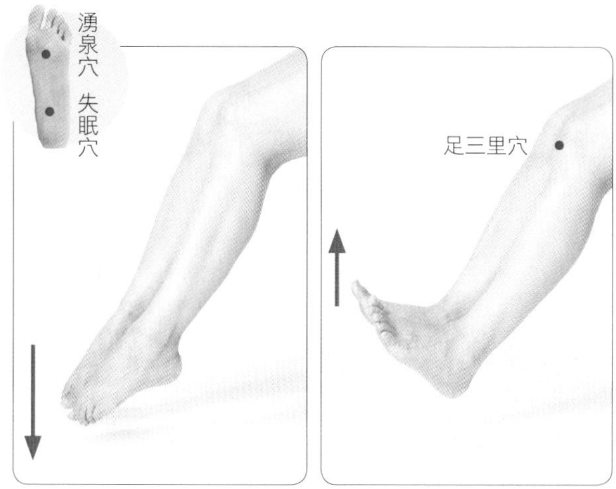

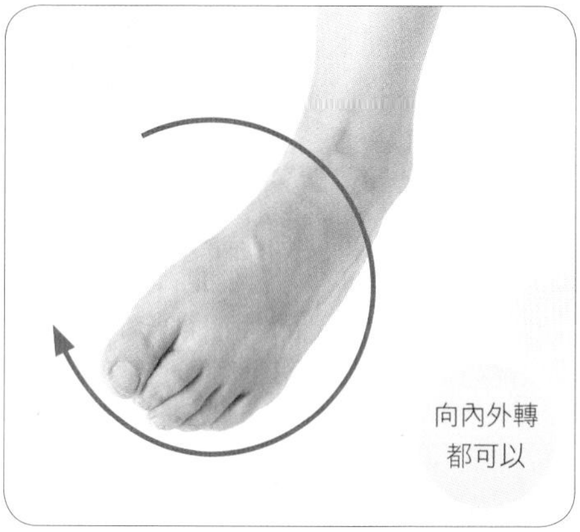

腳板轉圈

促氣下降，頭問題由腳處理

腳板轉圈可拉動腳踝關節（向內、向外轉都可以），促使病氣下降至腳，有助改善骨炎背痛引起的頭痛胸緊。

QRcode示範

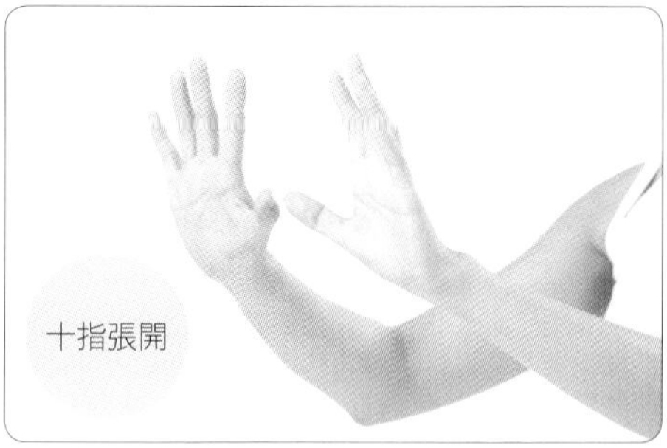

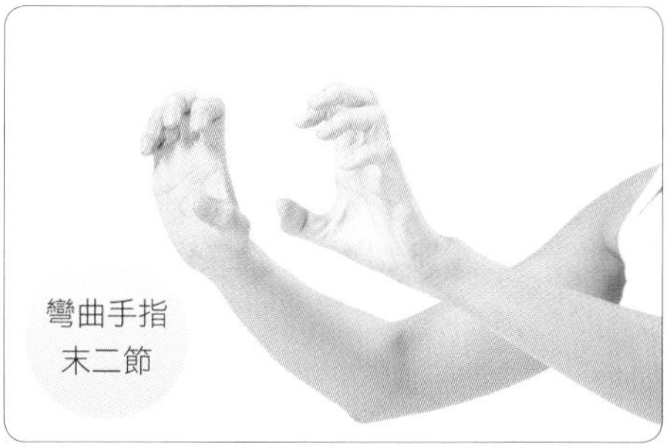

手指末梢彎曲

QRcode示範

紓緩緊張壓力

雙手十指張開，彎曲手指末二節，似舞爪狀，以拉動運動手指末梢神經（胃反射區）；可改善緊張及其引起的胃不適、改善手指關節變形。

15 不寧腿（腦子想睡、腿不想睡）・腳抽筋・頭暈

症狀 睡覺特別會腳亂踢、腳抽筋、難入睡；低血壓性頭暈

中醫認為「血不榮筋」是腳抽筋的主因，即血液循環不良、脾胃弱、腎氣虛，女性或老人較常在睡夢裡小腿或大腿抽筋。也有人是白天壓力大，或接觸太刺激的聲光影像，像看了3D動作片，**到晚上腦子睡了，腿不想睡，中樞神經和腿失聯，腿只好動一動來回應，得了「不寧腿症候群」**。

改善要領 做「腳掌上下」，伸展運動腳踝、腳尖、小腿筋，促進血循，減少抽筋；牽動膝蓋下方「足三里穴」，促使筋絡神經協調。做「鼻吸少、鼻呼多」幫助減壓入睡。

QRcode示範

腳掌上下

拉動小腿，改善抽筋

腳掌反覆由上向下壓，使腳尖朝下，拉動到腳踝關節，刺激足三里穴、失眠穴、湧泉穴，有助好眠和胃部運動，及可改善低血壓、腳抽筋、懷孕害喜。

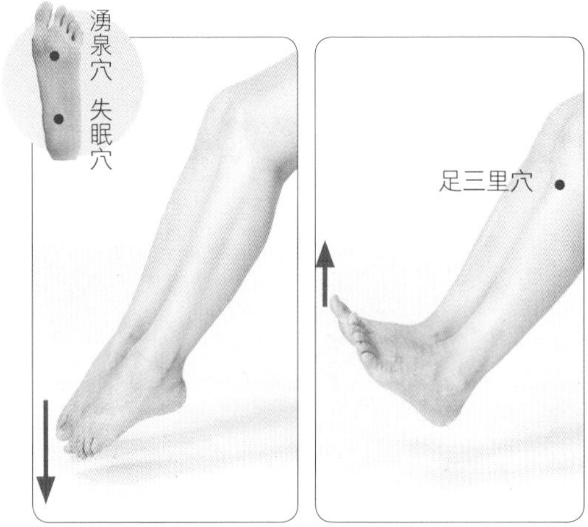

QRcode示範

鼻吸少、鼻呼多

減輕腦壓、助眠

力量放在頭頂「百會穴」，由鼻子吸氣，再緩緩從鼻子呼出又細又長的氣，吸氣少、呼氣多，讓氧氣進入腦內再排出。有助減輕腦壓、偏頭痛、頭暈、改善腦壓內分泌不平衡。

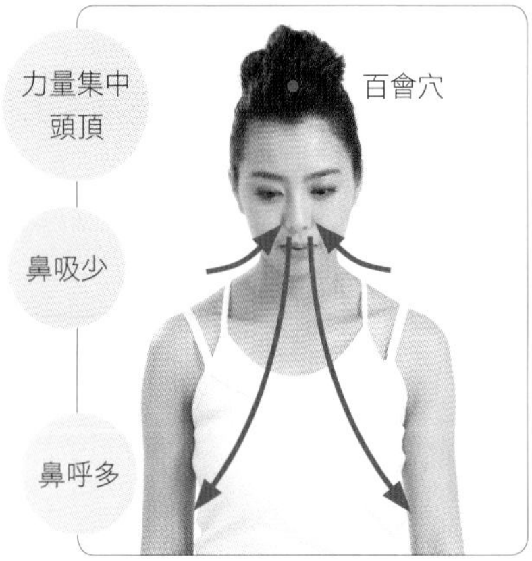

16 緊張・心跳快・胃酸過多

症狀 心跳、呼吸急速變快
感覺噁心、胃脹、溢胃酸

當生活忙碌，或過度疲累的時候，你是不是也感覺情緒特別緊繃、煩躁易怒！而且一旦飲食或作息不正常，導致肝鬱氣滯，還會伴隨著心跳加速、呼吸不穩定、胃酸分泌過多、噁心、腹脹等症狀，甚至引發胃黏膜受損。

改善要領「手指末梢彎曲」會牽動末梢神經，減緩緊張，同時連結到胃部，利用反覆彎指、放鬆，**即在遠端按摩胃部，幫胃放鬆**。「縮小腹」也有同樣功能，等於紓緩胃臟，胃酸也會減少分泌，避免胃酸逆流的灼心痛，可以降低胃癌機率。

手指末梢彎曲

QRcode示範

紓緩緊張、胃不適

雙手十指張開，彎曲手指末二節，似舞爪狀，以拉動運動手指末梢神經（胃反射區）；可改善緊張及其引起的胃不適、改善手指關節變形。

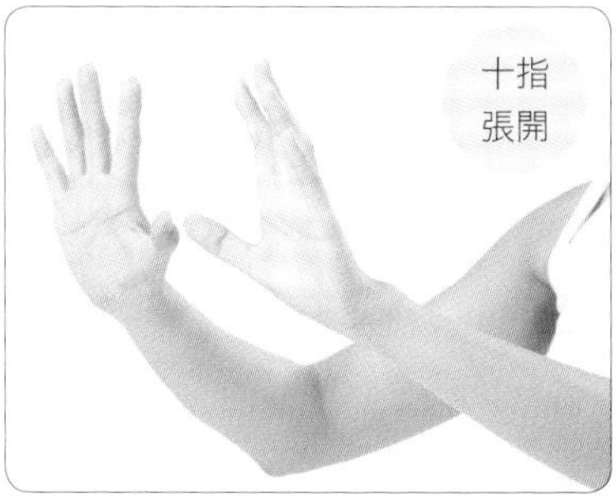

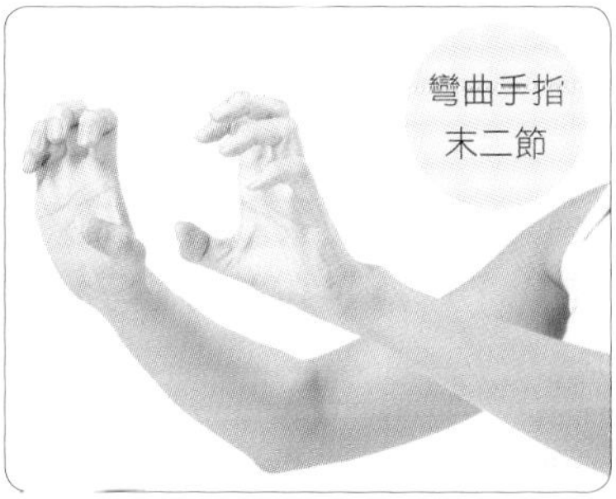

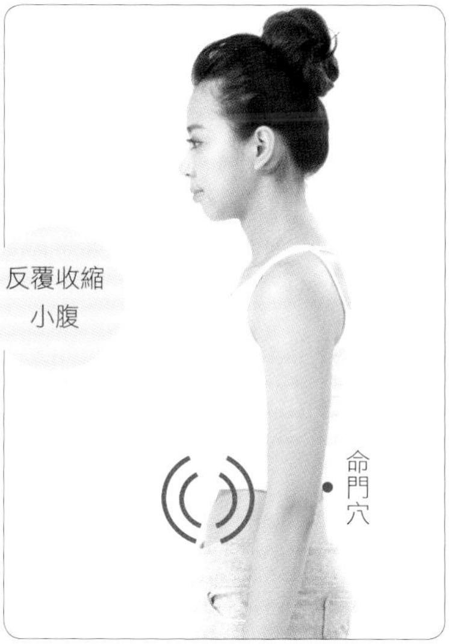

縮小腹

QRcode示範

幫胃放鬆，平衡胃酸

反覆收縮肚臍周圍的腹肌，拉動下腹部與丹田，與後腰中心「命門穴」產生共振。可改善氣血不足或血液滯留；促進下身內分泌，強化腸胃、子宮與膀胱。★**但注意飯後 90 分鐘內勿做。**

17 記憶衰退・反應慢・口吃・睡不好

症狀 努力記背還會忘東忘西
講話會心急卻常沒有主詞

這些問題都集中在**頭和腦**，當口齒表達能力衰退、記憶力和理解力大不如前、睡不安穩，**請不要全歸咎於年紀大了**，要注意身體可能已經出狀況。尤其常熬夜者會消耗腎氣、拖累記憶力，甚至會健忘、走向失智。

改善要領 腦為元神之府，當硬頸、氣血不動，腦功能會退化受損，也無法好眠。做「點頭」和「新疆舞」牽動後頸，活絡腦下垂體、脊椎和中樞神經，提高腦力和反應力。常做「手指壓掌心」，拉動末梢神經，能和腦神經相通，有助改善記憶衰退。

繞舌頭

QRcode示範

刺激中樞神經，改善口吃

舌尖沿著上下排牙齒的外側繞圈，可運動中樞神經，改善脊椎疼痛和神經麻痺，也是口吃、帕金森氏症、中風後的復健運動。

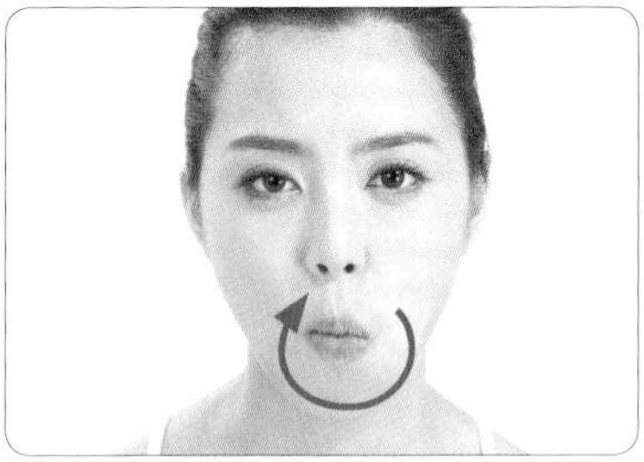

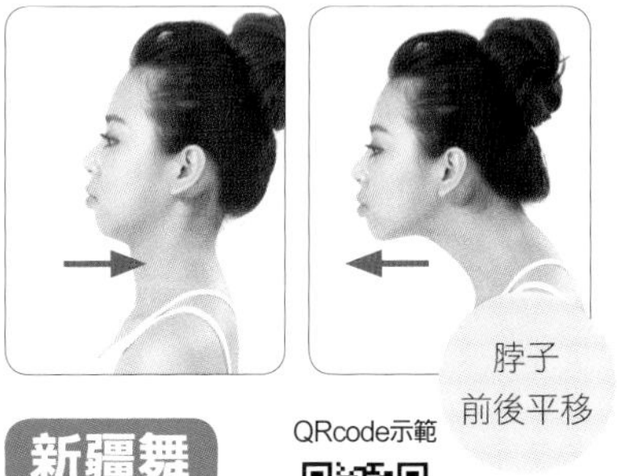

新疆舞

QRcode示範

改善腦部萎縮

肩膀不動，脖子前後平移，拉動後頸和肩膀，能改善肩頸痠痛、脖子僵硬；刺激頭頸間脊椎橋段、後半身之內分泌，與中樞神經系統，也有效防感冒、高血壓、鼻子過敏、氣喘。

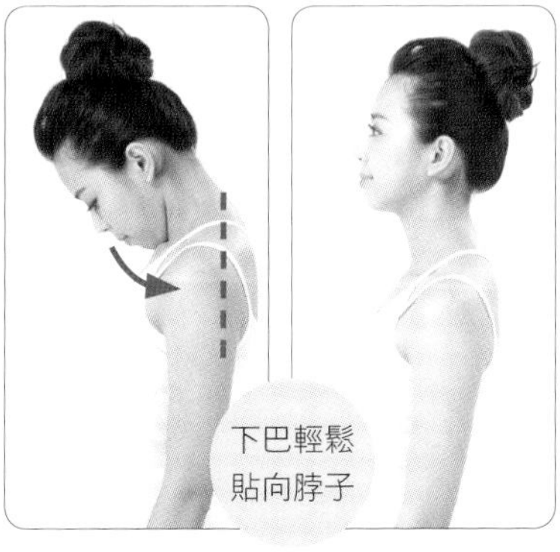

點頭

QRcode示範

強健腦力、改善反應、防失智

低頭將下巴輕鬆貼向脖子，以拉動後頸部與腦下垂體，促進生長、增加記憶力、預防失智。

注意

拉下巴

嘴角盡量往下，要拉動脖子上的筋！

「拉下巴」（第 57 頁）做起來表情有點誇張，但是嘴角要盡量往下拉，拉動到脖子上的筋，才能刺激到上身的內分泌和免疫腺體。

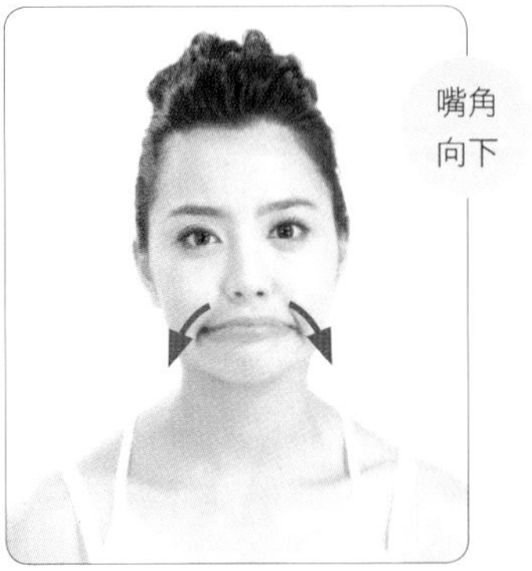

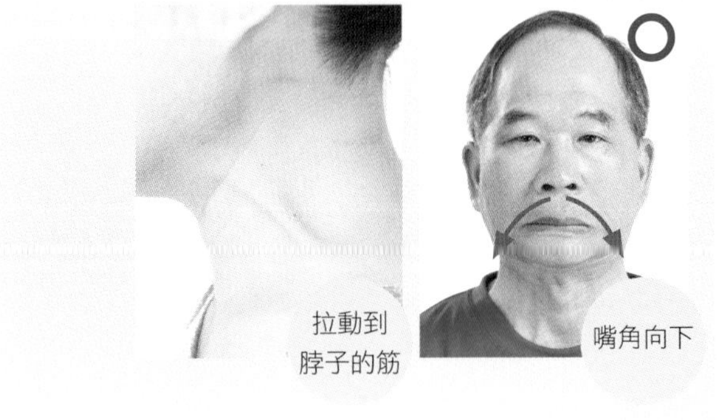

拉下巴

QRcode示範

改善上身內分泌

嘴角向下用力，似齜牙裂嘴狀，可拉動頸部、前胸及腺體，刺激甲狀腺、乳腺、淋巴腺，提升上半身內分泌和免疫力。

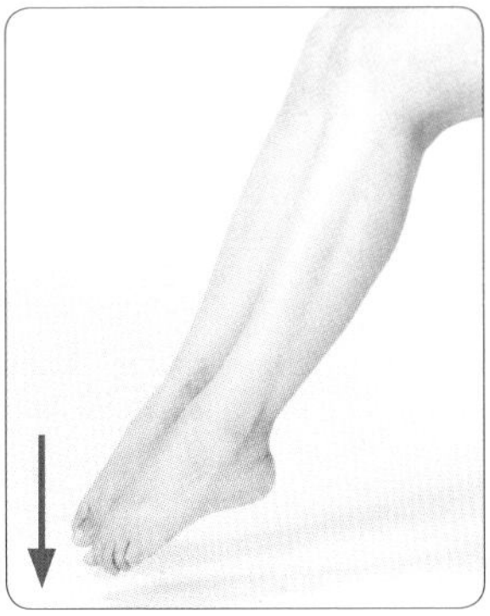

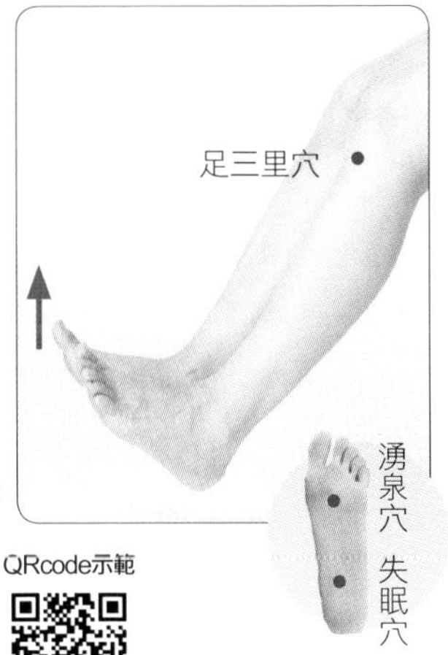

腳掌上下

QRcode示範

睡前運動，改善失眠

腳掌反覆由上向下壓，使腳尖朝下，拉動到腳踝關節，刺激足三里穴、失眠穴、湧泉穴，有助好眠和胃部運動，及可改善低血壓、腳抽筋、懷孕害喜。

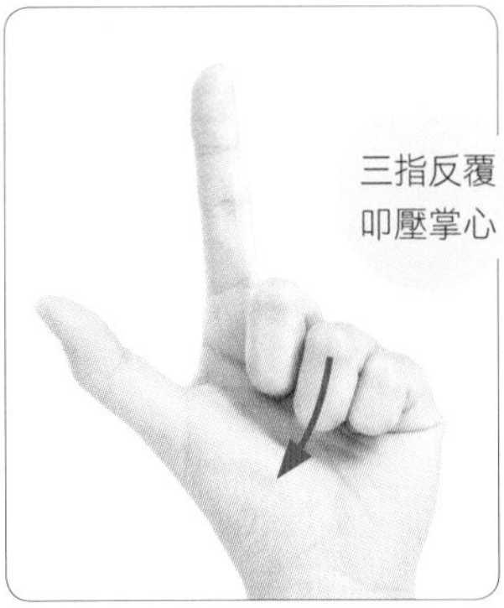

手指壓掌心

QRcode示範

改善記憶力衰退

彎曲中指、無名指、小指，用力向掌心叩壓，然後放開，重覆叩放 3 分鐘。有助促進腦活動、防治記憶退化。

18

乾眼症・眼壓高・易流淚

症狀 乾眼症眼球充血、刺熱
眼壓高會痠澀、眼茫、頭痛

「乾眼症」是眼淚太少或質量差，會引起眼球充血、刺痛、灼熱、眼茫，嚴重會導致角膜上皮損傷；**長期用眼、睡眠不足、戴隱形眼鏡者要小心。**若感覺眼睛痠澀、眼茫、偏頭痛、想吐，極可能「眼球裡的壓力」已經超標（21mmHg以上），會傷害視神經。「眼疾、易流淚」都會讓眼睛容易受感染。

改善要領 做「張閉眼皮」、「手貼眉毛上下」按摩眼周穴道，放鬆視神經，改善疲勞。搭配「鼻吸少、鼻呼多」讓氧氣進入大腦再排出，能立刻降低腦壓和眼壓。

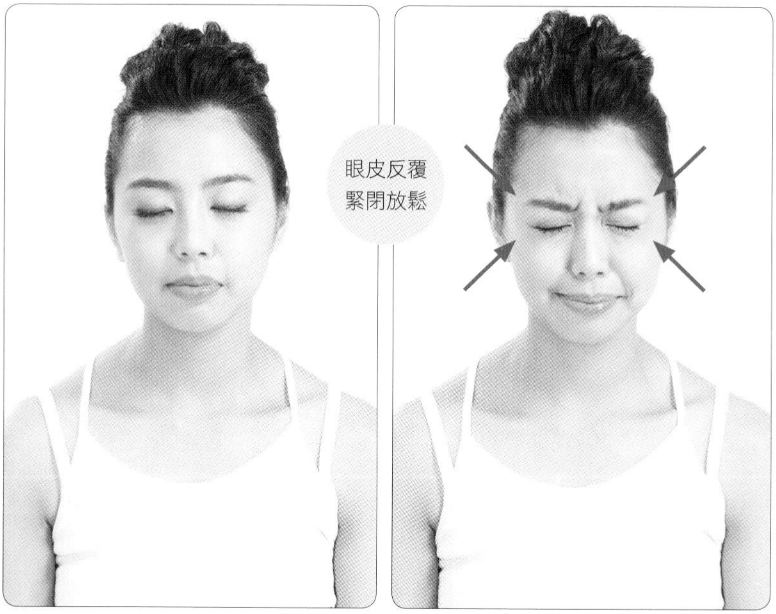

QRcode示範

張閉眼皮

拉動淚腺，改善眼疾

雙眼緊閉後再放鬆，像反覆眨眼睛一樣，可拉動眉頭和視神經，有效改善乾眼症、眼睛疲勞、眼疾。

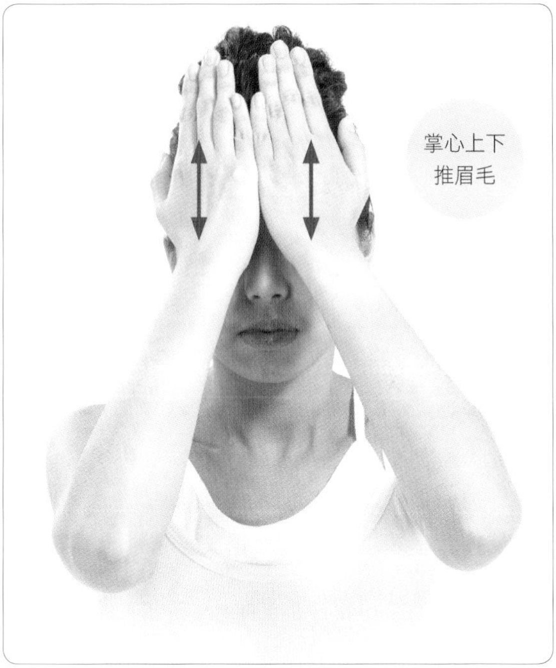

手貼眉毛上下

活化視神經

眼睛閉上，雙手掌心貼在眉毛上，將眉毛上下拉動，藉此按摩眼睛，並拉動眉毛與上眼皮間的穴道，幫助改善眼疾。

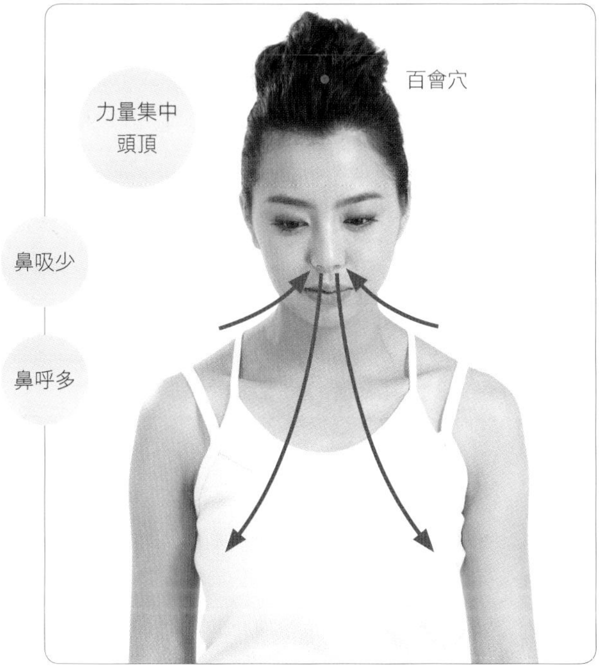

鼻吸少、鼻呼多

釋放腦壓、眼壓

力量放在頭頂「百會穴」，由鼻子吸氣，再緩緩從鼻子呼出又細又長的氣，吸氣少、呼氣多，讓氧氣進入腦內再排出。有助減輕腦壓、偏頭痛、頭暈、改善腦壓內分泌不平衡。

QRcode示範

19 耳鳴・耳疾・慢性疲勞

症狀 耳朵有嗡嗡、吱吱聲
耳痛、耳脹、發燒、重聽

一邊或兩邊耳朵經常持續或間接聽見嗡嗡、吱吱聲，有時是疲累、睡眠不足或緊張造成，但**更常是耳朵疾病的症兆**。會出現耳鳴的耳疾，包括外耳炎、中耳炎、骨膜穿孔等，還會有耳朵疼痛、耳脹、發燒、倦怠、噁心等症狀，嚴重時會影響聽力。

改善要領 「塞鼻孔呼氣」讓氣從眼睛和耳朵排出，等於幫眼耳按摩、活化聽力和視力；但不可太用力，以免耳膜受傷，有心臟問題的人也不適合做。「張嘴」則像在打哈欠，更精準地牽動到耳膜，能讓惱人的耳鳴消失。

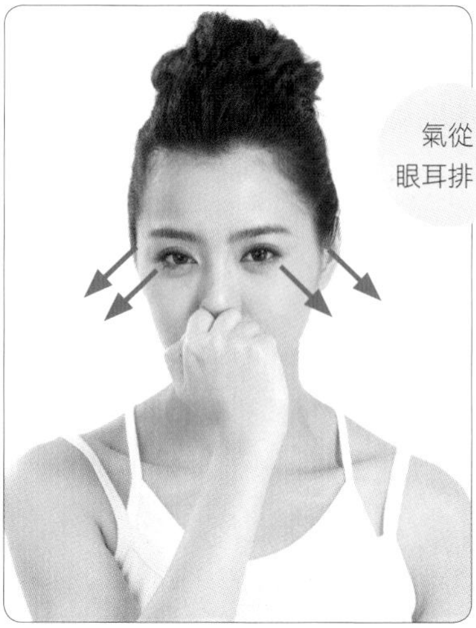

QRcode示範

塞鼻孔呼氣

按摩耳眼，防治耳病

鼻子先吸入一口氣，再閉嘴憋氣，然後彎曲手指用指節塞住雙鼻孔，用鼻呼氣，使氣從眼、耳排出，有助於按摩眼耳，改善眼耳病症、耳鳴，促進耳聰目明。★ **但注意心臟不佳者勿做。**

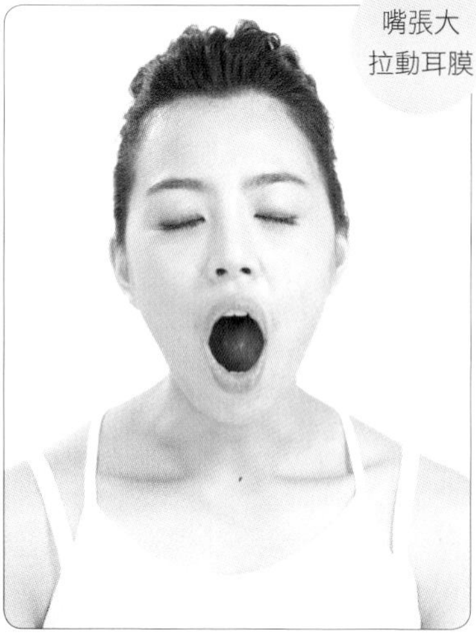

QRcode示範

張嘴

拉耳膜、消耳鳴

嘴巴張開，像在打哈欠一樣，可拉動耳膜，改善耳鳴。

20

顏面神經・身體左右邊感覺不一

症狀 臉頰或肢體兩側一重一輕
站著或走路不平衡

當感覺到左右邊臉頰或身體不太平衡時，極可能是**顏面神經、或中樞神經有異狀，或是負責聽覺與平衡的耳朵出了毛病。**慣用右手或左手的人，也可能因為單側肢體神經長期受擠壓，或劇烈運動的後遺症，導致身體兩邊感覺一重一輕，有歪一邊的感覺；不只要處理失衡的不適感，中樞神經、脊椎也要檢查和復健。

改善要領 做臉部運動「拉上唇」，讓臉部循環通暢；同時做「下巴左右移」來改善耳疾。別忘了做最重要的「繞舌頭」，多多運動中樞神經。

繞舌頭

QRcode示範

中樞神經運動

舌尖沿著上下排牙齒的外側繞圈，可運動中樞神經，改善脊椎疼痛和神經麻痺，也是口吃、帕金森氏症、中風後的復健運動。

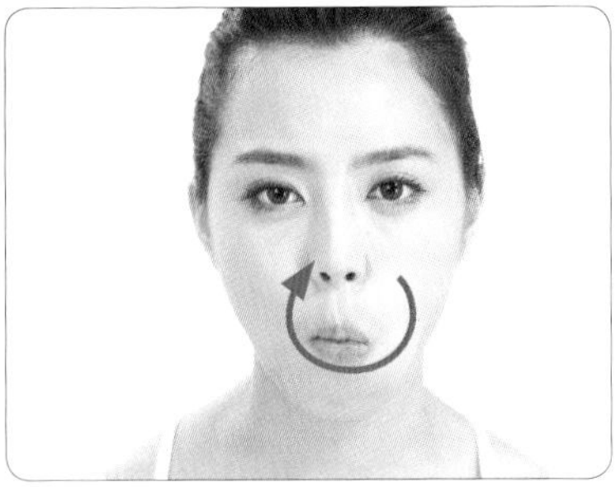

拉上唇

QRcode示範

顏面神經運動

將上唇往下拉，可拉動臉部動脈、靜脈、人中穴道、鼻子與眉毛，有效改善面相、美容。

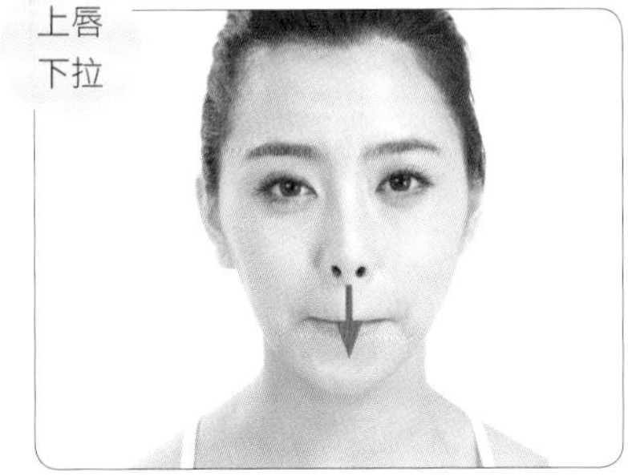

下巴左右移

QRcode示範

三叉神經運動

嘴巴張開，下牙床往左右移動，以拉動耳膜，改善耳疾。

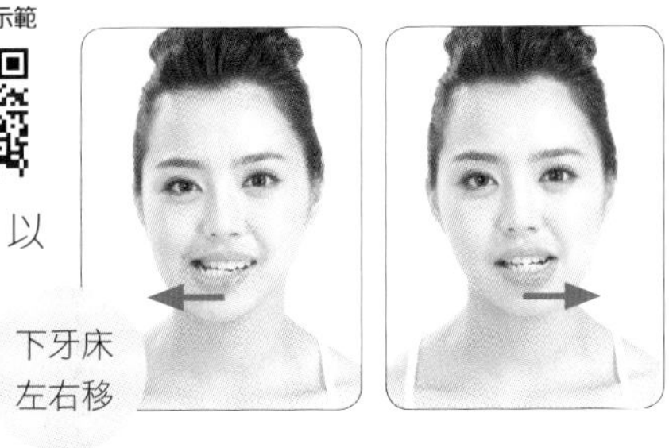

21 手指手臂發麻

症狀 指尖開始發麻，前肢有氣結僵硬麻感上行到腕臂

手麻的現象，除了因為中樞神經、骨骼問題之外，也可能是心血管問題所引起。**麻痹的位置多半發生在手指末梢**，少數會連手掌、手臂都麻木，甚至無法抬手或揮手，彷彿得了五十肩。年輕人最常見的「電腦手」，則有手腕麻的現象。有人前肢生了氣結、脂肪瘤，要從改善循環下手，問題才不會復發擴大。

改善要領 「轉手」和「手指、腳趾比一四」動作，都可以讓肩膀、手臂、手腕、手指，或腳部末梢神經都充分運動，血液循環改善，氣自然順暢無阻。

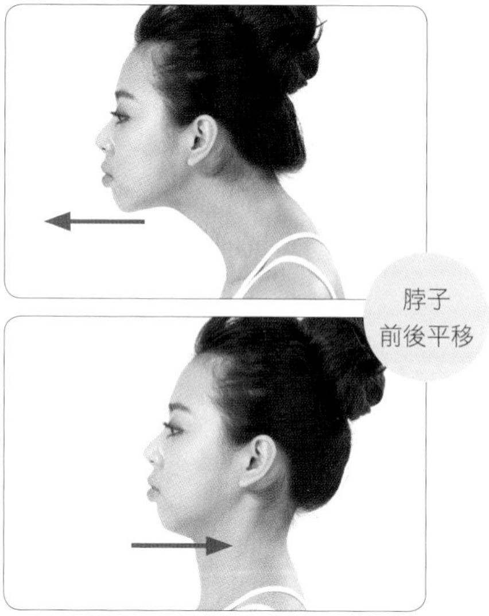

QRcode示範

新疆舞

運動中樞神經，改善發麻

肩膀不動，脖子前後平移，拉動後頸和肩膀，能改善肩頸痠痛、脖子僵硬；刺激頭頸間脊椎橋段、後半身之內分泌，與中樞神經系統，也有效防感冒、高血壓、鼻子過敏、氣喘。

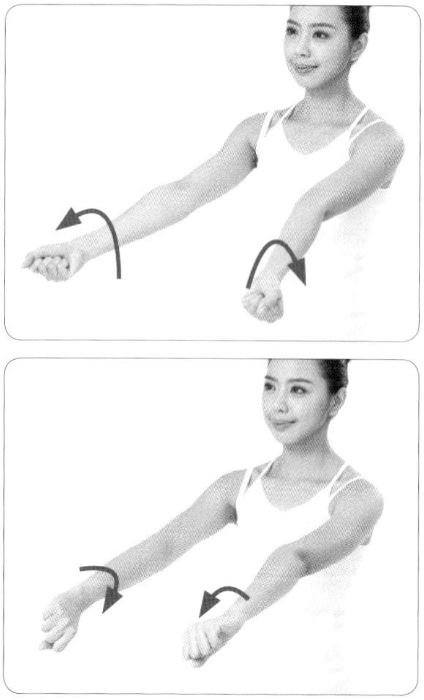

QRcode示範

轉手

運動肩關節

手臂伸直，雙手握拳或張開，做向內、向外轉動，可同時拉動肩膀，有效改善肩膀痠痛、手痠手麻、五十肩。

22 腰無法挺直・無法久坐・腳容易麻

症狀 坐沒2分鐘就需換姿勢
體態彎腰駝背，後仰困難

體態無法挺直的人越來越多，**問題出在腰部居多**，因為久坐少動的作息造成腰肌無力、氣血不暢，所以支撐不了身體挺直，更無法久坐，上身會不自覺往下沉，才坐一下就要換姿勢；加上血液循環差，一個姿勢維持不了多久，很快就感覺到腳麻發冷。

改善要領 **一定要先活絡中樞神經**，做「繞舌頭」活化脊柱神經，增強軀體核心感知的強度；想要從腰部向上延伸，需靠「新疆舞」照顧頸部和中柱；搭配其他腰腿運動，則鍛鍊到腰部、胯下和末梢神經。（續下頁）

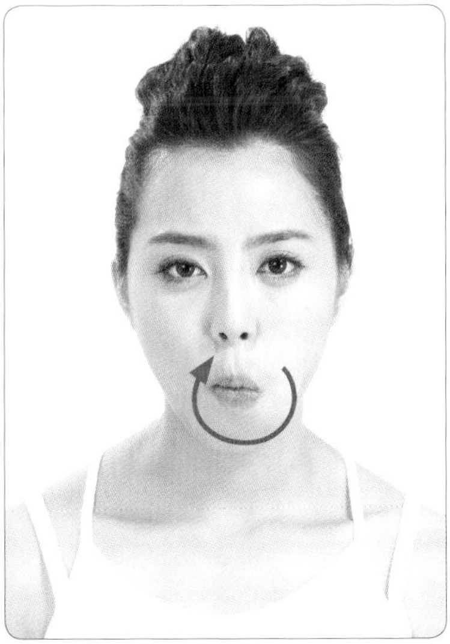

繞舌頭 QRcode示範

運動中樞神經

舌尖沿著上下排牙齒的外側繞圈，可運動中樞神經，改善脊椎疼痛和神經麻痺，也是口吃、帕金森氏症、中風後的復健運動。

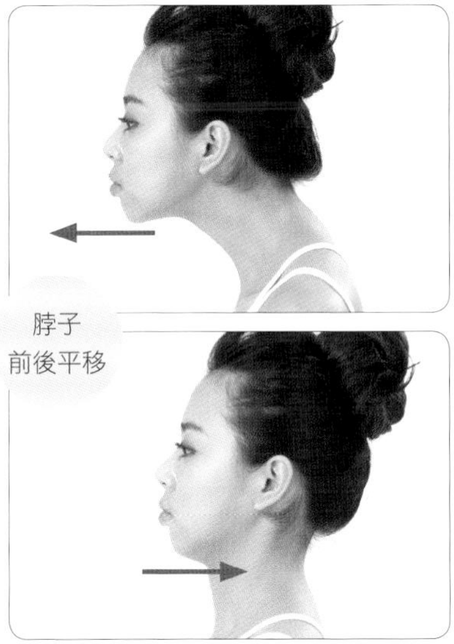

新疆舞 QRcode示範

刺激後腦、脊椎

肩膀不動，脖子前後平移，拉動後頸和肩膀，能改善肩頸痠痛、脖子僵硬；刺激頭頸間脊椎橋段、後半身之內分泌，與中樞神經系統，也有效防感冒、高血壓、鼻子過敏、氣喘。

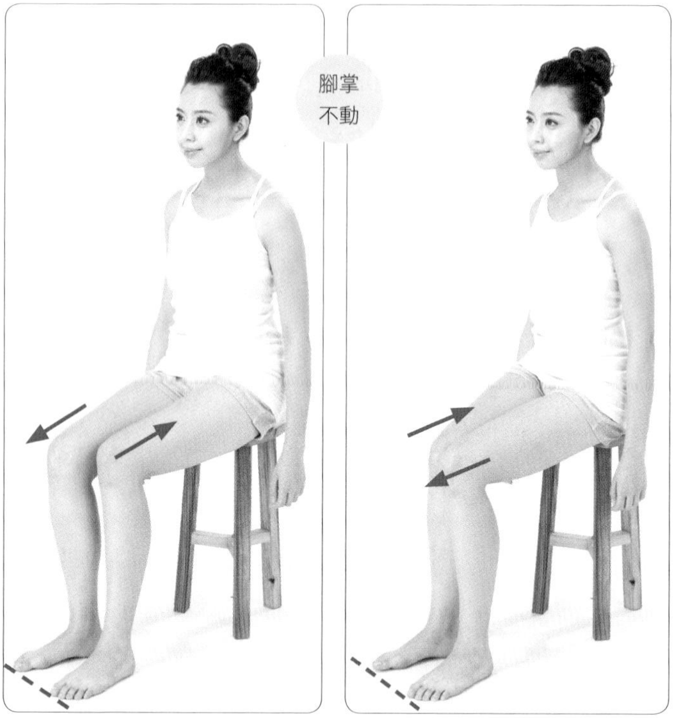

大腿前後移

使胯部氣血順暢

端坐在椅子的 1/3 處，雙腿膝蓋前後輕移（左進右退、左退右進，腳掌不動），以拉動大腿、臀部、尾椎等穴道。幫助尾椎、胯部運動，刺激坐骨神經，改善背痛、便秘、膝蓋無力等問題。

QRcode示範

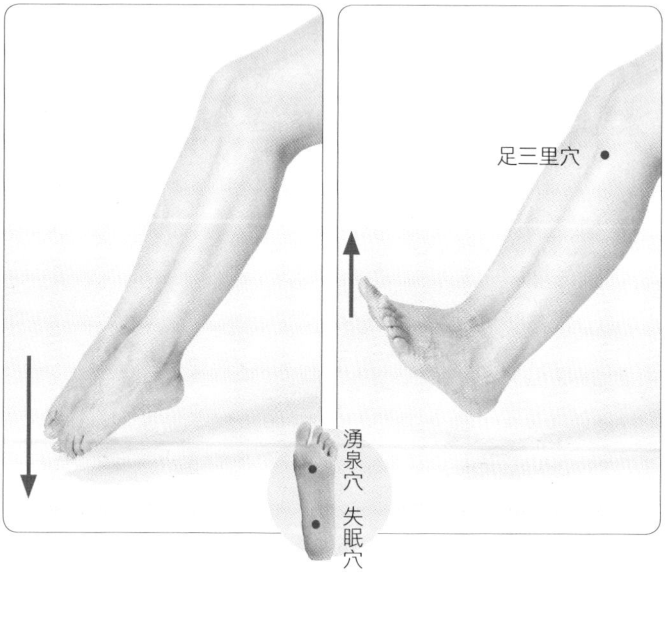

腳掌上下

促使病氣從湧泉穴排出

腳掌反覆由上向下壓，使腳尖朝下，拉動到腳踝關節，刺激足三里穴、失眠穴、湧泉穴，有助好眠和胃部運動，及可改善低血壓、腳抽筋、懷孕害喜。

QRcode示範

QRcode示範

腰上下拉

運動腰椎軟骨，促氣下降

將力道集中在腰部肌肉，反覆往上下拉動，可運動連接上身與下身之間的脊椎，直接改善腰痠、僵直性脊椎炎、骨刺。★ **腰受傷者慢慢地做，找到不痛的角度來做即可。**

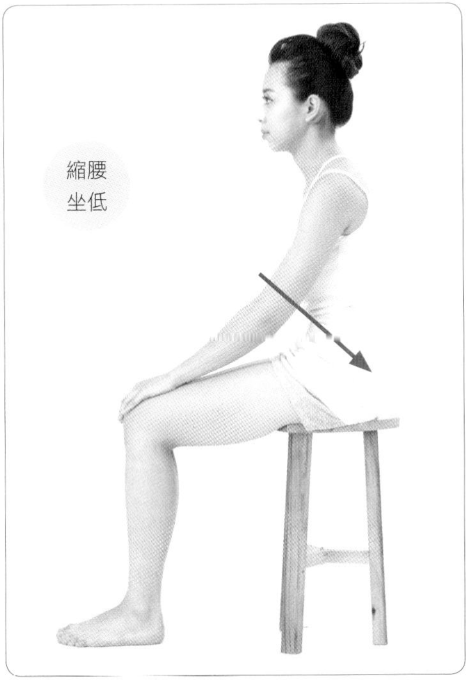

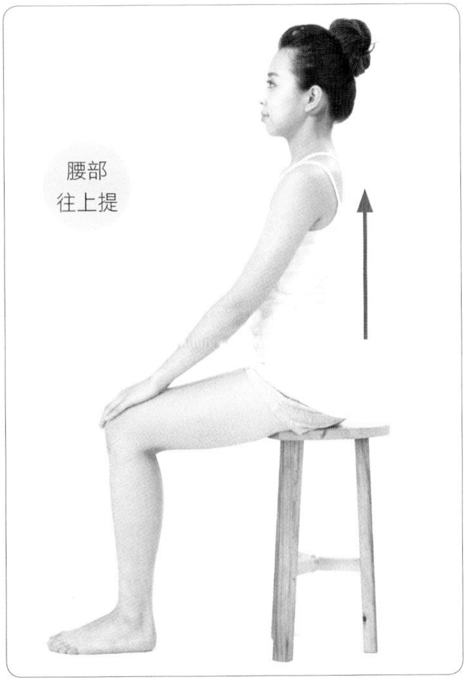

注意

腰上下拉

腰下拉時坐低縮腹，
拉動後腰「命門穴」！

後腰中心「命門穴」若阻塞，腰痠背痛腳麻會纏身之外，病氣也會瘀積，損壞旁邊的腎臟。反覆做「腰上下拉」，挺腰縮腹的動作盡量明顯，按摩命門穴和腎臟，可延緩衰老。

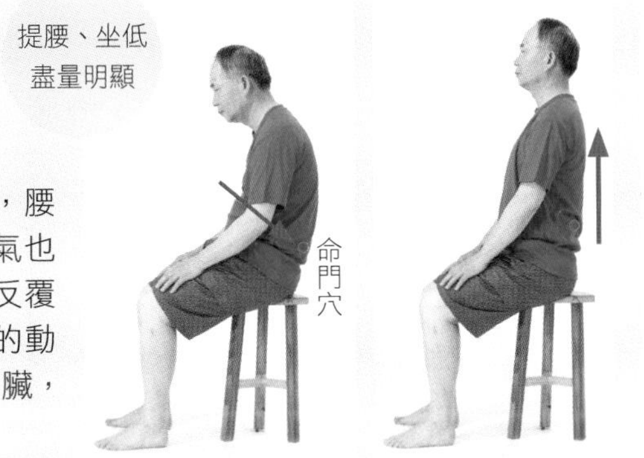

23

胃痛・胃脹氣・腸胃病・胃酸逆流

症狀 逆氣上行、感覺食道噎住
嚴重致嘔胃酸、火燒心

很多人因為運動不足，或**蔬果、纖維質攝取過少**，以致腸胃蠕動不佳，腸內細菌發酵產生酸敗氣體，造成脹氣或便秘；也有人因為吃太多會產生氣體的食物，如氣泡飲料、豆類，或者吃太快而吞入太多空氣，或吸菸、嚼口香糖等，以致胃脹氣。此外，**熬夜、緊張焦慮會導致胃酸分泌得比平時多，造成胃部不適。**

改善要領 氣懸在胃而降不下來，是造成胃病的主因。「縮小腹」可收縮肚臍附近的肌肉和穴道，讓氣向下走至下丹田，便可排出體外。

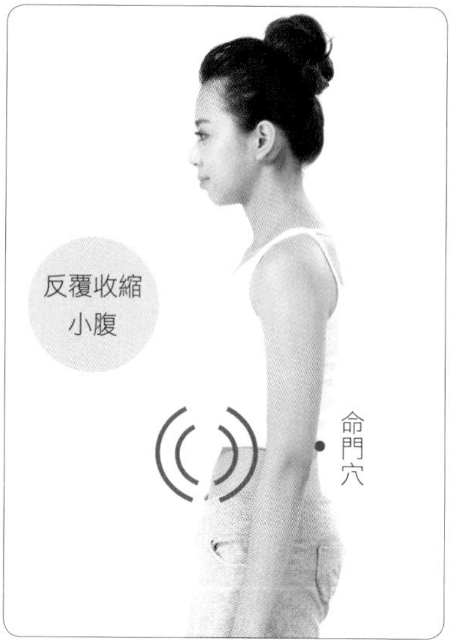

QRcode示範

縮小腹

調整胃酸，消脹氣

反覆收縮肚臍周圍的腹肌，拉動下腹部與丹田，與後腰中心「命門穴」產生共振。可改善氣血不足或血液滯留；促進下身內分泌，強化腸胃、子宮與膀胱。**★但注意飯後 90 分鐘內勿做。**

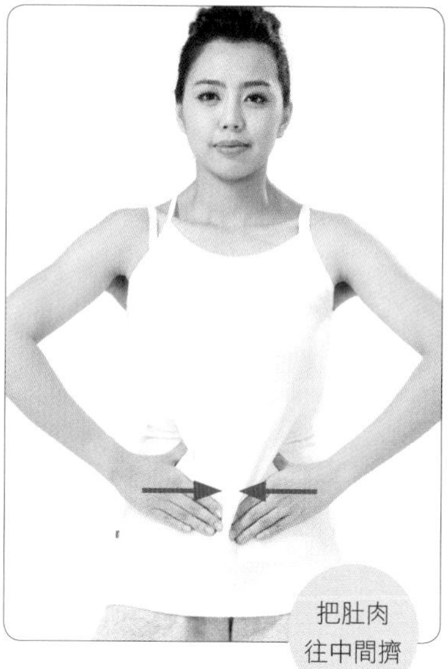

胃部運動

強化胃部肌肉

將小腹左右兩邊的肉，往肚臍中間擠，以收縮腹部。有助排除胃部脹氣、強化胃部肌肉。**★但注意飯後 90 分鐘內勿做。**

吞舌根

QRcode示範

強化淋巴、刺激消化道

嘴巴閉著，將舌頭在口內平行往前後伸展，致舌根往後擠，且脖子兩邊淋巴腺鼓起。連續動作，有助強化氣管與肺部，防治肺疾、咽喉發炎、甲狀腺、扁桃腺等問題。

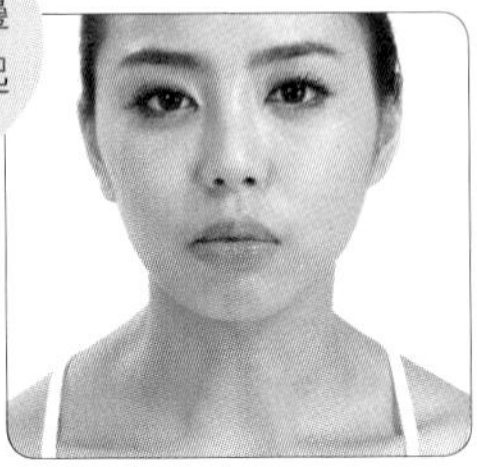

腳掌上下

QRcode示範

幫助睡眠

腳掌反覆由上向下壓，使腳尖朝下，拉動到腳踝關節，刺激足三里穴、失眠穴、湧泉穴，有助好眠和胃部運動，及可改善低血壓、腳抽筋、懷孕害喜。

手指末梢彎曲

QRcode示範

紓緩緊張引起胃不適

雙手十指張開，彎曲手指末二節，似舞爪狀，以拉動運動手指末梢神經（胃反射區）；可改善緊張及其引起的胃不適、改善手指關節變形。

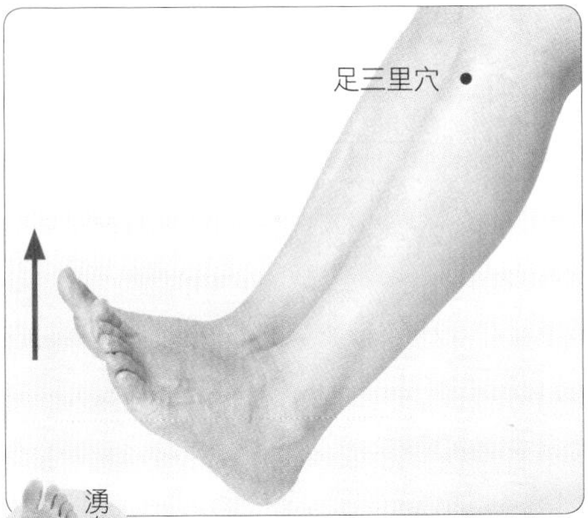

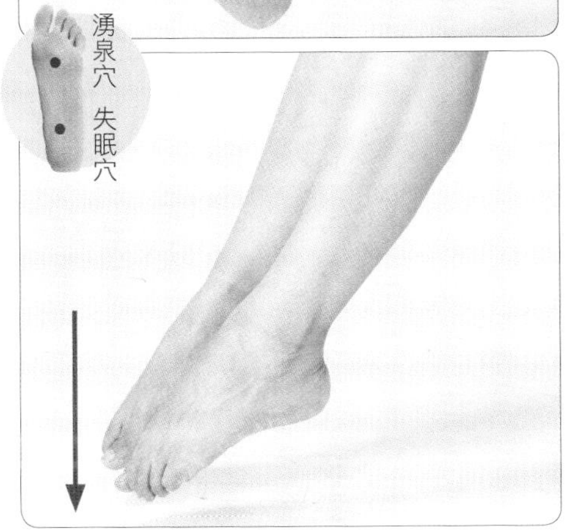

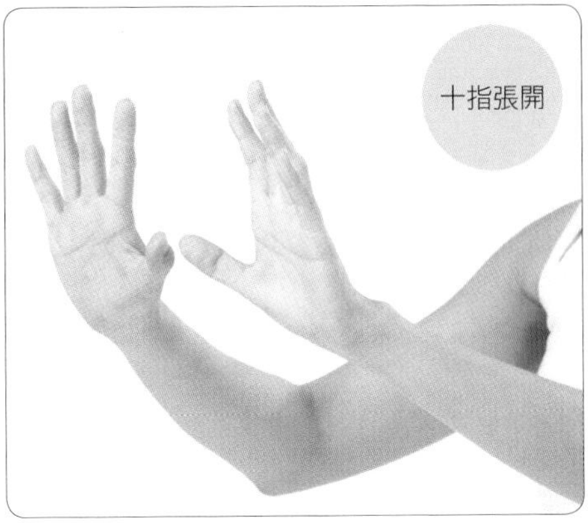

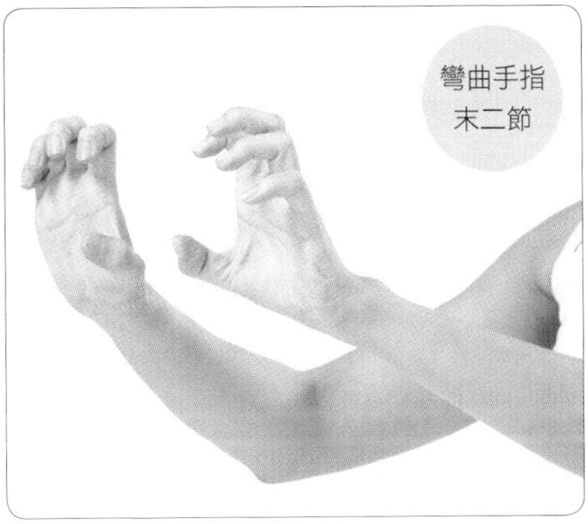

24

腸躁症・拉肚子・便秘

症狀 腹脹放屁、便秘或拉肚子嚴重者腸絞痛、影響行動

大腸內有自律神經與大腦相連，會自行調節蠕動，故稱「第二個大腦」。近年常被討論的「腸躁症」（大腸激躁症），屬胃腸科疾病，分為：**便秘型**、**腹瀉型**、**便秘和腹瀉混合交替型**3類。腸道問題常有腹痛、腹瀉、便秘、打嗝、放屁、肚子咕嚕叫、胸口悶、缺乏食慾等症狀；多做活血清腸運動，才能**避免國人日漸升高的大腸癌風險**。

改善要領 腹腔不適、蠕動問題多做「縮小腹」，讓病氣從下丹田排出去。「大腿前後移」鍛鍊胯部、拉動下腹，可改善便秘。

兩掌心互貼
左右相輕推

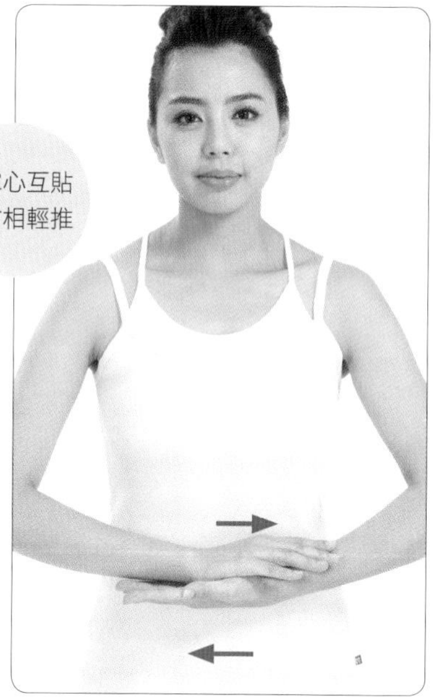

QRcode示範

推手造血

加速排除血中壞東西

掌心相貼，僅用掌心之力左右相輕推。促進造血、改善貧血；同時加速血液循環，有助排除血中廢物，及改善高血脂、平衡白血球與紅血球。

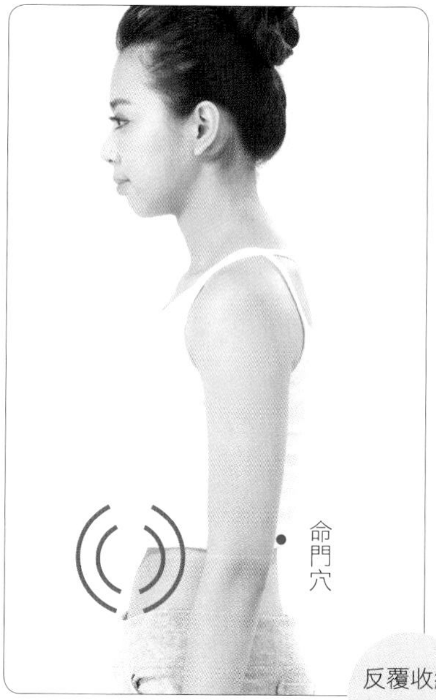

反覆收縮
小腹

QRcode示範

縮小腹

促進腸胃蠕動

反覆收縮肚臍周圍的腹肌，拉動下腹部與丹田，與後腰中心「命門穴」產生共振。可改善氣血不足或血液滯留；促進下身內分泌，強化腸胃、子宮與膀胱。**★但注意飯後 90 分鐘內勿做。**

QRcode示範

大腿前後移

改善便秘問題

雙腿膝蓋前後輕移（左進右退、左退右進，腳掌不動），以拉動大腿、臀部、尾椎等穴道。幫助尾椎、胯部運動，刺激坐骨神經，改善背痛、便秘、膝蓋無力。

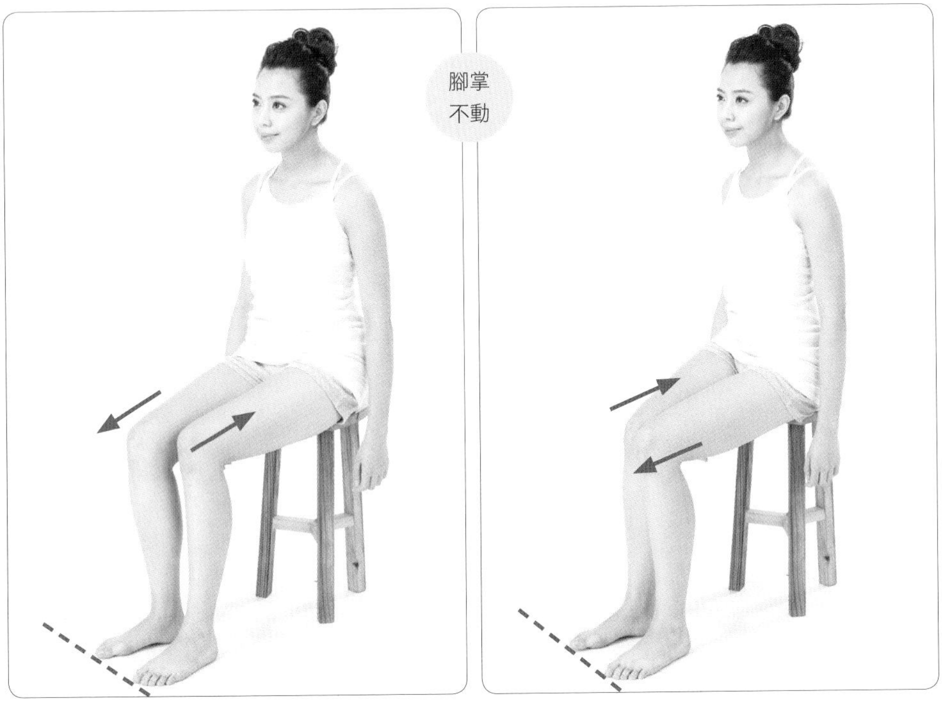

QRcode示範

腳趾比一四

促進下身血液循環

雙腳姆趾與四趾交互抬落，以拉動腳趾，刺激末梢神經和血循，可改善腳冰冷、懷孕害喜。

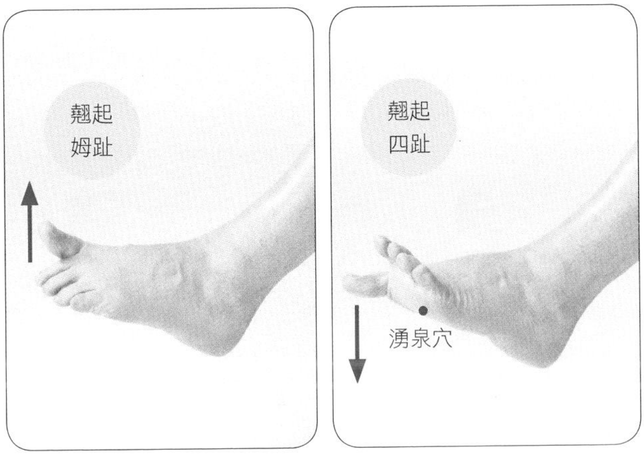

25 痔瘡・膀胱無力・漏尿・頻尿

症狀 大便帶血、肛門痛小心痔瘡
頻尿、尿少、夜尿都是病

痔瘡是直腸下段和肛門口的**血管因回流不佳造成曲張**，分外痔和內痔，常會大便帶血、肛門痛。膀胱儲尿感覺太遲鈍或太敏感，則尿少、頻尿、夜尿而失眠；**肌力弱則易漏尿**。也有因手術損傷膀胱或尿道而尿失禁，需做復健運動。

改善要領 「提肛」鍛鍊腎臟和陰部肌肉。「大腿往後踢」、「大腿前後移」訓練膀臀肌肉，能改善便秘和痔瘡；或「定肌法」、「縮小腹」鍛練腹肌，有助強肌助排。**睡不好者**可做「腳掌上下」，活絡末梢神經來助眠。

提肛

腎臟排泄運動

肛門向上提縮，似憋大便狀，可拉動擴約肌及腹肌，運動腎臟和陰道，有助改善腎結石、單純的腎臟病、排除尿酸。

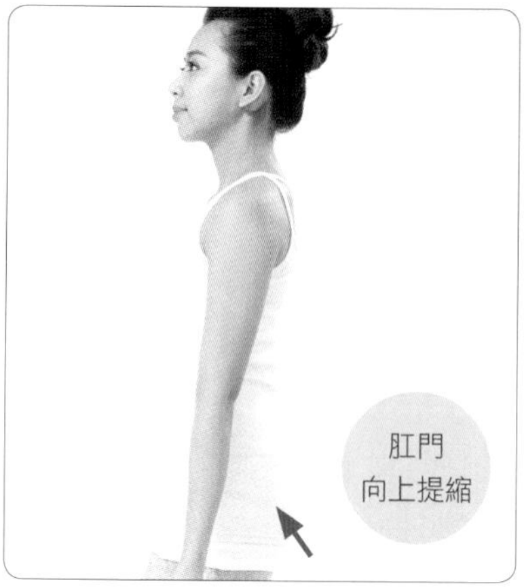

注意

大腿往後踢：改善便秘和痔瘡。

抬大腿：改善腹瀉。

有痔瘡和便秘情形，宜多做「大腿往後踢」（右圖）；續上頁如拉肚子，宜多做「抬大腿」（右右圖）來改善，不要做反了！（第49頁）

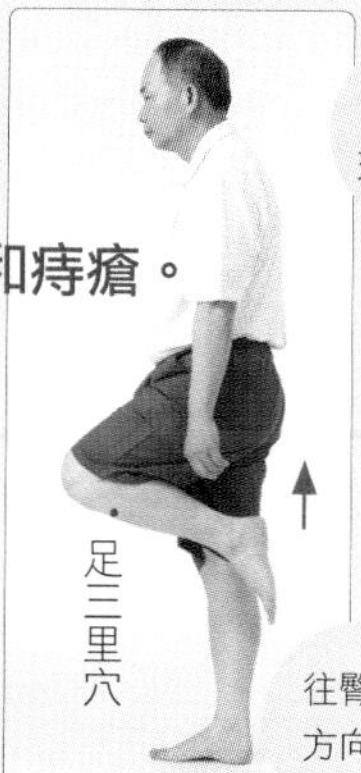

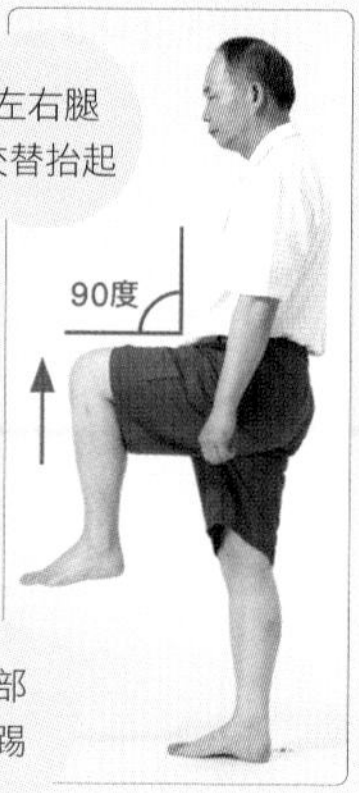

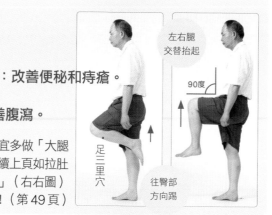

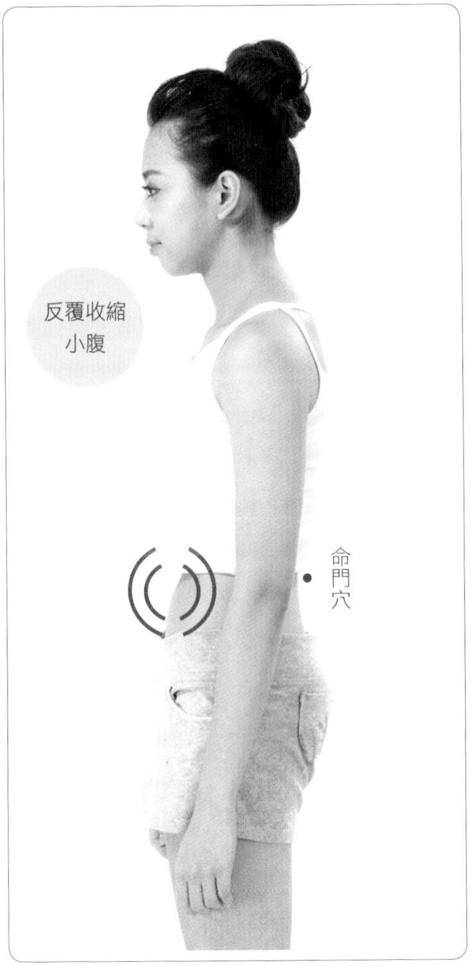

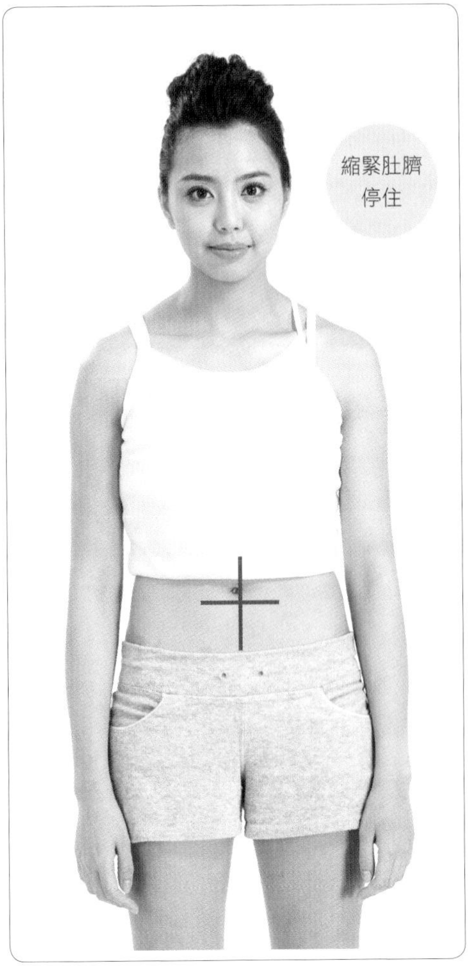

QRcode示範

縮小腹

膀胱運動

反覆收縮肚臍周圍的腹肌，拉動下腹部與丹田，與後腰中心「命門穴」產生共振。可改善氣血不足或血液滯留；促進下身內分泌，強化腸胃、子宮與膀胱。★**但注意飯後 90 分鐘內勿做。**

QRcode示範

定肌法

緊實下腹韌帶運動

縮緊肚臍後停住，不需憋氣，可拉緊下腹部肌肉，改善尿失禁。★**但注意飯後 120 分鐘內勿做；術後者傷口癒合才能做。**

26

攝護腺問題

症狀 頻尿、夜尿、排尿困難
鼠蹊或陰囊腫痛，走路更痛

攝護腺又叫「前列腺」，是男性才有的器官，它位在膀胱下方，**中間有尿道流經，後側有輸精管進入**；功能包括：製造部分精液、射精後分泌腺液提供精子活化的環境，故中醫稱之「**精門**」。隨年紀漸長，攝護腺可能增生肥大，會造成頻尿、滴尿、夜尿、排尿困難，也增加攝護腺癌的機率。可定期檢查PSA攝護腺特異抗原指數，作防癌參考。

改善要領 常做「抬大腿」，直接牽動鼠蹊部的肌肉和淋巴腺；「按摩鼠蹊窩」促進淋巴腺暢通，雙重強化攝護腺。

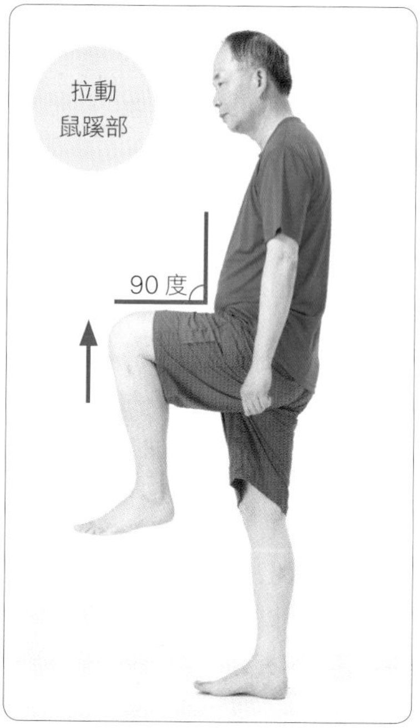

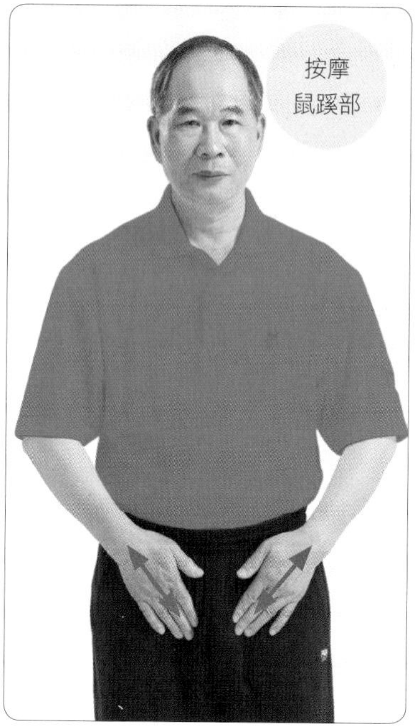

QRcode示範

抬大腿

強化攝護腺

身體站直，交互提高單腳膝蓋，使大腿與身體呈90度，可拉動鼠蹊部、強化攝護腺、改善腹瀉。

按摩鼠蹊窩

改善攝護腺病症

以雙手按摩兩側的鼠蹊窩，促使鼠蹊窩內的淋巴腺暢通，幫助改善攝護腺、卵巢病症。

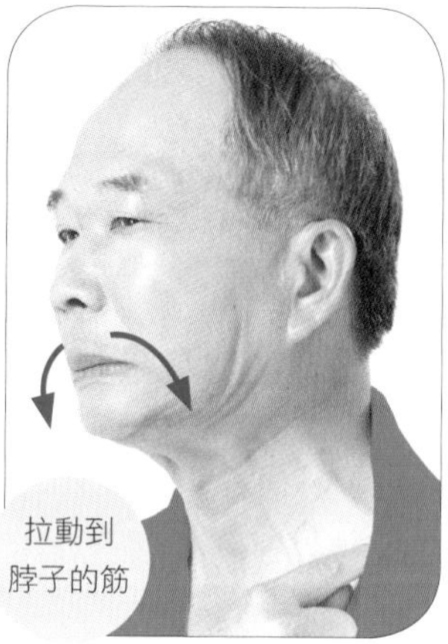

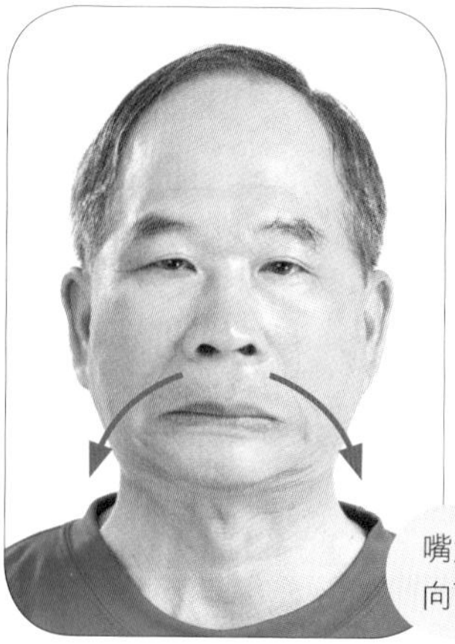

拉下巴

平衡上半身內分泌

嘴角向下用力，似齜牙裂嘴狀，可拉動頸部、前胸及腺體，刺激甲狀腺、乳腺、淋巴腺，提升上半身內分泌和免疫力。

QRcode示範

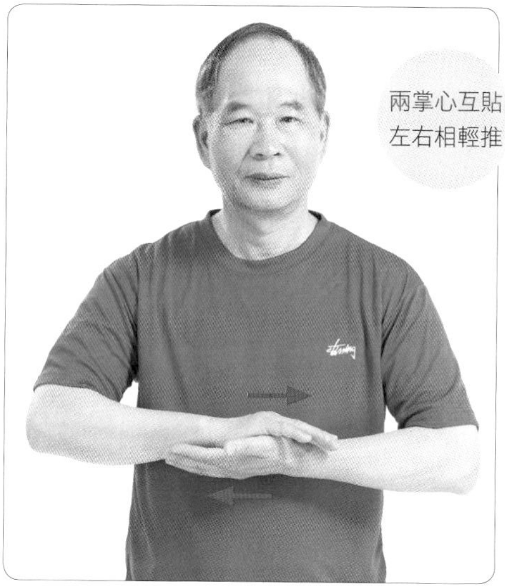

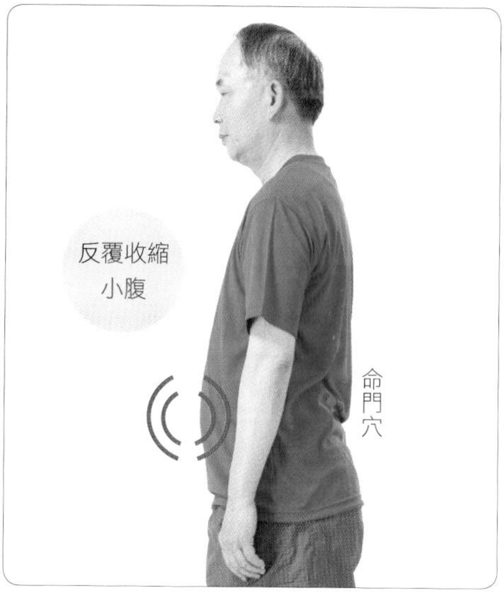

推手造血

QRcode示範

改善血液循環

雙手手掌平放在腹部前方，掌心相貼，手腕平直勿彎曲。僅用掌心之力左右相輕推，手掌心很快會覺得溫熱。促進造血、改善貧血；同時加速血液循環，有助排除血中廢物，及改善高血脂、平衡白血球與紅血球。

縮小腹

QRcode示範

平衡下半身內分泌

反覆收縮肚臍周圍的腹肌，拉動下腹部與丹田，與後腰中心「命門穴」產生共振。可改善氣血不足或血液滯留；促進下身內分泌，強化腸胃、子宮與膀胱。★**但注意飯後 90 分鐘內勿做。**

27 高血糖・糖尿病

症狀 吃多但體重減輕，尿甜招螞蟻
易累、易餓、易眼花

胰島素分泌不足或抗阻，無法降低血液中的糖份而跑到尿液裡，而成糖尿病。典型症狀是「三多」：**吃多、喝多、尿多，體重卻減輕**；較明顯是易累、易餓、視力衰退、尿道常感染、皮膚或外陰搔癢、腳麻、傷口不易痊癒。肥胖、高血壓、高血脂、家族史、懷孕者都是高危險群。

改善要領 防治糖尿病的運動，分為：**促進血液循環以提高代謝力，和提升免疫力**兩大方向。控制指數不超過：飯前血糖 **120** mg/dl、飯後血糖 **140** mg/dl、糖化血色素 **7%**（HbA1C）。（續下頁）

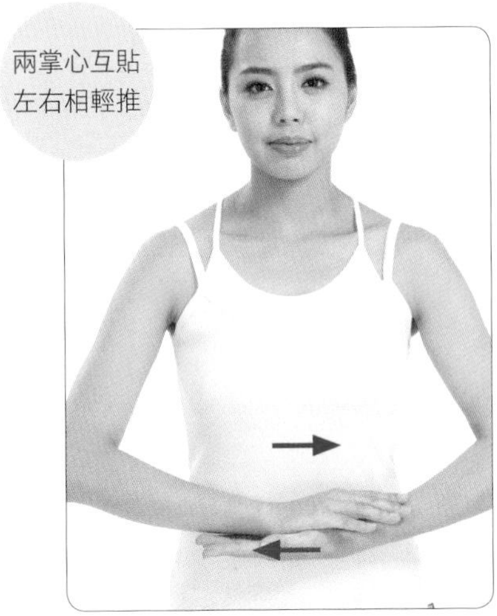

推手造血

QRcode示範

加速血液循環

雙手手掌平放在腹部前方，掌心相貼，手腕平直勿彎曲。僅用掌心之力左右相輕推，手掌心很快會覺得溫熱。促進造血、改善貧血；同時加速血液循環，有助排除血中廢物，及改善高血脂、平衡白血球與紅血球。

拉下巴

QRcode示範

動免疫系統，增加免疫力

嘴角向下用力，似齜牙裂嘴狀，可拉動頸部、前胸及腺體，刺激甲狀腺、乳腺、淋巴腺，提升上半身內分泌和免疫力。

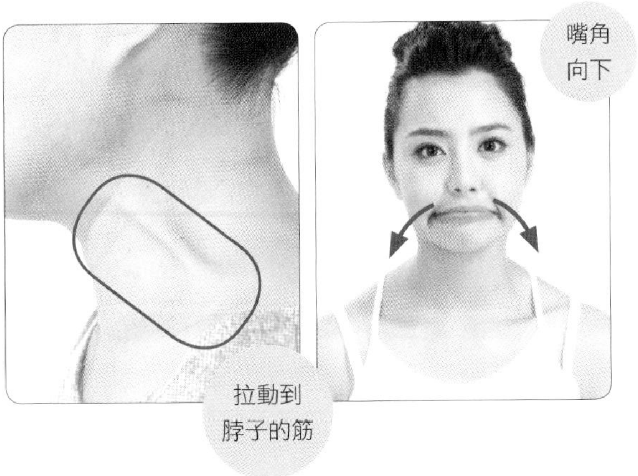

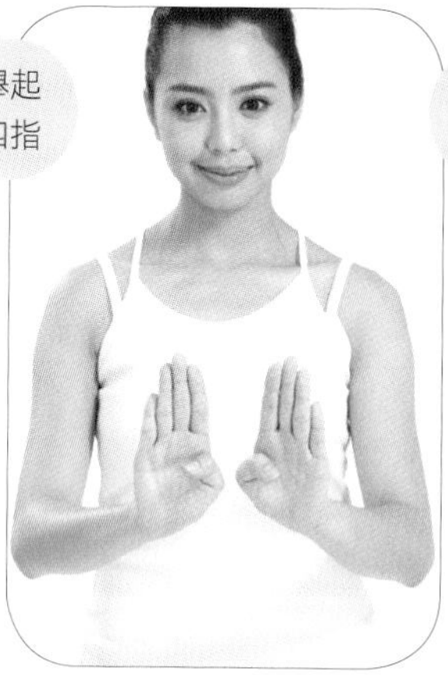

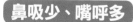

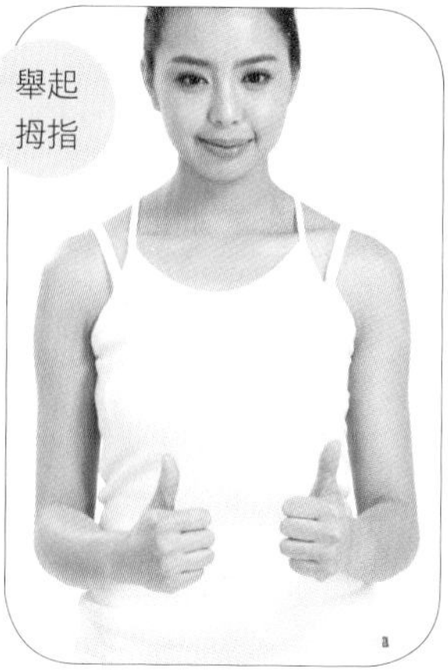

手指比一四

QRcode示範

刺激末梢神經，防併發症

雙手「舉起大拇指」，換四指比「四」，再輪流變換，以伸展拉動指節，可運動末梢神經、促進循環、防感冒、改善手冰冷。末梢神經也與孕婦和胎兒臍帶相連，可幫胎兒做運動。

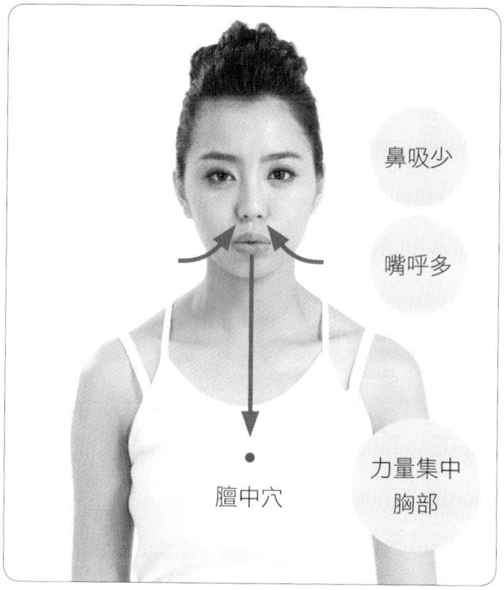

鼻吸少、嘴呼多

QRcode示範

降火氣，減緩不適

力量放在胸部中央（膻中穴），先由鼻子吸氣，再緩緩從嘴呼出又細又長的氣，鼻吸氣少、嘴呼氣多。透過廢氣排出、交換氧氣的動作，促使細胞有氧化。可降火氣、改善憂鬱恐懼症、減輕壓力、解毒、改善運動過程中產生之不適反應與好轉反應。

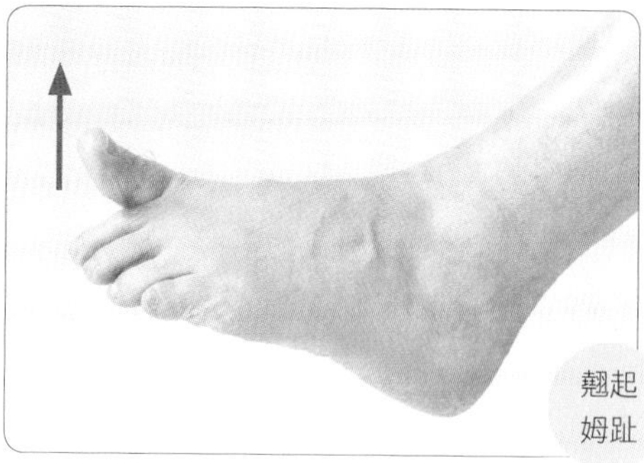

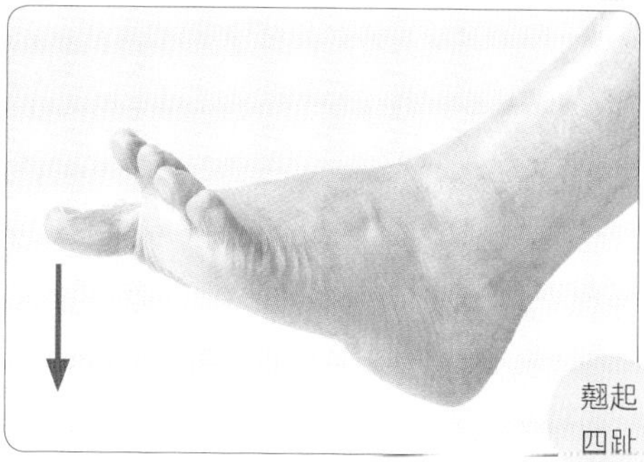

腳趾比一四

QRcode示範

刺激末梢神經，防併發症

雙腳姆趾與四趾交互抬落，以拉動腳趾，刺激末梢神經和血循，可改善腳冰冷、懷孕害喜。

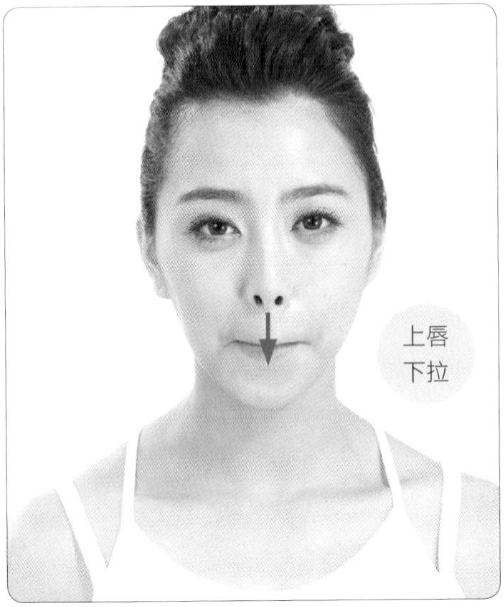

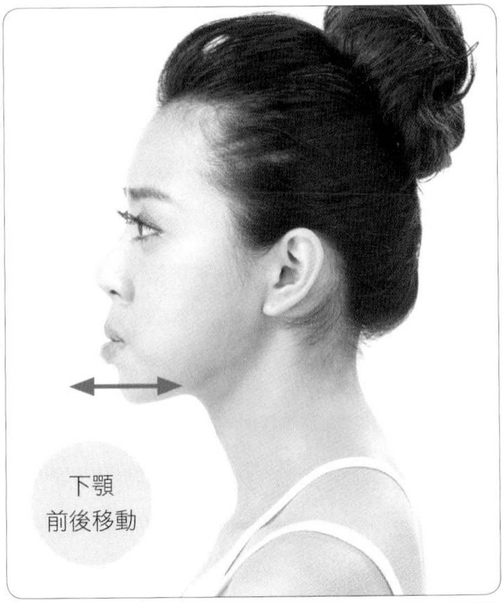

QRcode示範

拉上唇

刺激人中，改善血循

將上唇往下拉，可拉動臉部動脈、靜脈、人中穴、鼻子與眉毛，有助改善臉部血液循環、美顏。

QRcode示範

下顎往前

自律神經運動，有助控制病情

嘴巴微張，下顎往前後移動，以拉動耳下與顎間穴道，運動自律神經。

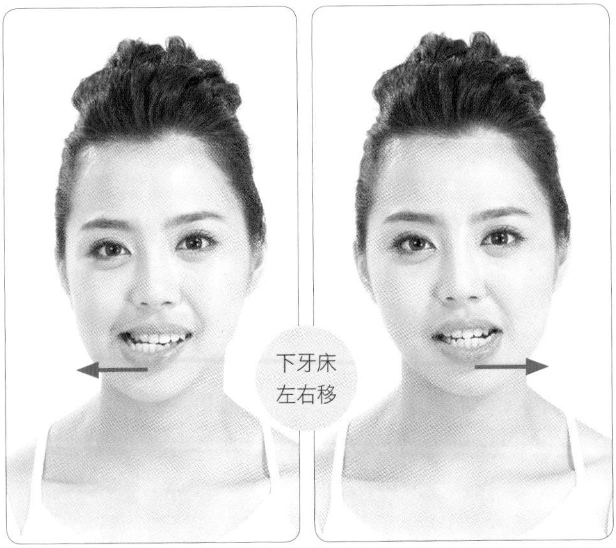

QRcode示範

下巴左右移

脾臟運動，防併發症

嘴巴張開，下牙床往左右移動，以拉動耳膜，改善耳疾；運動到耳朵的脾臟反射區，提升其免疫功能。

注意

衛生署建議：防治糖尿病重要健檢指數

避免併發症：失明、截肢、心腦梗塞

糖尿病如果沒有好好控制，會引發很多併發症和危險症狀，例如：眼部疾病、神經系統病變、心臟血管病、腦血管病、下肢血管病變；甚至可能失明、需截肢、昏迷、急性酮症酸中毒。

衛生署建議大家經常量以下 10 項目健檢指數，隨時提醒自己維持好運動、飲食、作息，以防病緩症。

參考檢測項目	應控制數值
*飯前血糖	80～130mg/dl
*飯後血糖	180mg/dl 以下
糖化血色素（HbA1C）	7% 以下
血壓（收縮壓/舒張壓）	130/80mmHg 以下
總膽固醇	200mg/dl 以下
三酸甘油脂	150mg/dl 以下
低密度脂蛋白膽固醇	130mg/dl 以下
高密度脂蛋白膽固醇	男性 40mg/dl 以上，女性 50mg/dl 以上
尿微量白蛋白	20mg/L 以下
肌酸酐	2.0mg/dl 以下

*（美國糖尿病學會 2023年最新建議）

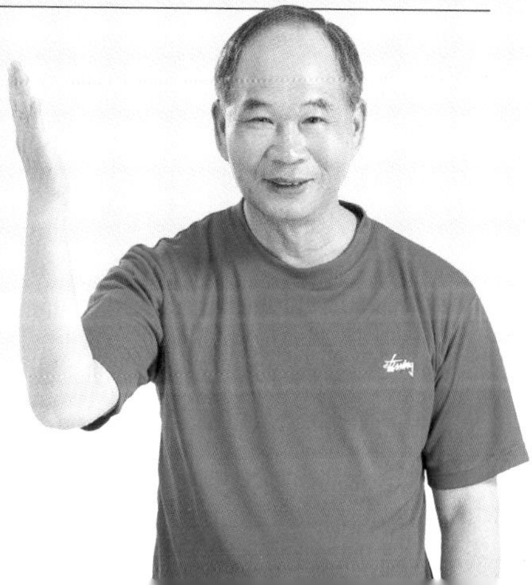

28

口臭‧肝炎‧脂肪肝

症狀 呼氣有異味、易累壓力大
脂肪肝為5%以上、肝臟腫大

口腔和牙齒衛生、內臟問題、勞心壓力都會造成口臭，即**「怒則傷肝」；熬夜者尤其口臭嚴重又傷肝**。此外，肥胖、酗酒、營養過剩、不當服藥、肝炎、高血壓、糖尿病、高血脂者，是「脂肪肝」的高危險群（肝脂肪5%以上）；初期沒有明顯症狀，**超音波檢查**就會看見肝臟腫大。

改善要領 為降火氣、活化肝臟，「鼻吸、嘴呼、動肋骨」做肋骨縮放幫肝臟按摩；「單孔呼吸」把氧氣直送到肝臟和肺部。肝有問題血就有問題，做「推手造血」疏通肝臟、讓肝病復原。

QRcode示範

鼻吸、嘴呼、動肋骨

按摩肝臟，降火氣

先以鼻子吸一口氣，吸氣時肋骨用力擴張。吸氣到肋骨即由嘴呼出，呼氣時肋骨用力收縮，藉由肋骨用力擴張與收縮來按摩肝臟。幫助肺臟、肝膽按摩，有助改善肝病、B 型肝炎、氣喘。

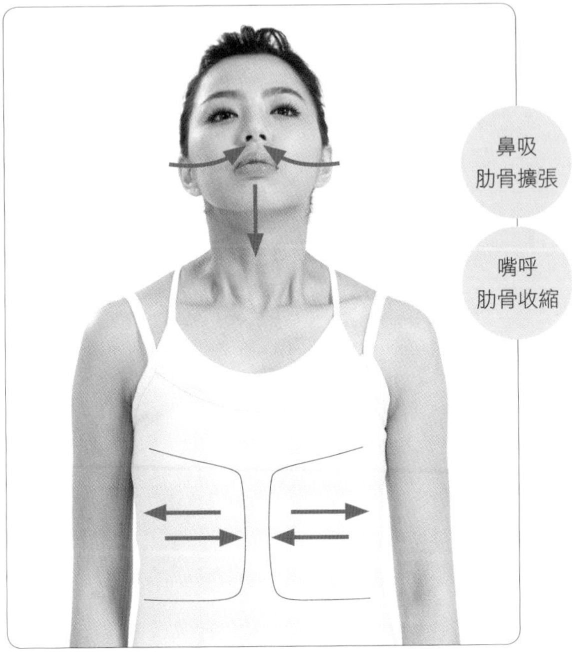

推手造血

肝的問題，造血處理

雙手手掌平放在腹部前方，掌心相貼，手腕平直勿彎曲。僅用掌心之力左右相輕推，手掌心很快會覺得溫熱。促進造血、改善貧血；同時加速血液循環，有助排除血中廢物，及改善高血脂、平衡白血球與紅血球。

QRcode示範

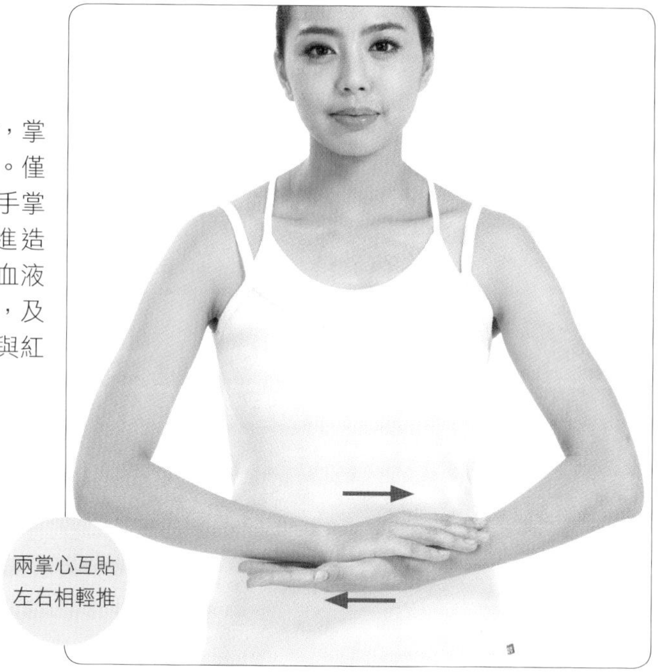

縮小腹

改善肝病之腹水

反覆收縮肚臍周圍的腹肌，拉動下腹部與丹田，與後腰中心「命門穴」產生共振。可改善氣血不足或血液滯留；促進下身內分泌，強化腸胃、子宮與膀胱。★**但注意飯後 90 分鐘內勿做。**

QRcode示範

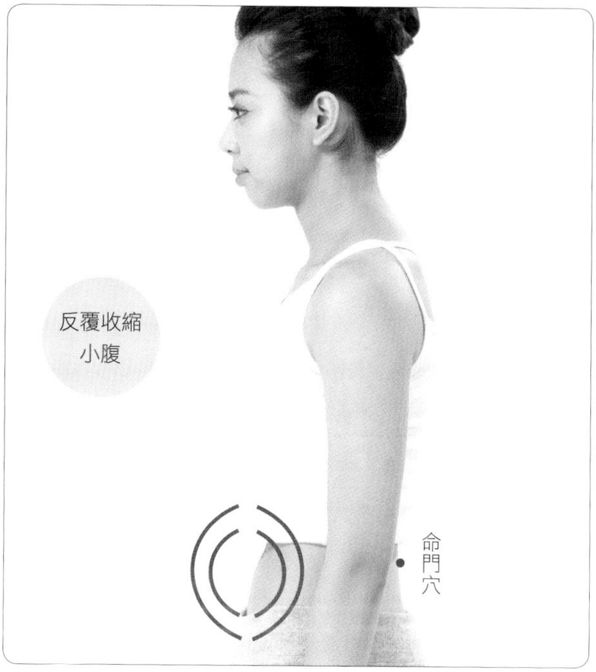

29
痛風

症狀 關節紅腫、發熱、疼痛
常在夜間發作

痛風以前叫做「帝王病」，是因體內對**嘌呤（普林）**這種物質代謝障礙，其最終產物**尿酸積在關節而引起**，又稱「代謝性關節炎」。發作時腳趾、腳背、腳踝、腳跟、膝蓋、手指、手腕、手肘可能一個或數個關節發熱腫痛，常在夜間發作。患者多為男性，女性多是停經後才發生，因為雌激素對尿酸的形成有抑制作用。

改善要領 以「改善鬱積」為重點，除了要**「造血」**和**「提高免疫力」**，從頸肩、腰部到下肢末梢神經，都要設法運動到，讓氣血順暢。

手貼耳、腰上下拉

腎臟運動，排除尿酸

雙手貼耳，同時做「腰上下拉」，縮腰時身體盡量放低，做完後身體會發熱並出汗。可運動到腎臟，改善腎臟功能退化（用於複雜的腎臟疾病）及痛風（排除尿酸）。

QRcode示範

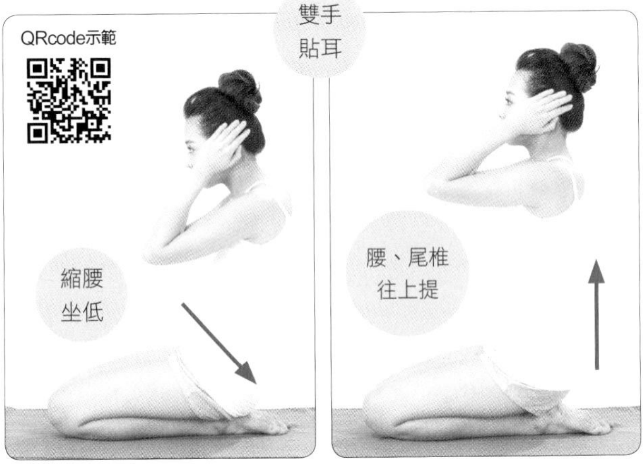

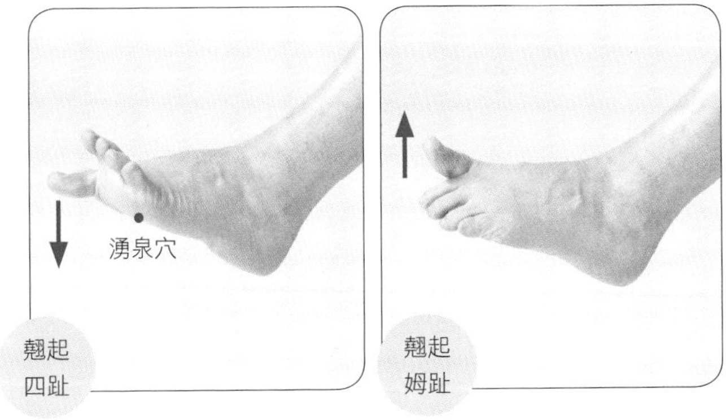

腳趾比一四

刺激末梢神經、血循

坐在椅子上，雙腳離地，同「手指比一四」（第41頁），將雙腳姆趾與四趾交互抬落，以拉動腳趾，刺激末梢神經和血循，可改善腳冰冷、懷孕害喜。

QRcode示範

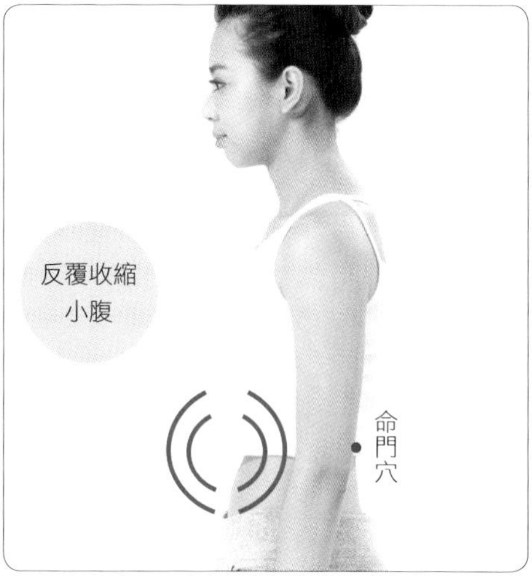

縮小腹

QRcode示範

促進排尿

反覆收縮肚臍周圍的腹肌，拉動下腹部與丹田，與後腰中心「命門穴」產生共振。可改善氣血不足或血液滯留；促進下身內分泌，強化腸胃、子宮與膀胱。★**但注意飯後 90 分鐘內勿做。**

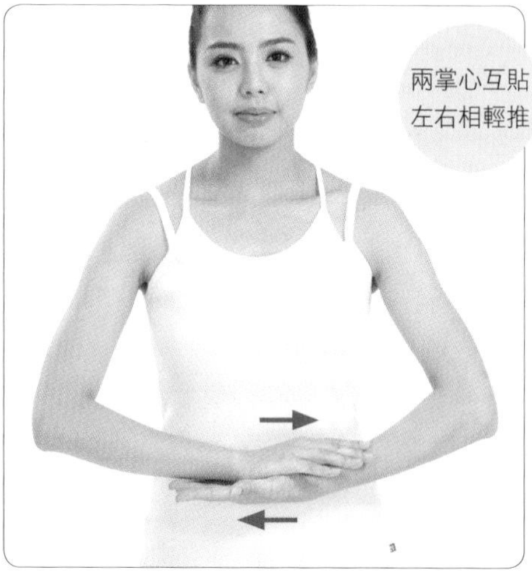

推手造血

QRcode示範

改善血液循環

掌心相貼，手腕平直勿彎曲。僅用掌心之力左右相輕推，手掌心很快會覺得溫熱。促進造血、改善貧血；同時加速血液循環，有助排除血中廢物，及改善高血脂、平衡白血球與紅血球。

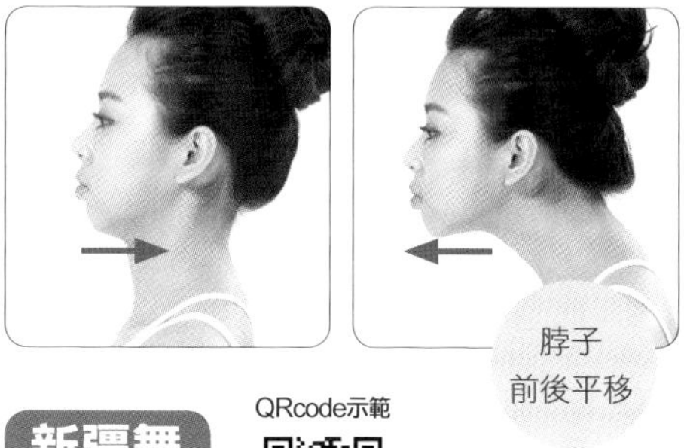

新疆舞

QRcode示範

刺激內分泌

肩膀不動，脖子前後平移，拉動後頸和肩膀，能改善肩頸痠痛；刺激頭頸間脊椎橋段、後半身之內分泌，與中樞神經系統，也有效防感冒、高血壓、鼻子過敏、氣喘。

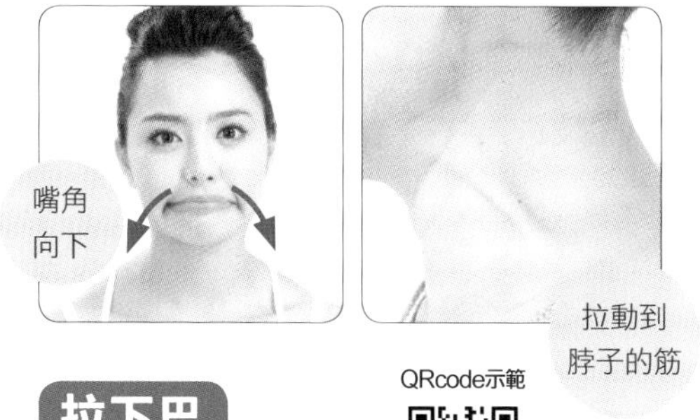

拉下巴

QRcode示範

改善上半身內分泌

嘴角向下用力，似齜牙裂嘴狀，可拉動頸部、前胸及腺體，刺激甲狀腺、乳腺、淋巴腺，提升上半身內分泌和免疫力。

30 心悸・心律不整・胸悶・易喘

症狀 心跳忽快忽慢、呼吸不順
心悸胸痛明顯慎防心臟肥大

心臟病、內分泌失調、失溫、藥物或毒物都易發心悸、心律不整，心臟像快跳出胸口、忽覺漏跳一拍，嚴重有猝死風險。心臟肥大也會引起心悸、胸痛，或頭暈、呼吸困難、爬樓梯會喘、無法跑步；**一開始症狀不明顯，出現不適時已屬嚴重。心肌肥厚**多因高血壓使心臟負荷重而心室變厚；**心室擴大**則多因瓣膜問題，恐致心臟衰竭。

改善要領 促進血流、造血功能和細胞帶氧量，並減少血滯。例如「雙呼吸」運動心臟，改善心律不整和其引起的頭部不適。

QRcode示範

推手造血

促血流，防心臟病

雙手手掌平放在腹部前方，掌心相貼，手腕平直勿彎曲。僅用掌心之力左右相輕推，手掌心很快會覺得溫熱。促進造血、改善貧血；同時加速血液循環，有助排除血中廢物，及改善高血脂、平衡白血球與紅血球。

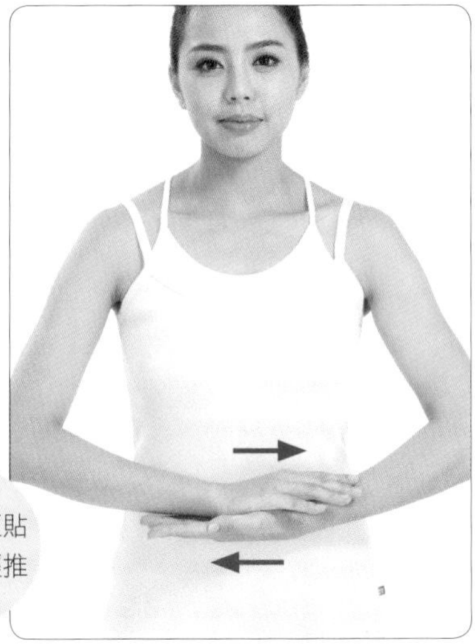

QRcode示範

雙呼吸

心臟運動，改善心臟肥大

鼻子連續吸氣 2 次，再嘴巴連續哈氣「哈哈」2 次，有助於加速心臟血液循環，幫助心臟直接運動；可改善心臟肥大及其造成的頭暈、頭痛、心悸。

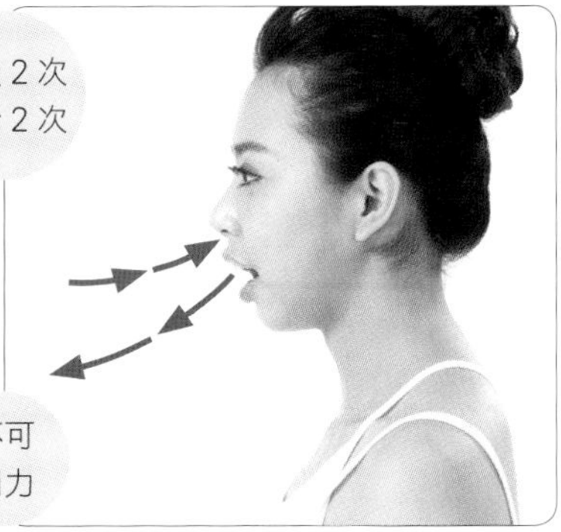

縮小腹

QRcode示範

促進血液循環

反覆收縮肚臍周圍的腹肌，拉動下腹部與丹田，與後腰中心「命門穴」產生共振。可改善氣血不足或血液滯留；促進下身內分泌，強化腸胃、子宮與膀胱。★**但注意飯後 90 分鐘內勿做。**

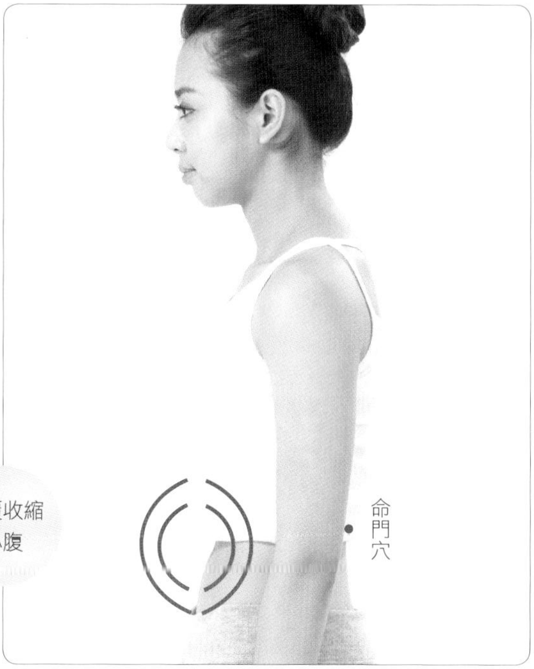

鼻吸少、嘴呼多

QRcode示範

疏緩心悸不適

力量放在胸部中央（膻中穴），鼻吸氣少、嘴呼氣多。透過廢氣排出、交換氧氣的動作，促使細胞有氧化。可降火氣、改善憂鬱恐懼症、減輕壓力、解毒、改善運動過程中產生之不適反應。

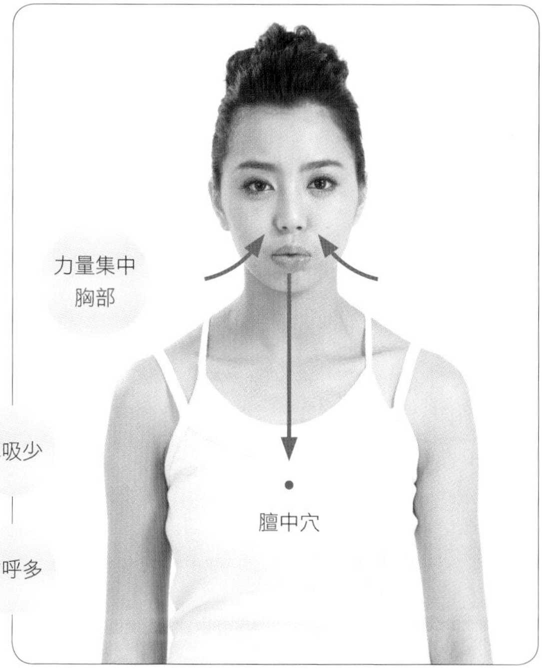

31 心臟無力・瓣膜有問題

症狀 胸緊胸痛，呼吸急促
連帶下巴、胃部、左肩臂痛

高風險心臟病還有**冠狀動脈狹窄**，使供應心臟氧氣不足，發病時胸口疼痛、有緊迫感，或胃部、下巴、左臂內側、左肩也會痛。而心臟瓣膜的開合隨心跳一天約8萬下，**就怕鬆脫、閉合不全而血液逆流，或鈣化狹窄而妨礙血流**，都容易使心肌不正常用力做代償，而產生心臟肥大，恐致心肺衰竭，即便靠手術修補，但餘命大減。

改善要領 透過「呼吸法」直接幫心臟按摩；「推手造血」、「縮小腹」提振氣血循環；同時做第64頁「新疆舞」改善血壓。

推手造血

QRcode示範

改善心悸、心臟肥大

掌心相貼，手腕平直勿彎曲。僅用掌心之力左右相輕推，手掌心很快會覺得溫熱。促進造血、改善貧血；同時加速血液循環，有助排除血中廢物，及改善高血脂、平衡白血球與紅血球。

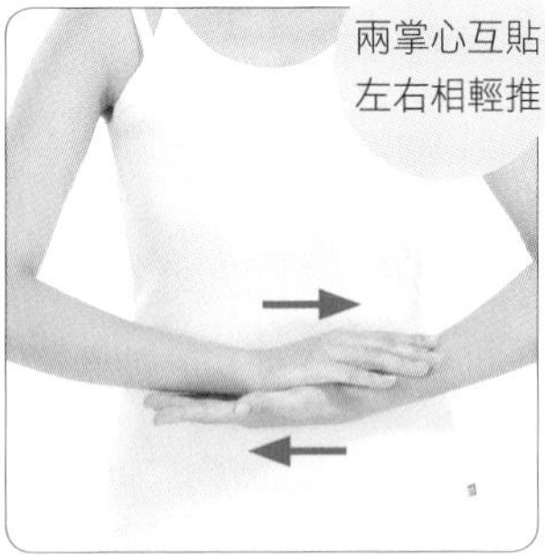

雙呼吸

QRcode示範

強化心肌，改善心律不整

鼻子連續吸氣 2 次，再嘴巴連續哈氣「哈哈」2 次，有助於加速心臟血液循環，幫助心臟直接運動；可改善心臟肥大及其造成的頭暈、頭痛、心悸。

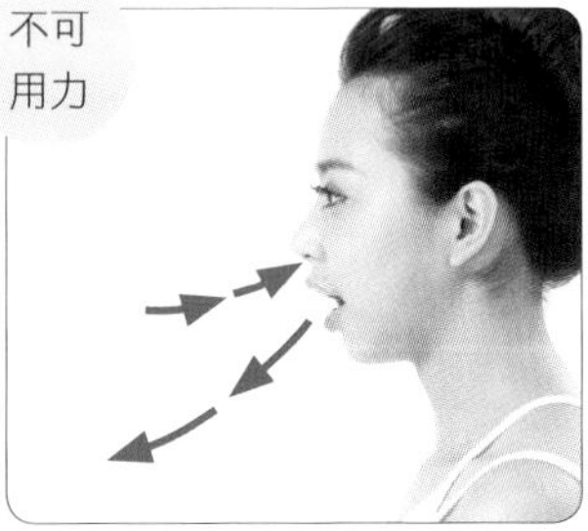

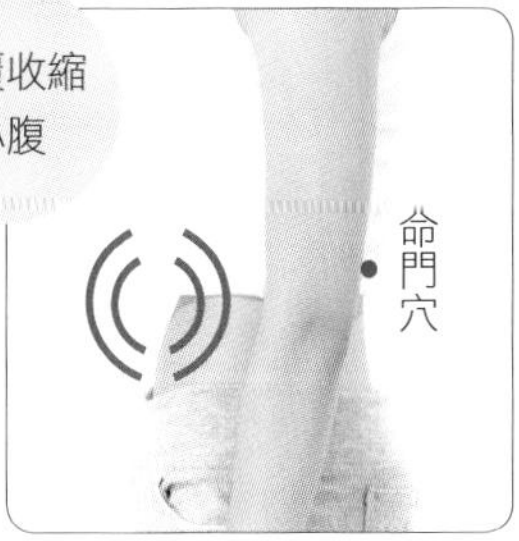

縮小腹

QRcode示範

促進血流回心臟

反覆收縮肚臍周圍的腹肌，拉動下腹部與丹田，與後腰中心「命門穴」產生共振。可改善氣血不足或血液滯留；促進下身內分泌，強化腸胃、子宮與膀胱。**★但注意飯後 90 分鐘內勿做。**

32 手汗・多汗

症狀 不熱但手掌、腋下、腳底冒汗 緊張時出汗更嚴重

手汗症不算病，卻對生活造成很大的困擾。手掌多汗不是因為熱，而是**腎氣不足，或者交感神經太敏感，當情緒緊張時，冒汗會更嚴重**；除了手掌，還可能在腳底、腋下、前額出汗，即使開刀仍可能出現代償性流汗。

改善要領 做「握手」讓手指反覆觸壓掌心「勞宮穴」，緩解神經緊張，達到安神、減少手汗情形。通常**手汗是因為腎功能不好**，做「提肛」有助腎臟運動，調節汗腺問題。因緊張而影響工作、睡眠時，即使沒有多汗症狀，也能多做上述運動紓緩壓力。

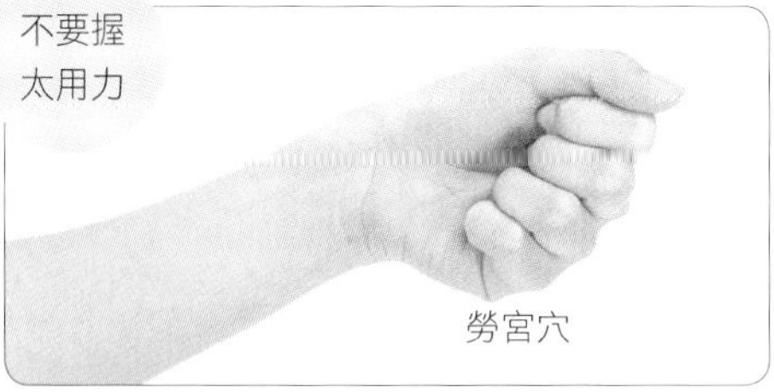

握手

QRcode示範

緩解手汗和緊張

手指似握拳狀，反覆向掌心「勞宮穴」按壓，能改善手汗和緊張問題。不必太用力，會使手汗流出。

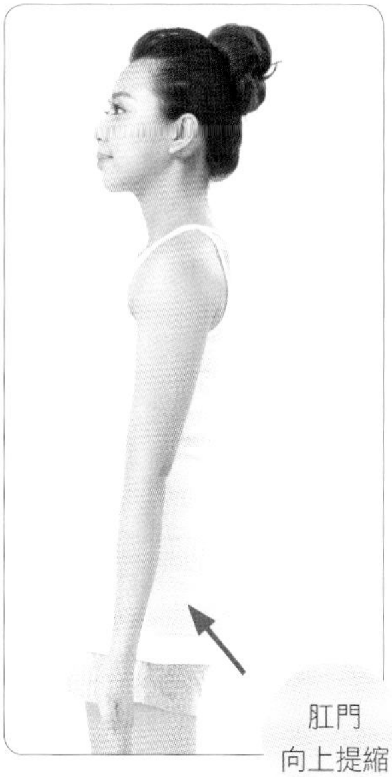

提肛

腎臟運動，增補腎氣

肛門向上提縮，似憋大便狀，可拉動擴約肌及腹肌，運動腎臟和陰道，有助改善腎結石、單純的腎臟病、排除尿酸。

縮小腹

QRcode示範

腹部運動，增補腎氣

反覆收縮肚臍周圍的腹肌，拉動下腹部與丹田，與後腰中心「命門穴」產生共振。可改善氣血不足或血液滯留；促進下身內分泌，強化腸胃、子宮與膀胱。**★ 但注意飯後 90 分鐘內勿做。**

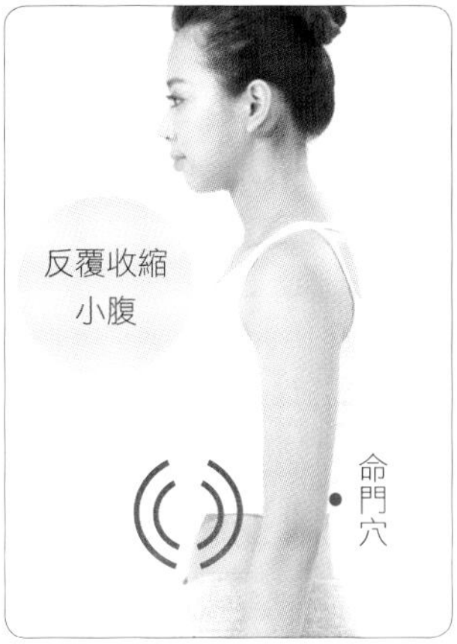

33 低血壓・頭暈・手腳冰・水腫

症狀 頭暈、想吐、手腳冰冷
血壓低於90和60mmHg

一般人多注意高血壓的問題，常忽略甲狀腺機能低下、心臟病、遺傳、失血等原因會造成低血壓，出現耳鳴、暈眩、噁心、手腳冰冷、肩痠、脹氣、便秘等症狀警訊。健康血壓約是收縮壓90～130 mmHg、舒張壓60～80 mmHg，**血壓太低或太高都會損壞心血系統的機能**。

改善要領 「雙呼吸」可促進心臟跳動，同時做「推手造血」來增加血量、加速血液循環。血壓太低、血管擴張不佳，循環差自然手腳冰冷或水腫，做「手指、腳趾比一四」，可活絡末梢血流。

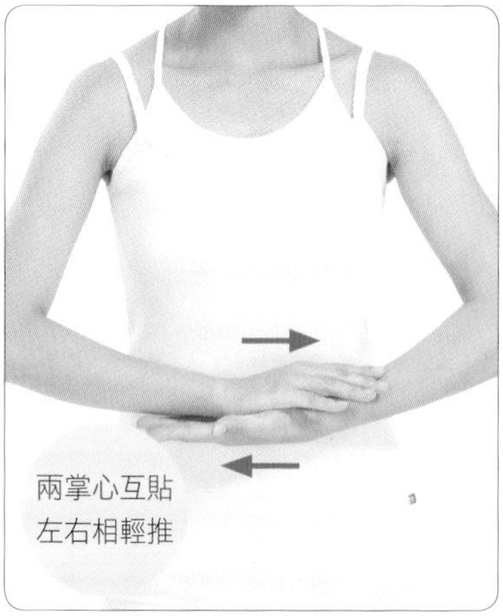

推手造血

QRcode示範

改善血不足

雙手手掌平放在腹部前方，掌心相貼，手腕平直勿彎曲。僅用掌心之力左右相輕推，手掌心很快會覺得溫熱。促進造血、改善貧血；同時加速血液循環，有助排除血中廢物，及改善高血脂、平衡白血球與紅血球。

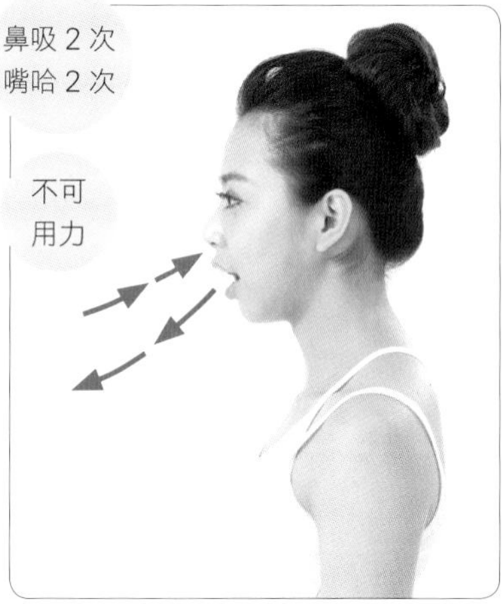

雙呼吸

QRcode示範

心臟運動

鼻子連續吸氣 2 次，再嘴巴連續哈氣「哈哈」2 次，有助於加速心臟血液循環，幫助心臟直接運動；可改善心臟肥大及其造成的頭暈、頭痛、心悸。

腳掌上下

QRcode示範

改善氣血循環

腳掌反覆由上向下壓，使腳尖朝下，拉動到腳踝關節，刺激足三里穴、失眠穴、湧泉穴，有助好眠和胃部運動，及可改善低血壓、腳抽筋、懷孕害喜。

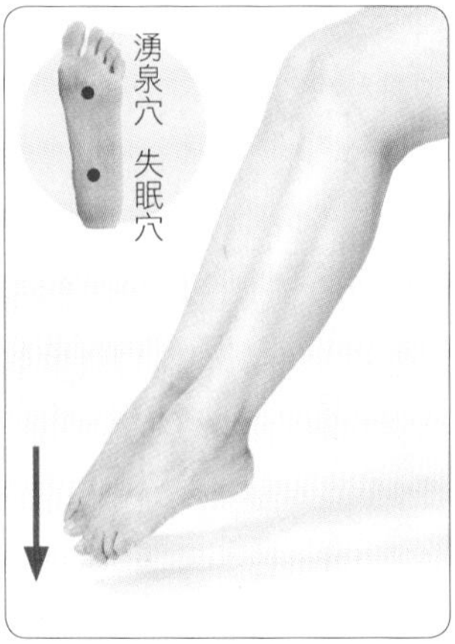

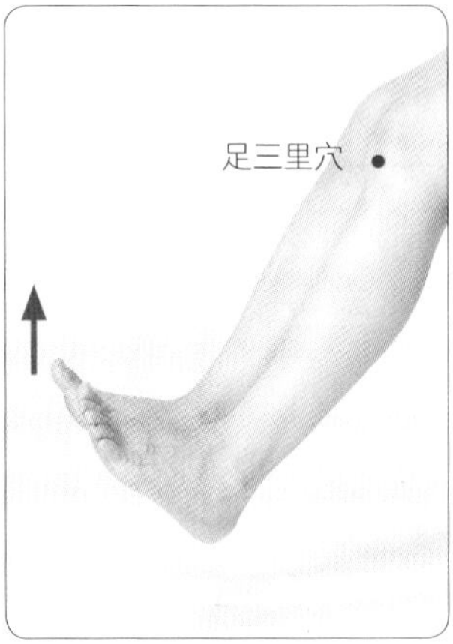

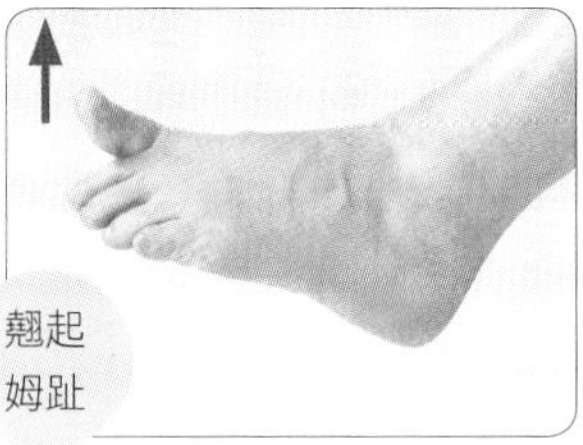

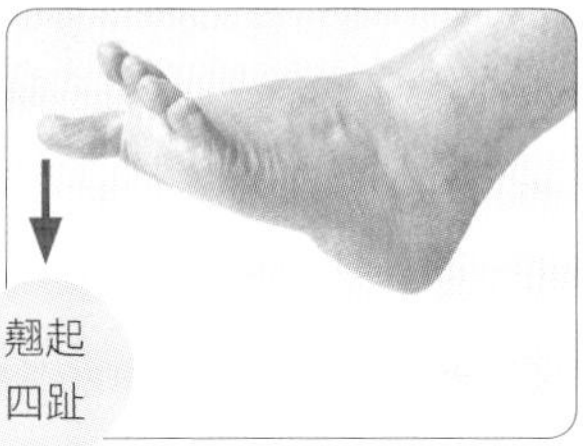

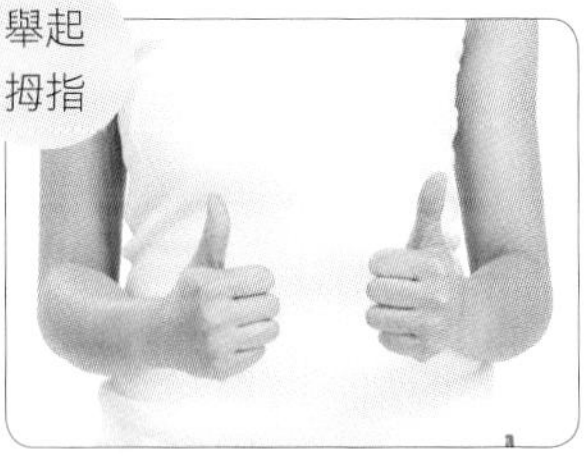

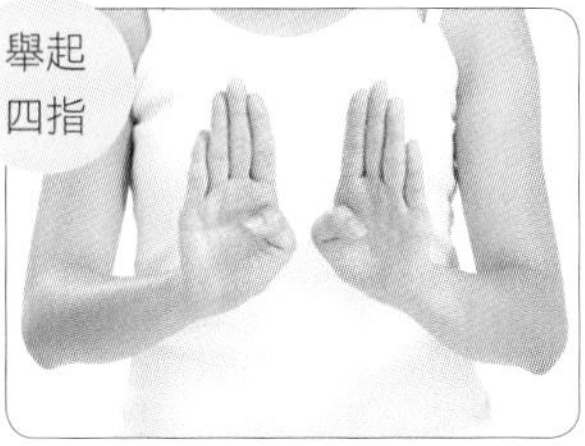

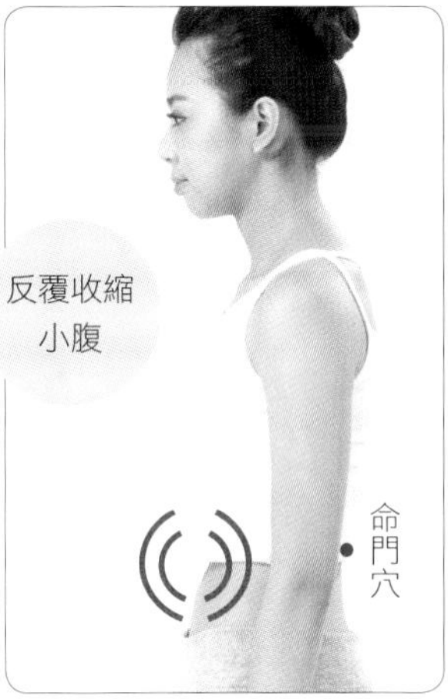

腳趾比一四

促下肢血循，暖腳消腫

坐在椅子上，雙腳離地，同「手指比一四」（第 41 頁），將雙腳姆趾與四趾交互抬落，以拉動腳趾，刺激末梢神經和血循，可改善腳冰冷、懷孕害喜。

QRcode示範

手指比一四

促手部血循，暖手消腫

雙手「舉起大拇指」，換四指比「四」，再輪流變換，以伸展拉動指節，可運動末梢神經、促進循環、防感冒、改善手冰冷。末梢神經也與孕婦和胎兒臍帶相連，可幫胎兒做運動。

QRcode示範

縮小腹

改善氣血不足

反覆收縮肚臍周圍的腹肌，拉動下腹部與丹田，與後腰中心「命門穴」產生共振。可改善氣血不足或血液滯留；促進下身內分泌，強化腸胃、子宮與膀胱。**★ 但注意飯後 90 分鐘內勿做。**

QRcode示範

34 預防失智・中風・突然眼花手麻

症狀 中風：頻哈欠、手麻臉斜話糊
失智：記憶、認知、個性衰變

腦中風是最危險的腦血管病，分為出血型、梗塞型，有致死危險，救活後常有難彌補的後遺症。其前兆有：連續哈欠、視力模糊、手麻無力、臉肌肉不協調、口齒不清。腦中風、帕金森氏症、阿茲海默症等腦病變也是失智症3主因，**台灣每年有1萬人得失智症，失智速度是全球第一快**，要留心記憶、工作、語言、時空感、判斷等能力和脾氣個性的衰變前兆。

改善要領 「繞舌頭」運動中樞神經，疏通脊椎和腦部氣血。「手指、腳趾比一四」一起活化末梢神經。

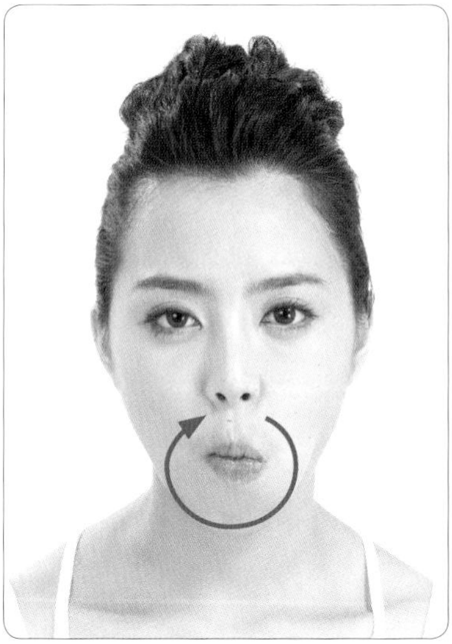

繞舌頭

QRcode示範

運動中樞神經

舌尖沿著上下排牙齒的外側繞圈，可運動中樞神經，改善脊椎疼痛和神經麻痺，也是口吃、帕金森氏症、中風後的復健運動。

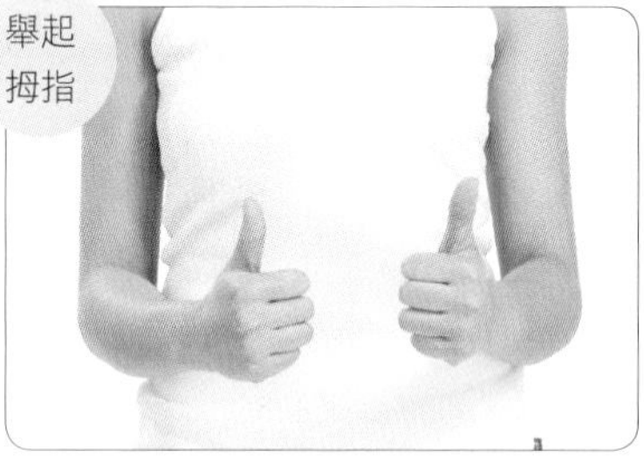

舉起拇指

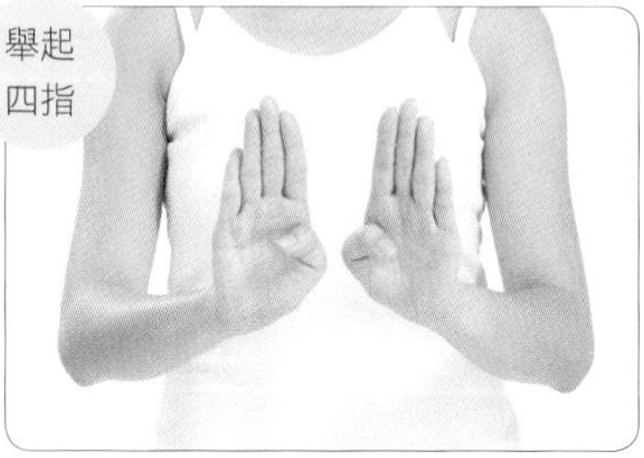

舉起四指

手指比一四

QRcode示範

刺激末梢神經

雙手「舉起大拇指」，換四指比「四」，再輪流變換，以伸展拉動指節，可運動末梢神經、促進循環、防感冒、改善手冰冷。末梢神經也與孕婦和胎兒臍帶相連，可幫胎兒做運動。

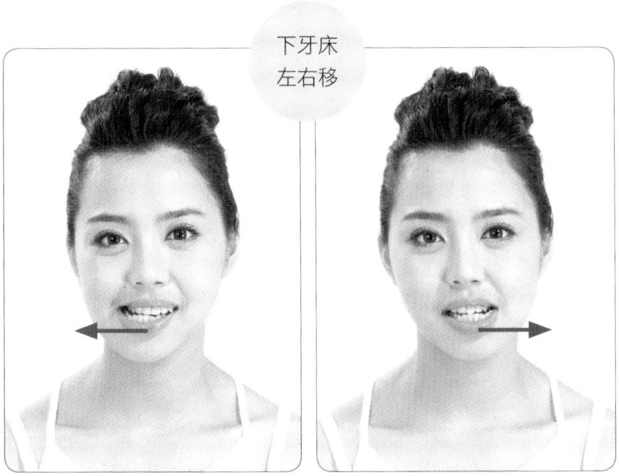

下巴左右移

QRcode示範

三叉神經運動

嘴巴張開，下牙床往左右移動，以拉動顏面神經和耳膜，改善耳疾。

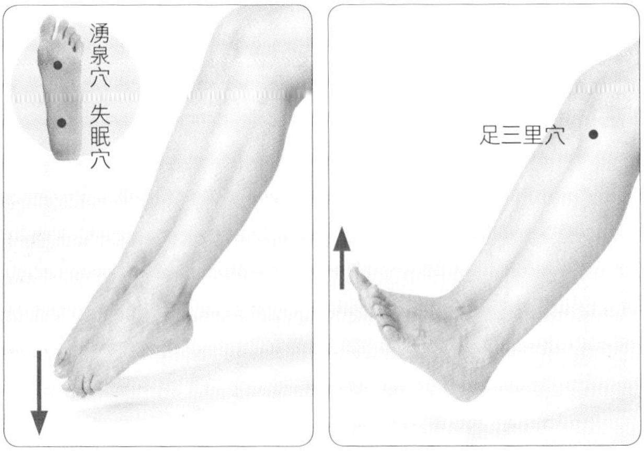

腳掌上下

QRcode示範

促進氣血循環，預防失智

腳掌反覆由上向下壓，使腳尖朝下，拉動到腳踝關節，刺激足三里穴、失眠穴、湧泉穴，有助好眠和胃部運動，及可改善低血壓、腳抽筋、懷孕害喜。

腳趾比一四

刺激末梢神經

雙腳姆趾與四趾交互抬落，以拉動腳趾，刺激末梢神經和血循，可改善腳冰冷、懷孕害喜。

QRcode示範

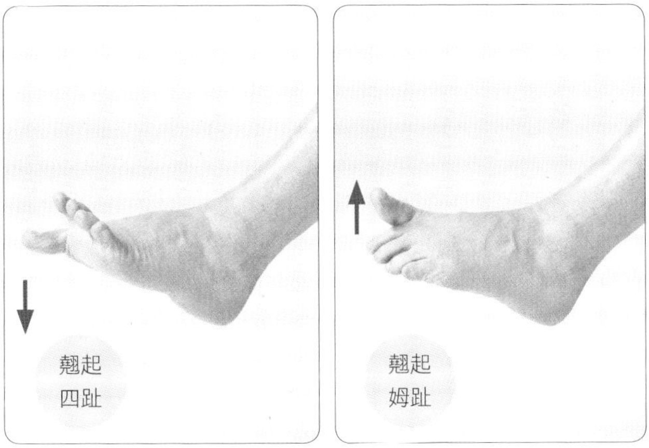

35

高血脂‧高膽固醇

症狀 血清、血油高於 200 mg/dl
不胖也要定期抽血健檢

高血脂、高膽固醇是嚴重的健康問題，但通常是抽血才會發現，**即使體重標準或瘦子也可能得到。**

高血脂俗稱「血濁」，「瘀濁血瘀」和臟腑虛損互為因果。正常血脂是：血清總膽固醇 200mg/dl（低密度脂蛋白膽固醇 130mg/dl 以下、高密度脂蛋白膽固醇 40mg/cl 以上）、三酸甘油脂 200mg/dl，若血清濃度過高會卡在血管壁，而造成動脈硬化、血栓、心肌梗塞、動脈瘤等。

改善要領 血濁跟肝、脾、腎有關，做「縮小腹」按摩腹腔臟器，「推手造血」促進血流排油。

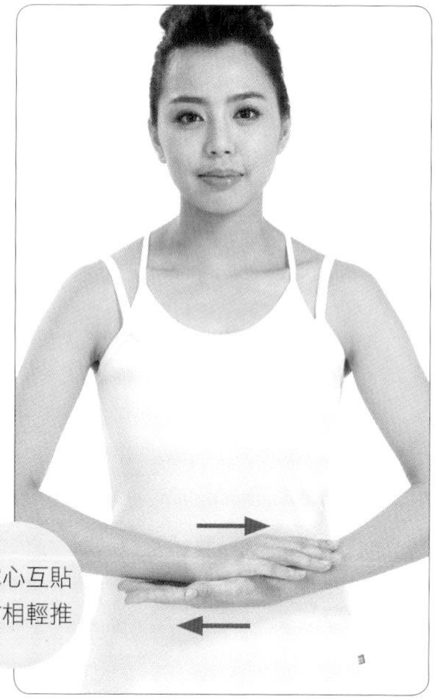

推手造血

QRcode示範

促進循環、排廢物

掌心相貼，僅用掌心之力左右相輕推。促進造血、改善貧血；同時加速血循，有助排除血中廢物，及改善高血脂、平衡白血球與紅血球。

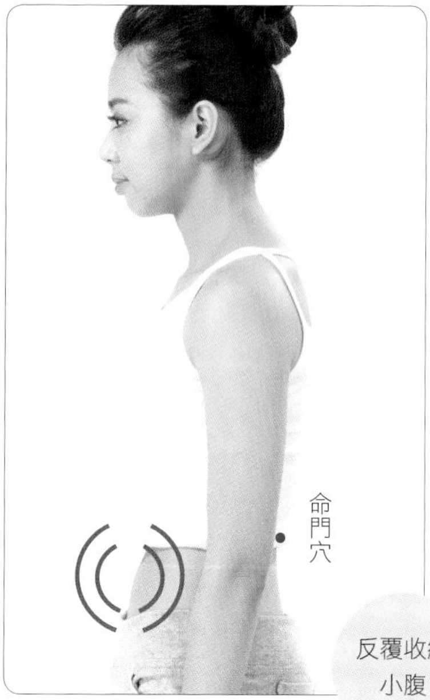

縮小腹

QRcode示範

改善血液滯留

反覆收縮肚臍周圍的腹肌，拉動下腹部與丹田，與後腰中心「命門穴」產生共振。可改善氣血不足或血液滯留；促進下身內分泌，強化腸胃、子宮與膀胱。**★但注意飯後 90 分鐘內勿做。**

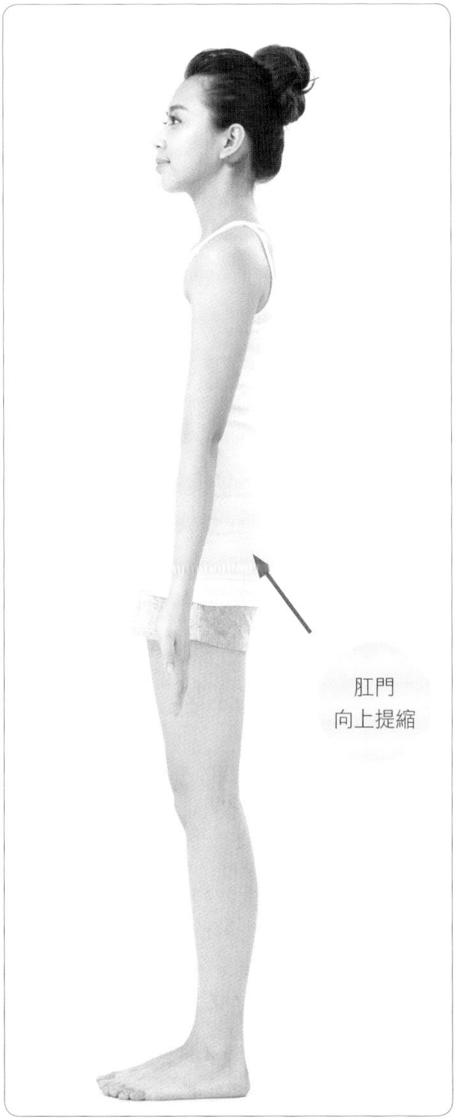

提肛

腎臟運動，排體內廢物

肛門向上提縮，可拉動擴約肌及腹肌，運動腎臟和陰道，有助改善腎結石、單純的腎臟病、排除尿酸。

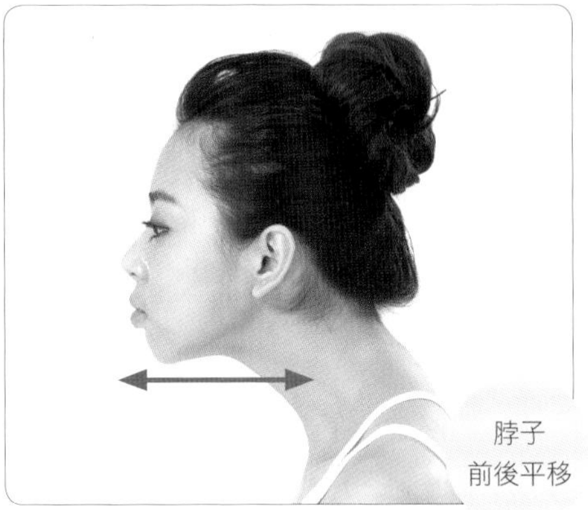

QRcode示範

新疆舞

改善內分泌和膽固醇

肩膀不動，脖子前後平移，拉動後頸和肩膀，能改善肩頸痠痛；刺激頭頸間脊椎橋段、後半身之內分泌，與中樞神經系統，也有效防感冒、高血壓、鼻子過敏、氣喘。

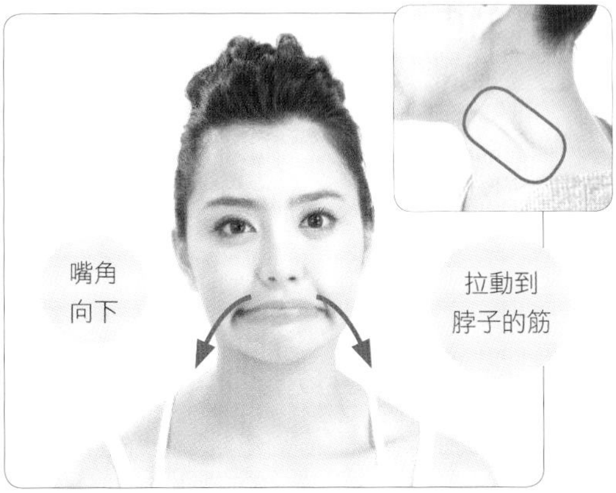

QRcode示範

拉下巴

改善內分泌和膽固醇

嘴角向下用力，可拉動頸部、前胸及腺體，刺激甲狀腺、乳腺、淋巴腺，提升上半身內分泌和免疫力。

36 尿道發炎・尿濁

症狀 頻尿、夜頻、尿色混濁
排尿有灼熱感，或膀胱痛

細菌從體外侵入尿道，引起**發炎**現象，症狀包括：排尿有灼熱感、膀胱或下背部疼痛、頻尿、夜尿、尿液混濁、尿液惡臭，若不治療，**細菌可能跑到膀胱或腎臟**，後患無窮；女生的尿道短，發炎機率更高於男性。**尿濁**則是小便混濁、白如泔漿，但排尿時無疼痛，**通常是腎脾和膀胱虛弱問題。**

改善要領 設法增加抵抗力，做「拉下巴」提升上身內分泌和免疫系統；做「縮小腹」強化膀胱，促進血循、排除廢物；「鼻吸少、嘴呼多」能降火氣。

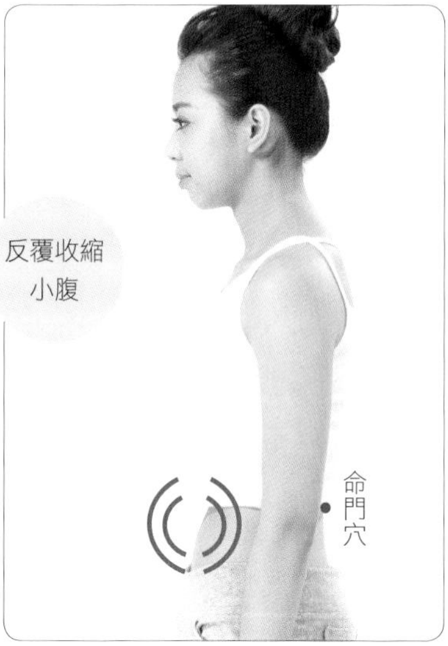

縮小腹

QRcode示範

強化氣血和膀胱

反覆收縮肚臍周圍的腹肌，拉動下腹部與丹田，與後腰中心「命門穴」產生共振。可改善氣血不足或血液滯留；促進下身內分泌，強化腸胃、子宮與膀胱。**★但注意飯後 90 分鐘內勿做。**

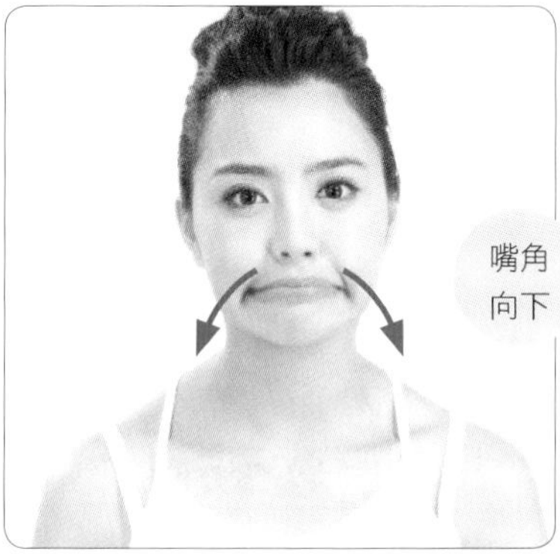

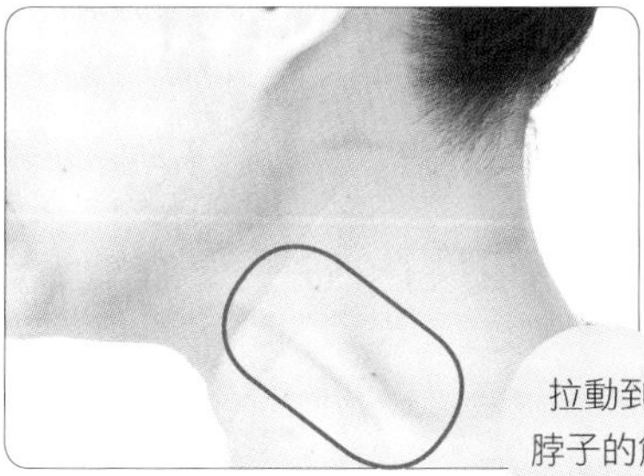

拉下巴

QRcode示範

增強免疫力

嘴角向下用力，似齜牙裂嘴狀，可拉動頸部、前胸及腺體，刺激甲狀腺、乳腺、淋巴腺，提升上半身內分泌和免疫力。

鼻吸少、嘴呼多

QRcode示範

把火氣吐掉

力量放在胸部中央（膻中穴），先由鼻子吸氣，再緩緩從嘴呼出又細又長的氣，鼻吸氣少、嘴呼氣多。透過廢氣排出、交換氧氣的動作，促使細胞有氧化。可降火氣、改善憂鬱恐懼症、減輕壓力、解毒、改善運動過程中產生之不適反應與好轉反應。

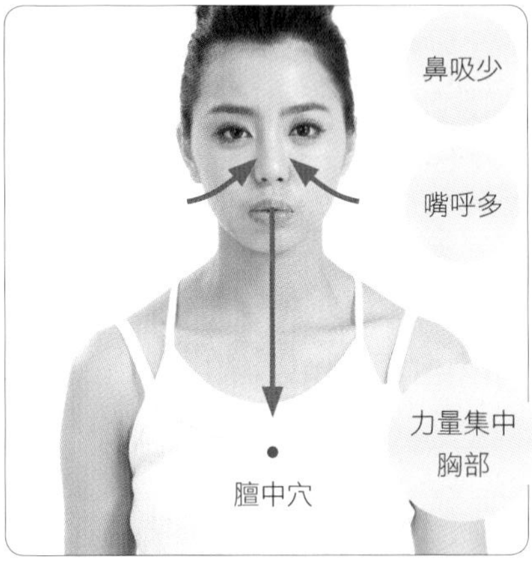

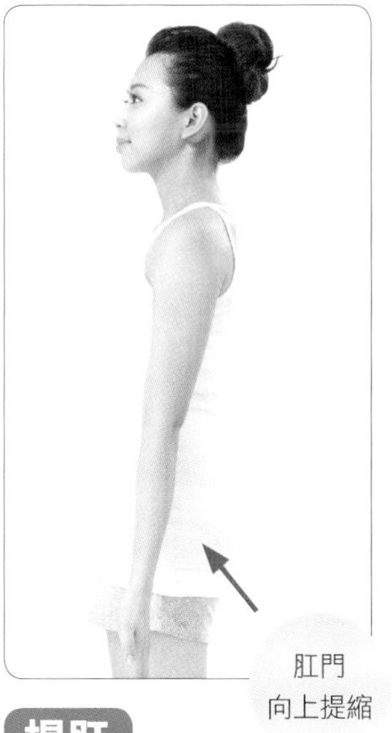

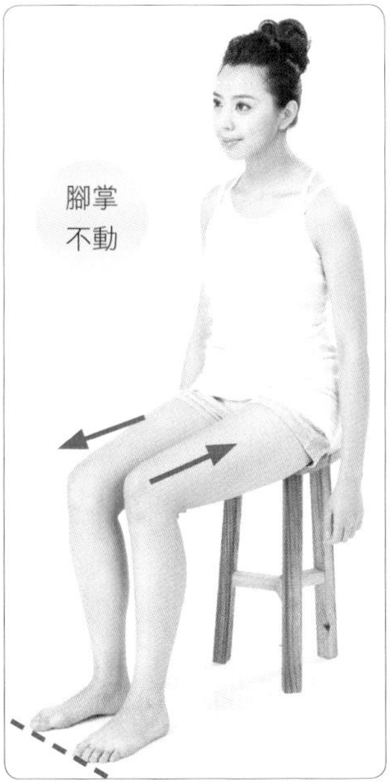

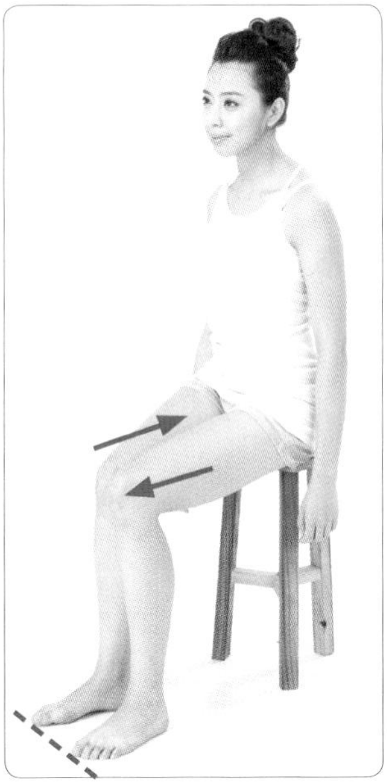

提肛

強化尿道和腎臟，改善發炎

肛門向上提縮，似憋大便狀，可拉動擴約肌及腹肌，運動腎臟和陰道，有助改善腎結石、單純的腎臟病、排除尿酸。

大腿前後移

QRcode示範

運動胯部神經、紓緩發炎不適

端坐在椅子的 1/3 處，雙腿膝蓋前後輕移（左進右退、左退右進，腳掌不動），以拉動大腿、臀部、尾椎等穴道。幫助尾椎、胯部運動，刺激坐骨神經，改善背痛、便秘、膝蓋無力。

37 氣管不好・有痰・乾咳・喉炎

症狀 吹風吃冰、早晚特別會咳
濕咳有痰聲，乾咳氣管無力

氣管不好大多**和過敏體質有關**，雖不到氣喘，但呼吸道很敏感，吹到風或吃冰冷物就咳不停；早晚咳特別嚴重，濕咳有痰聲。一般當呼吸道有痰自然想咳嗽，會靠支氣管纖毛運動和收縮，把痰或鼻涕咳出；但**若呼吸道肌肉無力，則只能乾咳幾聲**，痰物仍滯留則容易發炎。

改善要領 因為氣管弱，所以**運動重點在鍛鍊呼吸道**。做「吞舌根」會鼓動淋巴，強化氣管和肺部，能減少分泌物阻塞，改善咽喉發炎；「拉下巴」拉動頸部的筋和前胸，會讓免疫系統變好。

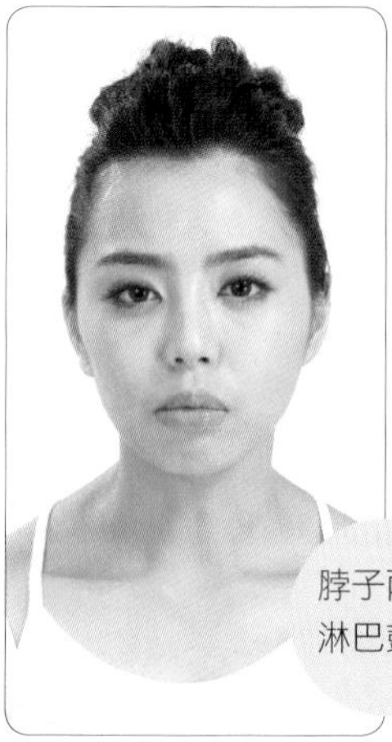

吞舌根

肺部、氣管運動

嘴閉，將舌頭在口內平行往前後伸展，致舌根往後擠，且脖子兩邊淋巴腺鼓起。連續動作，有助強化氣管與肺部，防治肺疾、咽喉發炎、甲狀腺、扁桃腺問題。

QRcode示範

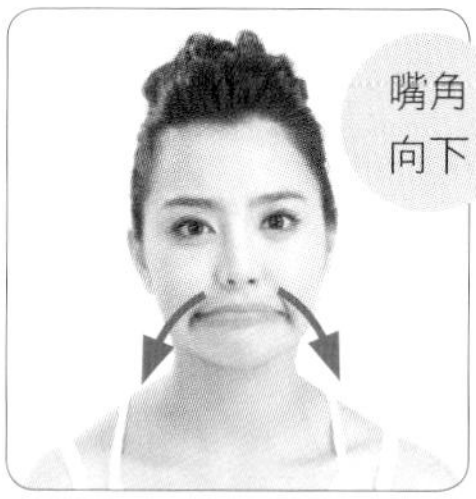

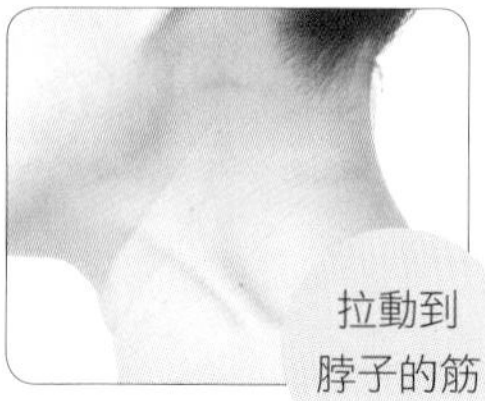

拉下巴

免疫系統運動

嘴角向下用力，似齜牙裂嘴狀，可拉動頸部、前胸及腺體，刺激甲狀腺、乳腺、淋巴腺，提升上半身內分泌和免疫力，每天一定要做。

QRcode示範

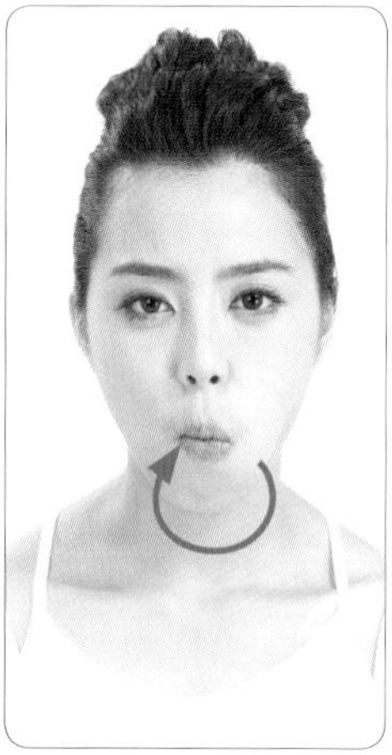

繞舌頭

中樞神經運動

舌尖沿著上下排牙齒的外側繞圈，可運動中樞神經，改善脊椎疼痛和神經麻痺，也適用於口吃、帕金森氏症、中風後的復健運動。

QRcode示範

38 氣喘・運動後胸悶

症狀 呼吸喘鳴、咳嗽、胸悶
呼吸太快、有雜音怕需急救

氣喘的人當接觸到過敏原、情緒激動、激烈運動、呼吸道感染時，會出現喘鳴、咳嗽、呼吸困難、胸悶等症狀，嚴重時會呼吸急促，並伴隨雜音，可能有性命危險；萬一半夜氣喘突然發作，還得跑急診室急救。

改善要領 「吞舌根」運動強化氣管和肺部；並做「鼻吸少、嘴呼多」，讓細胞含氧充足，減少氣喘發作機率，也能改善好轉過渡期的不適。一般運動後，如出現呼吸過快、胸悶、頭暈的不適感，做呼吸運動也可以避免缺氧、昏倒這類意外。

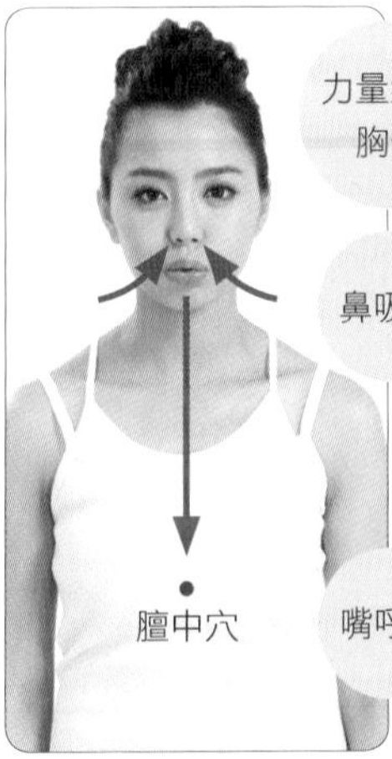

鼻吸少、嘴呼多

改善呼吸道問題

力量放在胸部中央（膻中穴），鼻吸氣少、嘴呼氣多。透過廢氣排出、交換氧氣的動作，促使細胞有氧化。可降火氣、改善憂鬱恐懼症、減輕壓力、解毒、改善運動過程中產生之不適反應與好轉反應。

QRcode示範

吞舌根

QRcode示範

肺部、氣管運動

嘴巴閉著，將舌頭在口內平行往前後伸展，致舌根往後擠，且脖子兩邊淋巴腺鼓起。有助強化氣管與肺部，防治肺疾、咽喉發炎、甲狀腺、扁桃腺等問題。

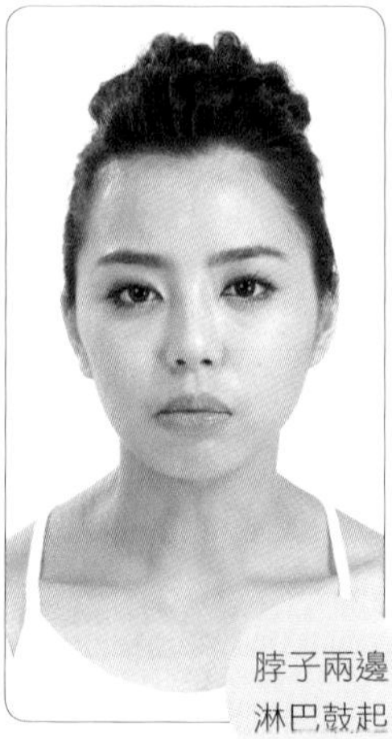

新疆舞

QRcode示範

刺激頸部和鼻穴道

肩膀不動，脖子前後平移，拉動後頸和肩膀，能改善肩頸痠痛、脖子僵硬；刺激頭頸間脊椎橋段、後半身之內分泌，與中樞神經系統，也防感冒、高血壓、鼻敏、氣喘。

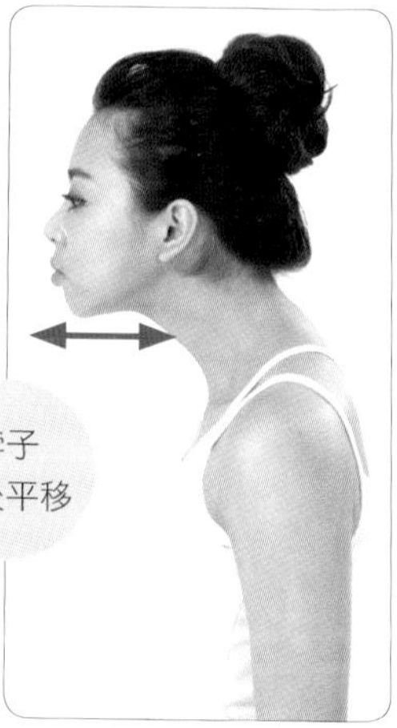

44 甲狀腺低下・變胖掉髮・高血脂

症狀 便秘、禿髮、僵硬、貧血
嚴重會高血脂、陽痿、腫胖

甲狀腺機能低下、**甲狀腺素分泌不足**，則會出現：動作遲緩、肌肉僵直、眼睛浮腫、皮膚乾燥、掉頭髮、指甲變厚、容易便秘、易瘀血、貧血、怕冷、心跳慢、呼吸困難、肥胖、高血脂、高膽固醇、性慾降低、陽痿等症狀。

改善要領 直接啟動免疫工廠，同樣可做頭頸間、按摩甲狀腺的運動，如「吞舌根」、「拉下巴」，以及刺激腦下垂體、後半身中樞神經和氣血循環的運動，如「點頭」、「新疆舞」。**婦女產後如甲狀腺機能上上下下**，也可藉此調節。

吞舌根

QRcode示範

運動甲狀腺

舌頭在口內前後伸展，致舌根往後擠，且脖子兩邊淋巴腺鼓起。有助強化氣管與肺部，防治肺疾、咽喉發炎、甲狀腺、扁桃腺等問題。

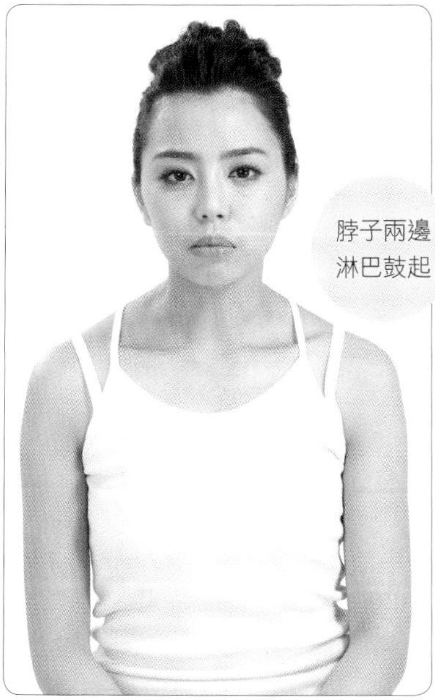

拉下巴

QRcode示範

運動甲狀腺

嘴角向下用力，似齜牙裂嘴狀，可拉動頸部、前胸及腺體，刺激甲狀腺、乳腺、淋巴腺，提升上半身內分泌和免疫力。

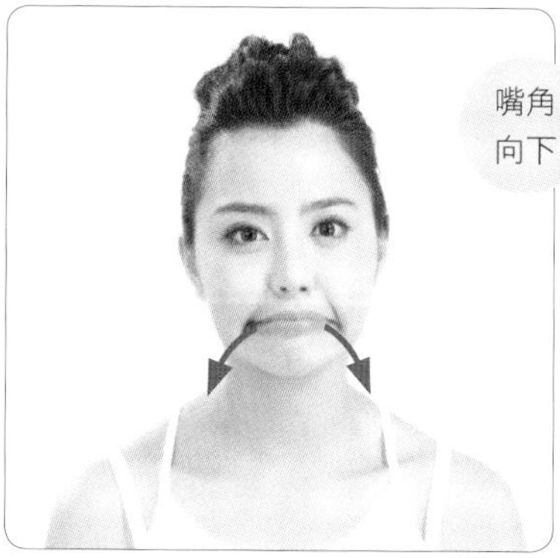

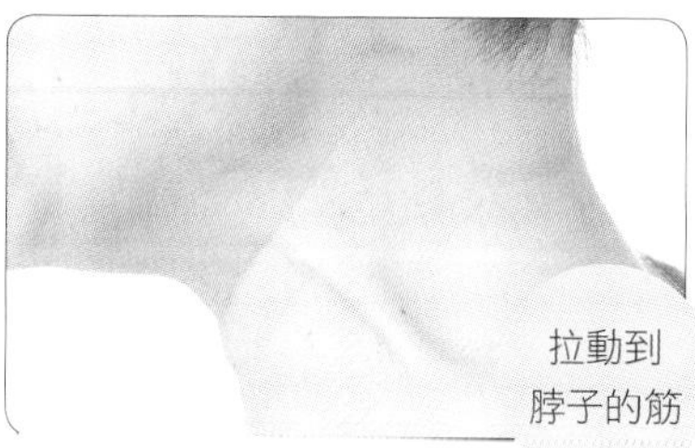

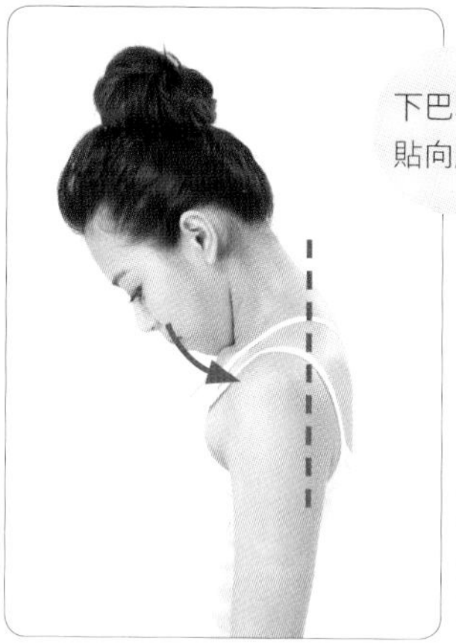

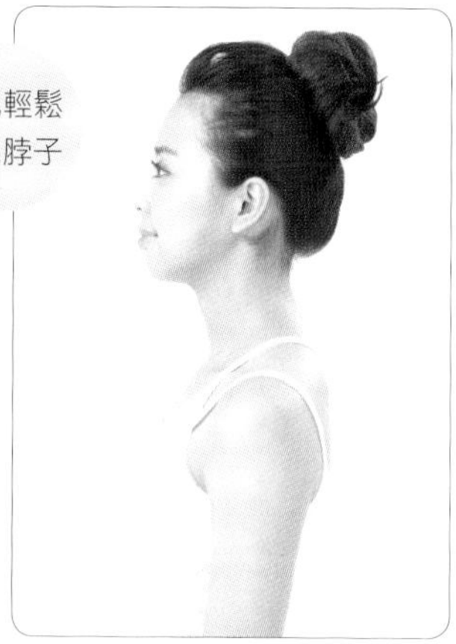

點頭

QRcode示範

拉動腦下垂體

低頭將下巴輕鬆貼向脖子，以拉動後頸部與腦下垂體，促進生長、增加記憶力、預防失智。

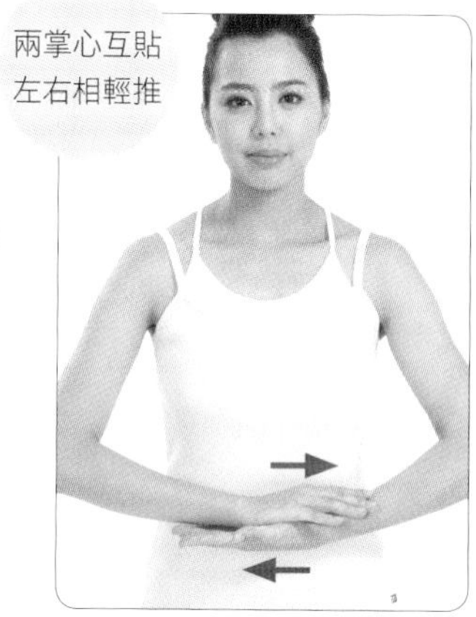

推手造血

促進血液循環

雙手手掌平放在腹部前方，掌心相貼，手腕平直勿彎曲。僅用掌心之力左右相輕推，手掌心很快會覺得溫熱。促進造血、改善貧血；同時加速血液循環，有助排除血中廢物，及改善高血脂、平衡白血球與紅血球。

QRcode示範

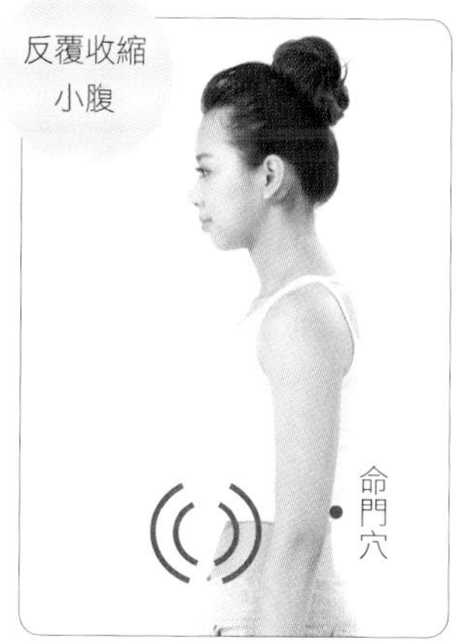

縮小腹

平衡下半身內分泌

反覆收縮肚臍周圍的腹肌，拉動下腹部與丹田，與後腰中心「命門穴」產生共振。可改善氣血不足或血液滯留；促進下身內分泌，強化腸胃、子宮與膀胱。**★ 但注意飯後 90 分鐘內勿做。**

QRcode示範

新疆舞

QRcode示範

運動頸部後腦

肩膀不動，脖子前後平移，拉動後頸和肩膀，能改善肩頸痠痛、脖子僵硬；刺激頭頸間脊椎橋段、後半身之內分泌，與中樞神經系統，也有效防感冒、高血壓、鼻子過敏、氣喘。

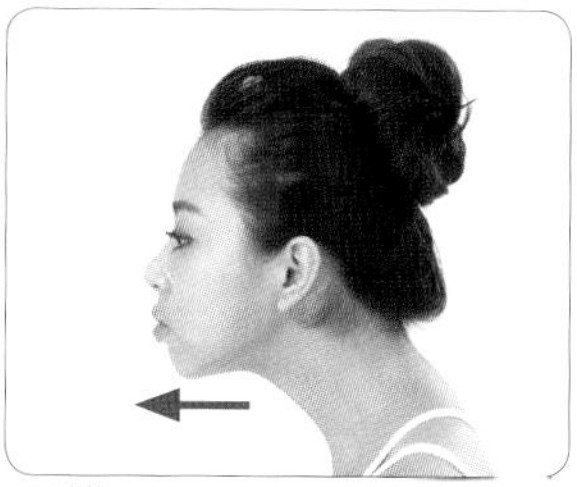

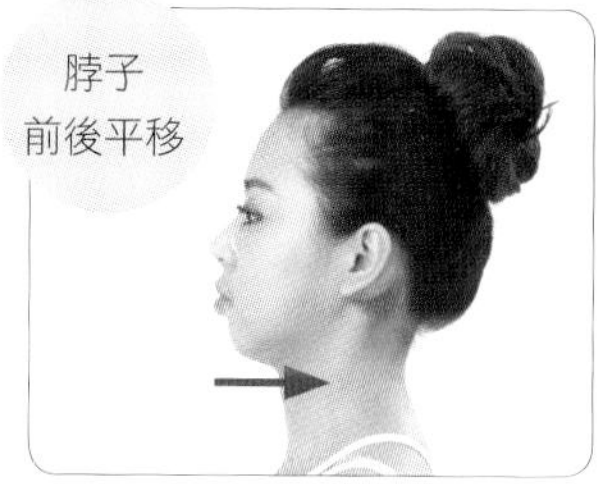

45 黑斑・皮膚粗・濕疹・蕁麻疹

症狀 濕疹有紅斑、丘疹、水泡
蕁麻疹為一塊塊凸起紅疹

疲勞、睡眠不足、生理期前、懷孕期，**黑斑**會特別明顯。**皮膚粗糙**可能因乾性膚質、發炎、減肥過當所致。**濕疹**是過敏性發炎，常見於腰、腿等，出現紅斑、丘疹、水泡。**蕁麻疹（風疹）**也是過敏反應，一塊塊凸起的紅疹奇癢無比，使臉、唇浮腫，若在呼吸道發作小心休克。

改善要領 做「拉上唇」**改善肝經氣滯**，防治黑色素沉澱，且促進臉部氣血循環，有助美顏。「拉下巴」可啟動免疫工廠，防過敏發作，以及做「縮小腹」、「推手造血」促進血液排毒。

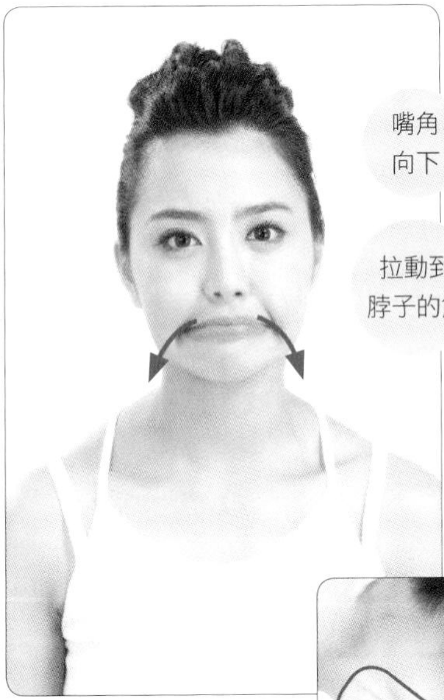

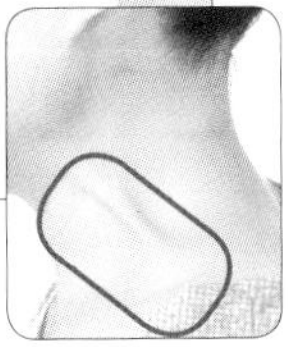

拉下巴

QRcode示範

提升免疫力

嘴角向下用力，似齜牙裂嘴狀，可拉動頸部、前胸及腺體，刺激甲狀腺、乳腺、淋巴腺，提升上半身內分泌和免疫力。

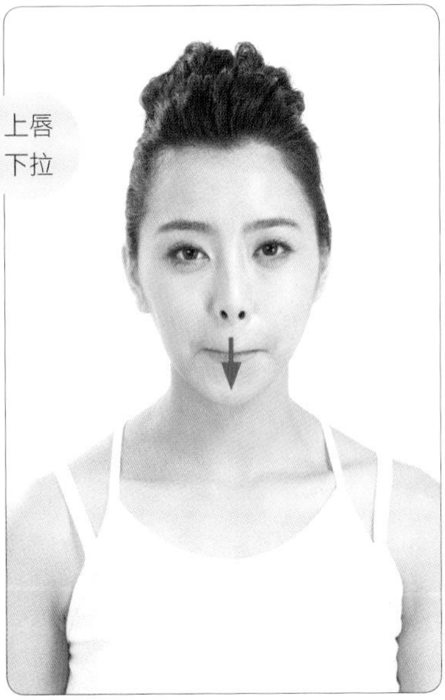

拉上唇

QRcode示範

美容褪斑

將上唇往下拉，可拉動臉部動脈、靜脈、人中穴道、鼻子與眉毛，有效改善面相、美容。

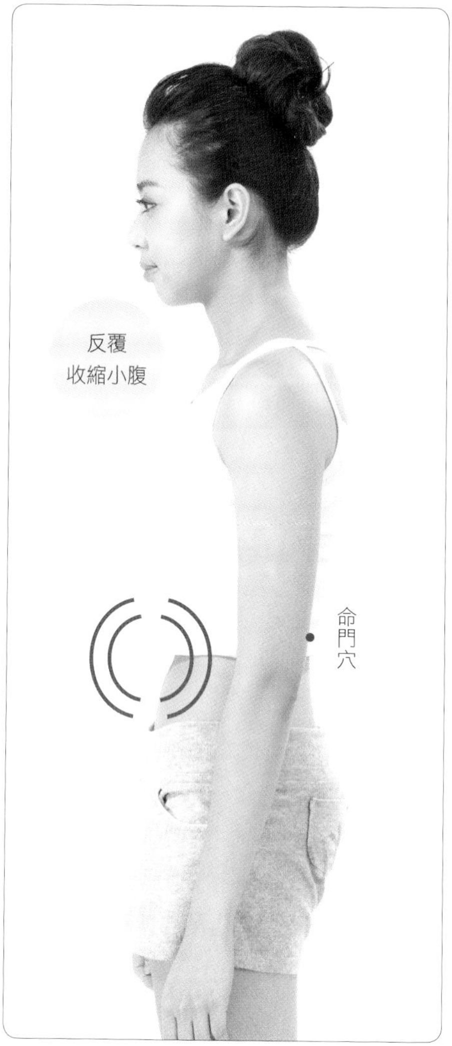

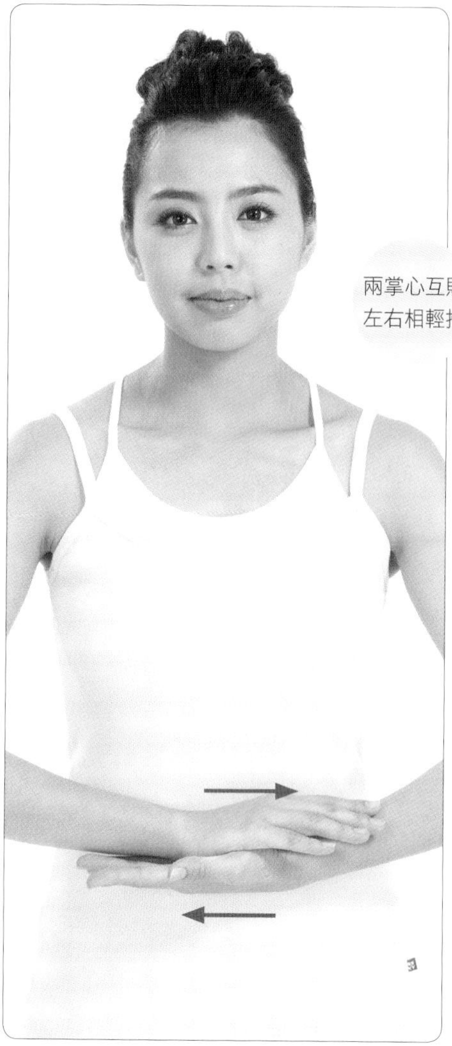

縮小腹

QRcode示範

改善血液滯留

反覆收縮肚臍周圍的腹肌，拉動下腹部與丹田，與後腰中心「命門穴」產生共振。可改善氣血不足或血液滯留；促進下身內分泌，強化腸胃、子宮與膀胱。**★但注意飯後 90 分鐘內勿做。**

推手造血

QRcode示範

促進血流排毒

雙手手掌平放在腹部前方，掌心相貼，手腕平直勿彎曲。僅用掌心之力左右相輕推，手掌心很快會覺得溫熱。促進造血、改善貧血；同時加速血液循環，有助排除血中廢物，及改善高血脂、平衡白血球與紅血球。

46 清肝毒・淋巴排毒・美膚

症狀 爛瘡癢、肝斑、口臭、便秘體重、肝指數體檢都過高

食物、水、吸入空氣、用品接觸等，都是體內「毒素」的來源；而身體本身各種型態的代謝物，例如**自由基**、**脹氣**、**尿液**、**糞便**等未盡快排除，更讓人多病衰老。定期排除體內毒素，尤其要顧到肝臟排毒、血液淨化（消褪肝斑、改善膚況）；調整內分泌則是維持年輕的要務。

改善要領 **排毒三部曲：養肝、清血、調內分泌。**「單孔呼吸」和「鼻吸、嘴呼、動肋骨」運動，都能幫肝臟按摩、供應血液氧氣；肝恢復元氣自然能順利排毒，內分泌也變正常了。

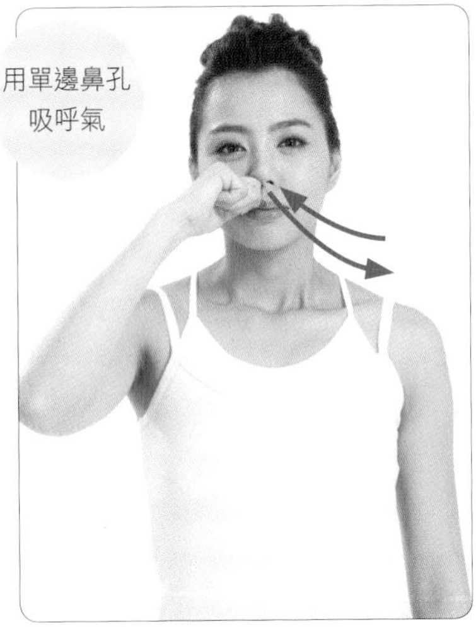

QRcode示範

單孔呼吸

肝臟運動

嘴巴閉著，以食指關節塞住單邊鼻孔，只留另一邊鼻孔吸氣，吸滿後再由同一鼻孔呼氣，反覆做3分鐘。換另一邊鼻孔吸呼氣；藉由兩邊鼻孔輪流做吸呼氣，幫助空氣直接傳到肝臟、肺部，協助肝、肺氧氣運動，改善肝病和B型肝炎。

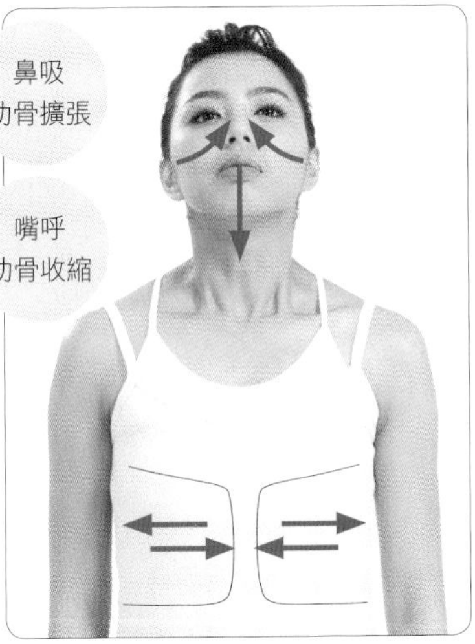

QRcode示範

鼻吸、嘴呼、動肋骨

肝臟運動

先以鼻子吸一口氣，吸氣時肋骨用力擴張。吸氣到肋骨即由嘴呼出，呼氣時肋骨用力收縮，藉由肋骨用力擴張與收縮來按摩肝臟。幫助肺臟、肝膽按摩，有助改善肝病、B型肝炎、氣喘。

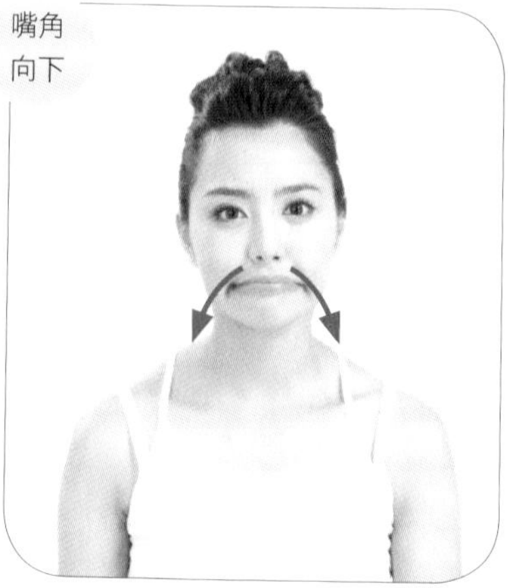

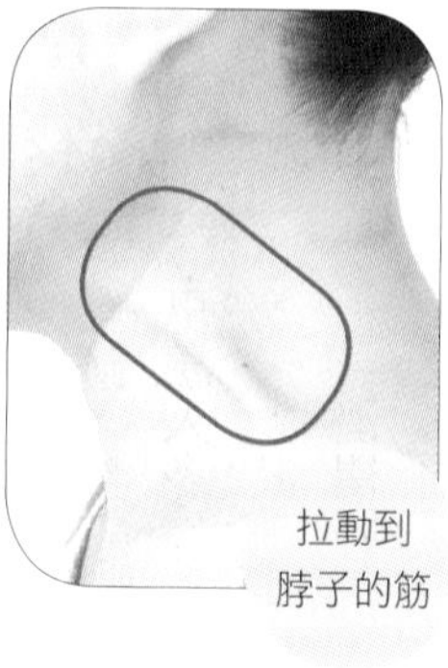

拉下巴

平衡上半身內分泌

嘴角向下用力，似齜牙裂嘴狀，可拉動頸部、前胸及腺體，刺激甲狀腺、乳腺、淋巴腺，提升上半身內分泌和免疫力。

QRcode示範

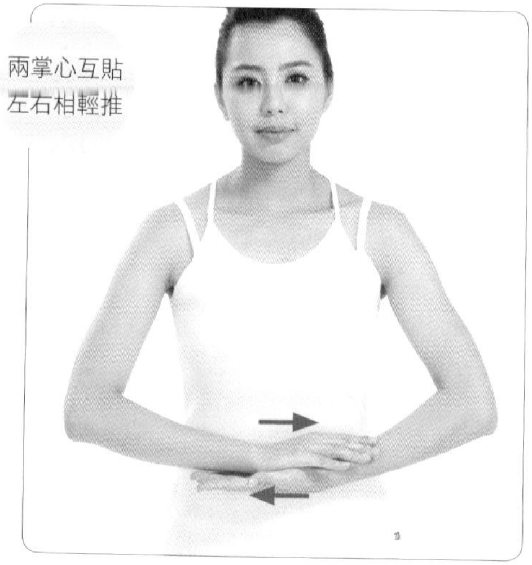

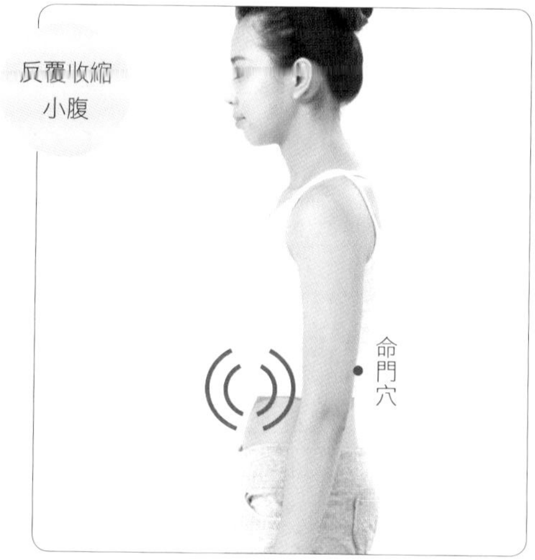

推手造血

QRcode示範

淨化血液

雙手手掌平放在腹部前方，掌心相貼，手腕平直勿彎曲。僅用掌心之力左右相輕推，手掌心很快會覺得溫熱。促進造血、改善貧血；同時加速血液循環，有助排除血中廢物，及改善高血脂、平衡白血球與紅血球。

縮小腹

QRcode示範

平衡下半身內分泌

反覆收縮肚臍周圍的腹肌，拉動下腹部與丹田，與後腰中心「命門穴」產生共振。可改善氣血不足或血液滯留；促進下身內分泌，強化腸胃、子宮與膀胱。★**但注意飯後 90 分鐘內勿做。**

50 異位性皮膚炎

症狀 皮膚癢、紅腫、水泡、結痂伴隨氣喘、過敏性鼻炎

「異位性皮膚炎」是遺傳的皮膚過敏症，主要症狀是：搔癢、紅腫、起水泡、結痂變厚，常合併有氣喘、過敏性鼻炎；可從嬰兒期持續到成年，天氣乾冷、熱暑流汗還特別嚴重。**最怕抓破皮引起細菌感染，以及影響睡眠**。發作時多在臉、頸、手肘、腳踝，搔癢難耐，非常辛苦。

改善要領 **脾虛胃熱**造成的異位性皮膚炎，建議做「縮小腹」牽引腹肌，按摩胃脾。「拉下巴」以啟動免疫工廠，提升免疫力。**過敏原80%是來自血液**，做「推手造血」也有助改善過敏現象。

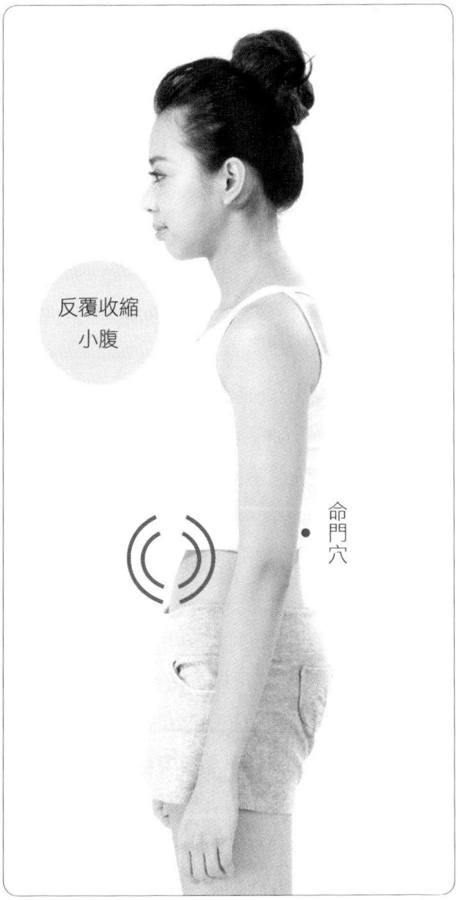

縮小腹

改善下半身內分泌

反覆收縮肚臍周圍的腹肌，拉動下腹部與丹田，與後腰中心「命門穴」產生共振。可改善氣血不足或血液滯留；促進下身內分泌，強化腸胃、子宮與膀胱。★**但注意飯後90分鐘內勿做。**

QRcode示範

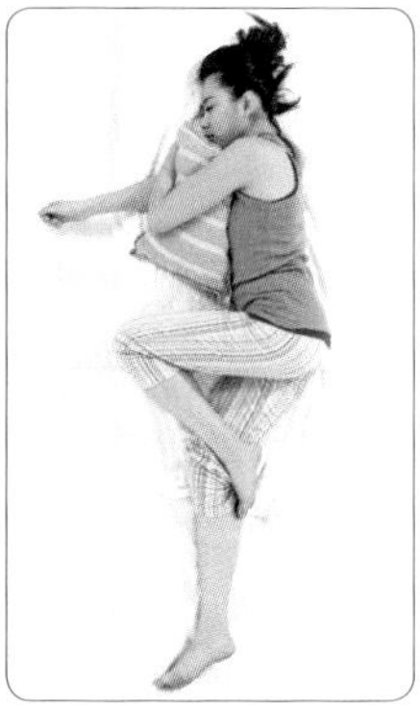

QRcode示範

推手造血

肝有問題，血也有問題

雙手手掌平放在腹部前方，掌心相貼，手腕平直勿彎曲。僅用掌心之力左右相輕推，手掌心很快會覺得溫熱。促進造血、改善貧血；同時加速血液循環，有助排除血中廢物，及改善高血脂、平衡白血球與紅血球。

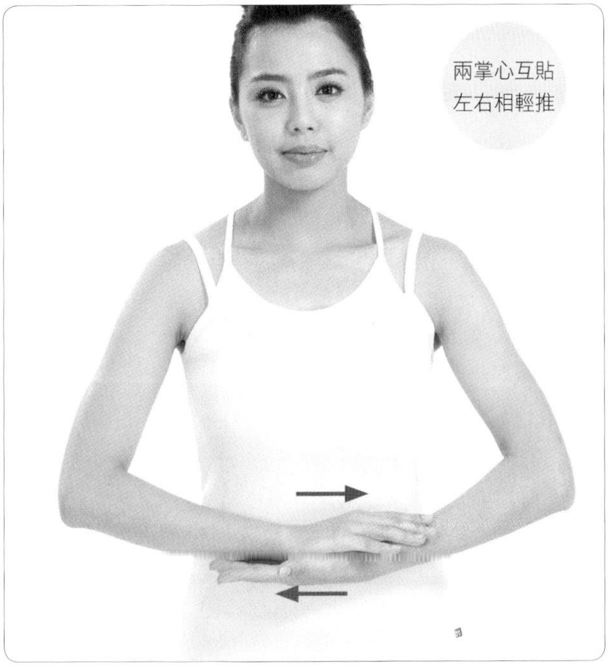

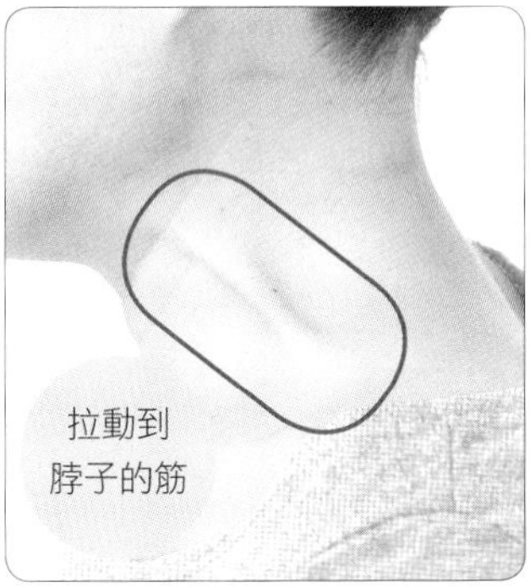

拉下巴

改善上半身內分泌

嘴角向下用力，似齜牙裂嘴狀，可拉動頸部、前胸及腺體，刺激甲狀腺、乳腺、淋巴腺，提升上半身內分泌和免疫力。

QRcode示範

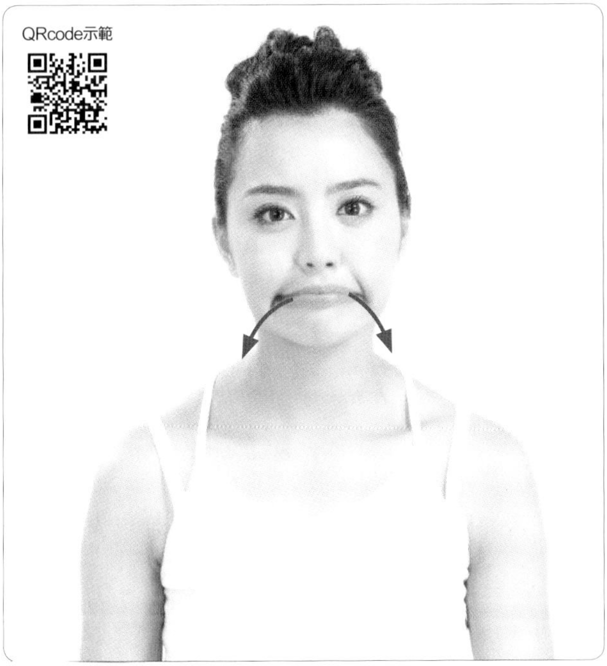

特別叮嚀！改善重大疾病・癌症也有良好作用的自癒療法

★★經就醫確診為重病、癌症者，更建議勤加練習「人體自癒療法」以下各要領動作，發揮直接和間接的改善作用；同時要繼續原有的醫療行為，不可以任意停止。

QR碼	頁碼	改善作用		建議動作	病名
	P35	細胞有氧化、減緩不適、心律不整	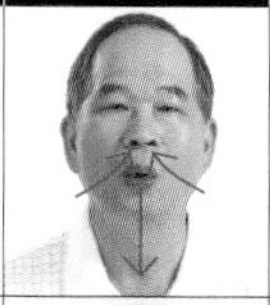	鼻吸少嘴呼多	1 心臟疾病
	P36	心臟運動，改善心臟肥大、瓣膜問題	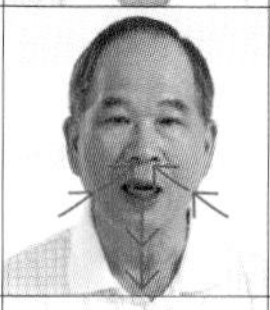	雙呼吸	
	P41	改善心臟肥大、心悸、瓣膜問題	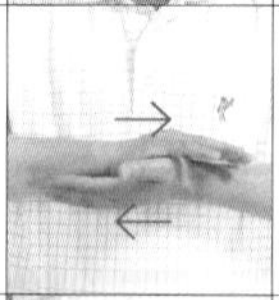	推手造血	
	P67	促血循，避免滯留，改善心臟肥大	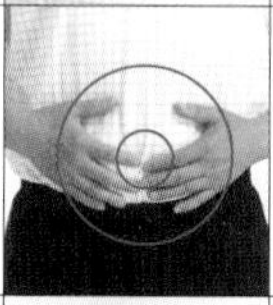	縮小腹	
	P64	促氣血循環、中樞神經系統、中風復健	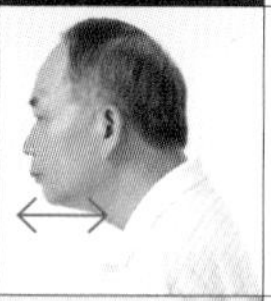	新疆舞	
	P51	促氣血循環、改善瓣膜問題、低血壓	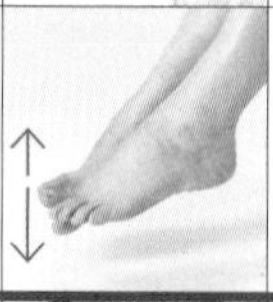	腳掌上下	
	P59	中樞神經運動，疏通脊椎和腦氣血	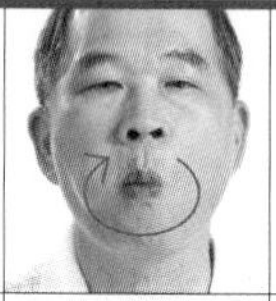	繞舌頭	2 腦血管疾病・中風
	P56	三叉神經運動，改善臉嘴歪斜	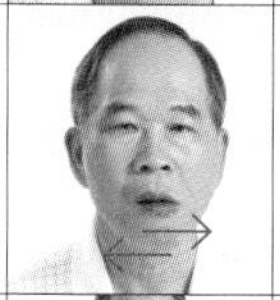	下巴左右移	
	P41	刺激末梢神經、促進手部血液循環	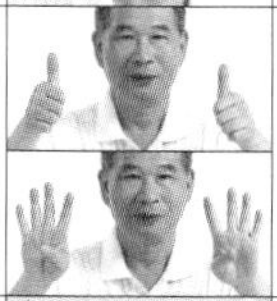	手指比一四	
	P50	刺激末梢神經、促進下身氣血循環	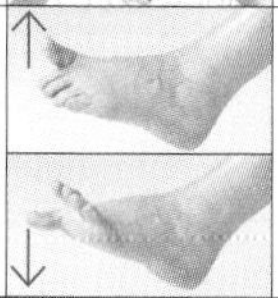	腳趾比一四	

QR碼	頁碼	改善作用		建議動作	病名
	P35	疏解心火和肝氣、減緩不適	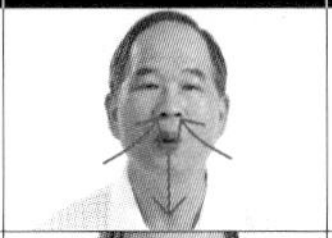	鼻吸少 嘴呼多	3 憂鬱症
	P57	促進上身內分泌， 提升免疫力	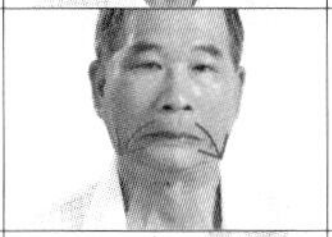	拉下巴	
	P74	改善腰部脊椎、 後半身血液循環	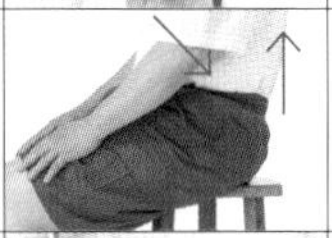	腰上下拉	
	P67	促進氣血上流到頭部	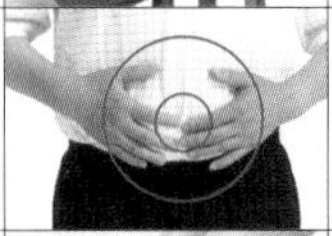	縮小腹	
	P51	改善氣血循環、安眠	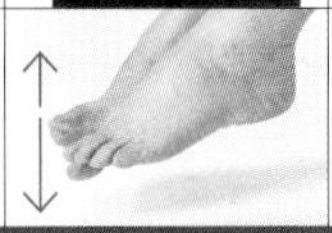	腳掌上下	
	P38	把氧氣直接送到肝臟	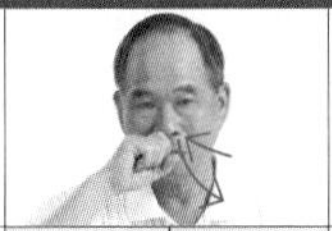	單孔呼吸	4 肝硬化
	P50	刺激末梢神經、 促進下身氣血循環	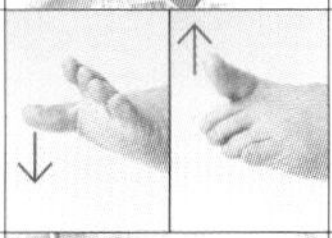	腳趾比一四	
	P67	改善血液滯留、 促進下身內分泌	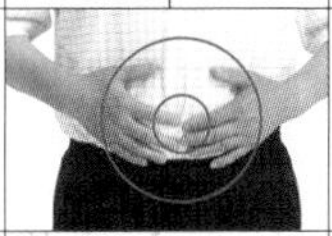	縮小腹	
	P41	淨化血液， 讓血液快速回流到肝臟	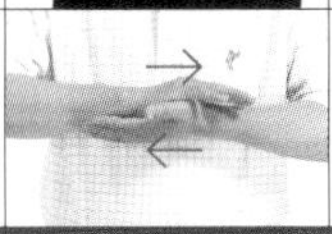	推手造血	
	P76	腎臟運動， 改善腎功能退化、痛風	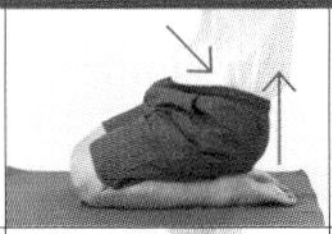	手貼耳、 腰上下拉	5 腎臟病
無	P71	改善腎臟代謝、高尿酸， 防腎結石	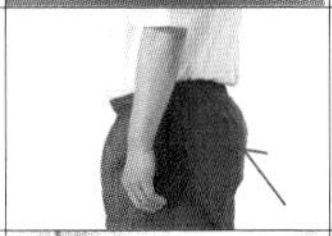	提肛	
	P67	改善血液滯留、 促進下身內分泌	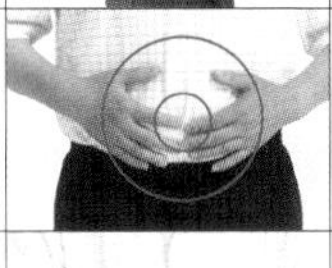	縮小腹	
	P41	改善血液循環，促進代謝	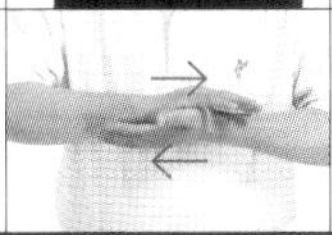	推手造血	

★★經就醫確診為重病、癌症者，更建議勤加練習「人體自癒療法」以下各要領動作，發揮直接和間接的改善作用；同時要繼續原有的醫療行為，不可以任意停止。

QR碼	頁碼	改善作用		建議動作	病名
	P58	肺部和氣管運動， 改善肺疾、咳嗽	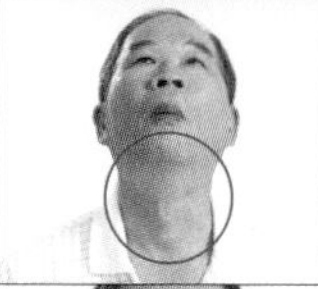	吞舌根	6 肺腺癌
	P57	促進上身內分泌， 提升免疫力	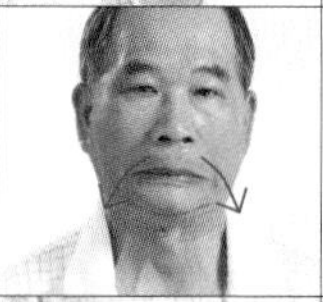	拉下巴	
	P67	改善血液滯留、 改善下身內分泌	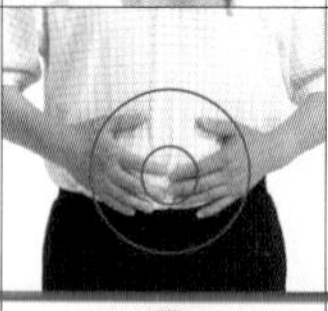	縮小腹	
	P58	咽喉運動，改善咽喉炎、 甲狀腺問題	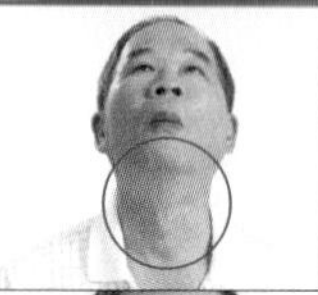	吞舌根	7 甲狀腺癌
	P57	刺激甲狀腺、提升免疫力	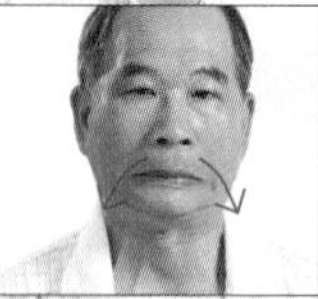	拉下巴	
	P67	改善血液滯留、 平衡下半身內分泌	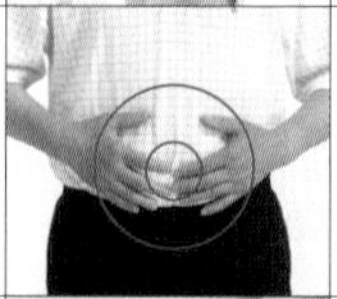	縮小腹	
	P51	幫助睡眠	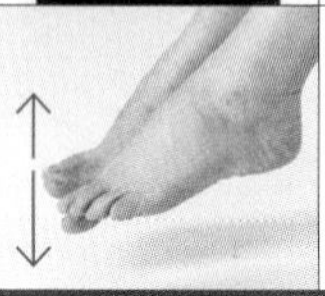	腳掌上下	
	P57	加強上身免疫系統	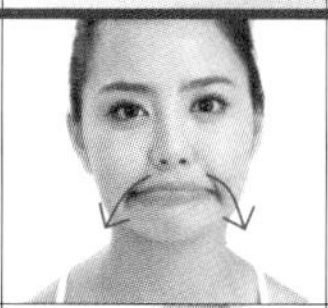	拉下巴	8 子宮頸癌
	P67	子宮運動，改善血液滯留、 改善內分泌	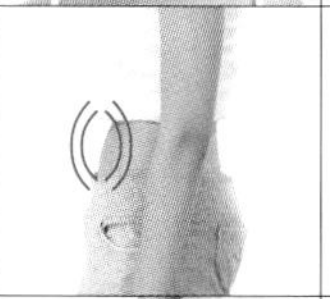	縮小腹	
無	P71	運動腎臟、尿道	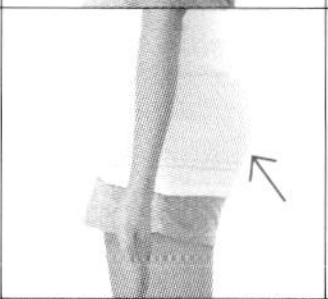	提肛	

QR碼	頁碼	改善作用		建議動作	病名
	P35	將廢氣排除，減緩不適	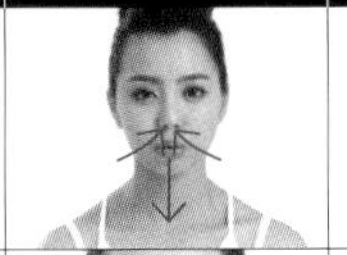	鼻吸少嘴呼多	9 乳癌
	P57	加強上身免疫系統	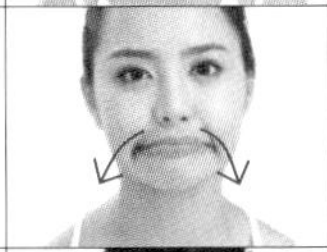	拉下巴	
	P64	促後半身氣血順暢	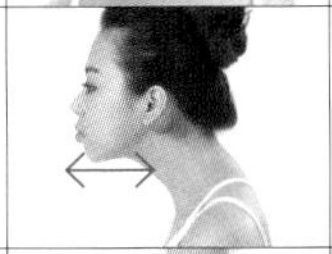	新疆舞	
	P67	改善下身內分泌與循環	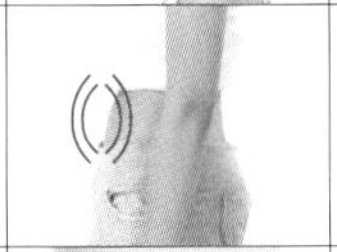	縮小腹	
	P41	促進血液循環，平衡紅、白血球	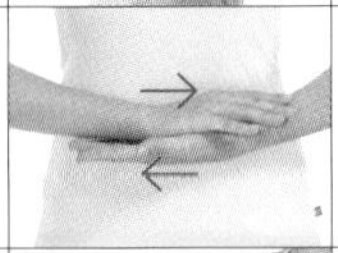	推手造血	
	P47	改善乳癌開刀後影響淋巴而手臂痠	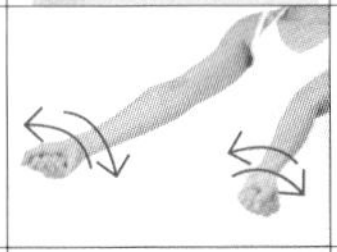	轉手	
	P45	從指縫排氣，改善手脹、腋下淋巴腫脹	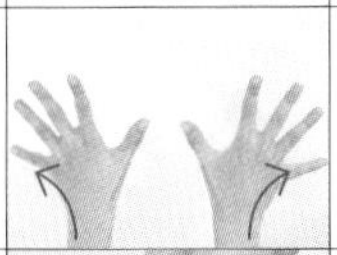	張手	
	P51	改善氣血循環，安眠	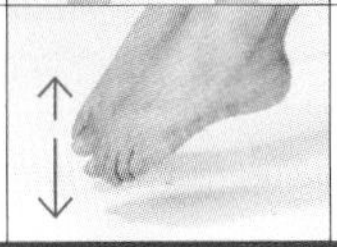	腳掌上下	
	P77	改善卵巢疾病和不孕	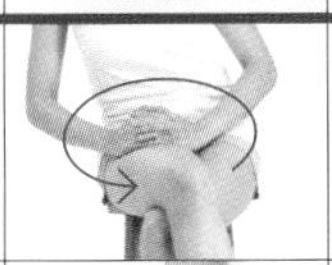	卵巢運動	10 卵巢癌
	P67	子宮運動	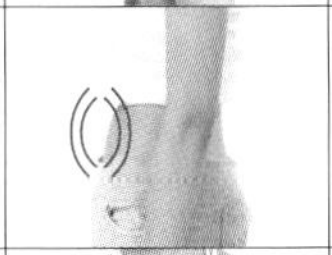	縮小腹	
	P67	把不好的東西逼掉	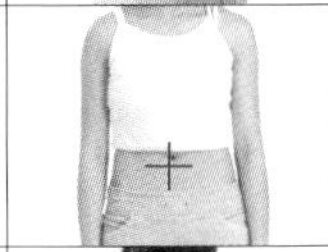	定肌法	
	P35	減緩經痛、下腹緊痛等不適	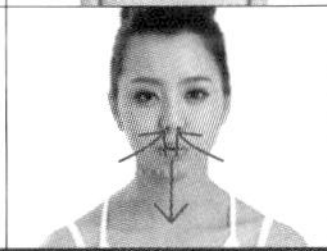	鼻吸少嘴呼多	

QR碼	頁碼	改善作用		建議動作	病名
	P77	改善卵巢疾病和不孕	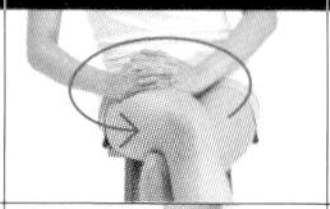	女：卵巢運動	11 不孕症
	P67	子宮運動，使內分泌平衡	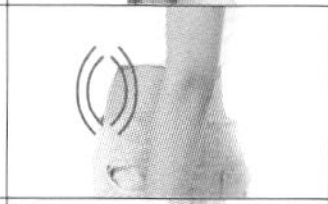	女：縮小腹	
無	P71	腎臟、陰道運動	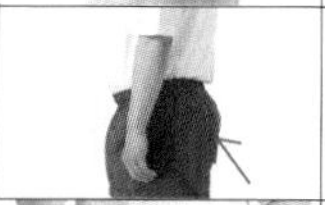	男女：提肛	
無	P70	改善攝護腺、卵巢疾病	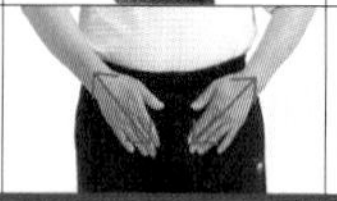	男女：按摩鼠蹊窩	
無	P70	提振攝護腺能力、刺激鼠蹊部淋巴	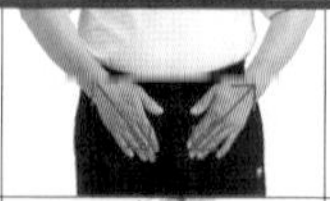	按摩鼠蹊窩	12 攝護腺癌
	P49	提振攝護腺能力、拉動鼠蹊部淋巴	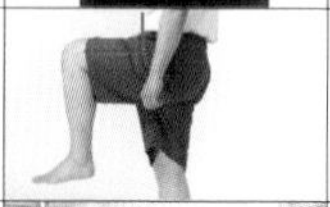	抬大腿	
	P67	強化腎臟與攝護腺	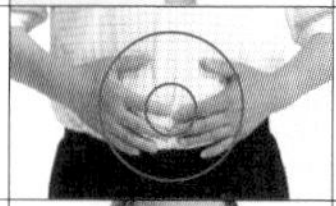	縮小腹	
	P57	加強上身免疫系統	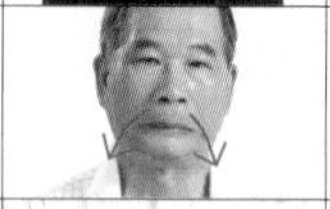	拉下巴	
	P41	促進血液循環，淨化血液	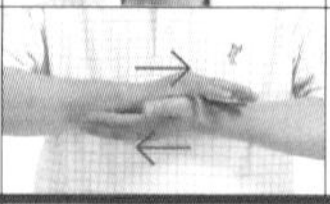	推手造血	
	P73	刺激脊椎尾部「尾閭穴」	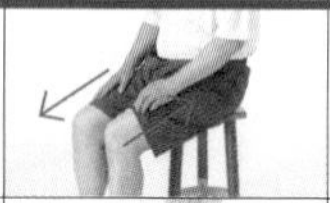	大腿前後移	13 膀胱癌
無	P71	腎臟運動，幫助排泄正常	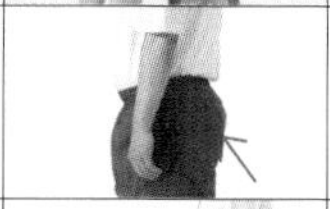	提肛	
	P74	刺激神經、按摩腎臟，改善腎脾氣虛	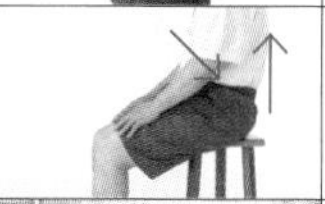	腰上下拉	
	P67	改善氣血不足，使尿量增加	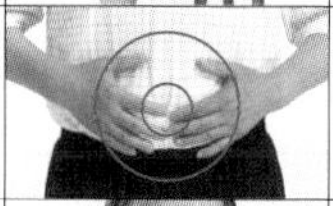	縮小腹	
	P57	刺激上身內分泌，提升免疫力	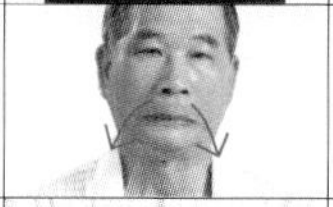	拉下巴	
	P41	加速血液循環，改善貧血	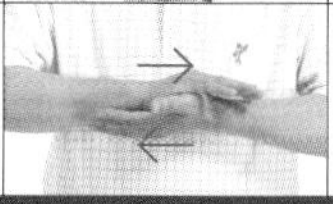	推手造血	

★★經就醫確診為重病、癌症者，更建議勤加練習「人體自癒療法」以下各要領動作，發揮直接和間接的改善作用；同時要繼續原有的醫療行為，不可以任意停止。

第 4 章

超方便！一日生活自癒動作建議

融合早晚作息做自癒療法，解瘦保健效果好上加好！

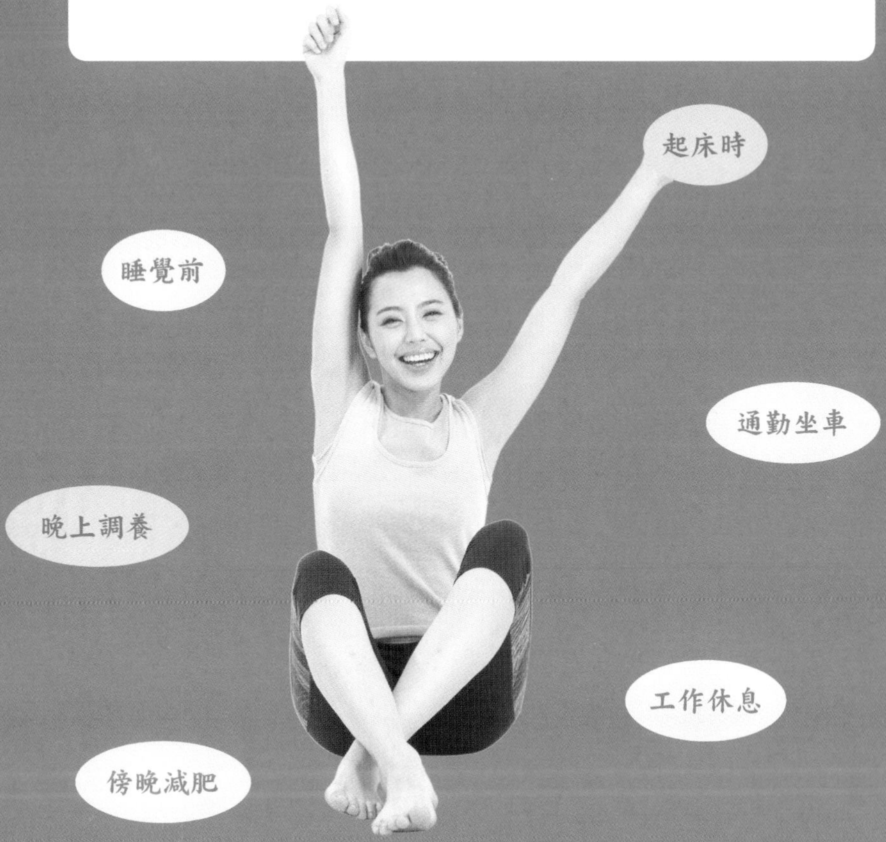
起床時
睡覺前
通勤坐車
晚上調養
工作休息
傍晚減肥

融合早晚作息做自癒療法，解瘦保健效果好上加好！

超方便！一日生活自癒動作建議

配合一天主要的作息時段，例如起床、工作中休息、傍晚減肥、睡前放鬆，融合練習「人體自癒療法」重點動作，保健或調養的成效會更彰顯。再次提醒你練習時幾個原則，你可以視個人作息、體力、症狀來彈性安排：

❶ 一次做 1 個動作，一個動作做 3 分鐘，每天做 5 次。避免一次就把 5 次做完。

❷ 飯後 120 分鐘內勿做腹部運動的「定肌法」、飯後 90 分鐘內勿做「縮小腹」、「減肥運動」、「胃部運動」。（第 67 ～ 69 頁）

❸ 生活忙碌的人，每天至少做這 4 個動作，就能促進氣血循環，達到基本的保健效用：（1）拉下巴．（2）縮小腹．（3）推手造血．（4）提肛。

拉下巴 · P57

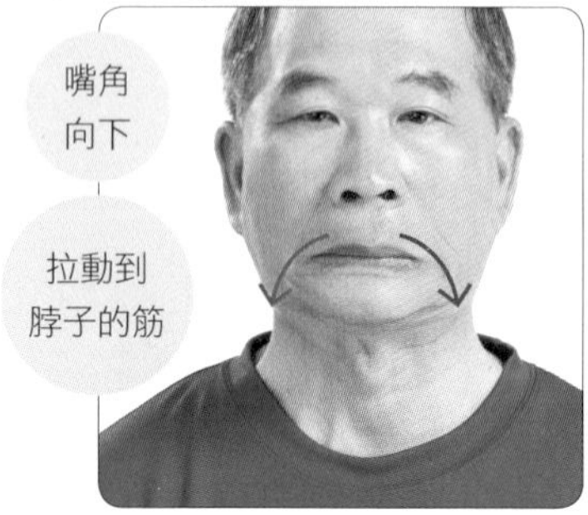

縮小腹 · P67

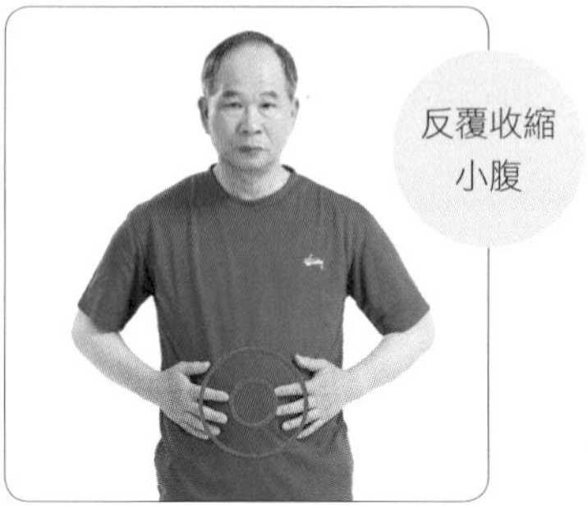

推手造血 · P41

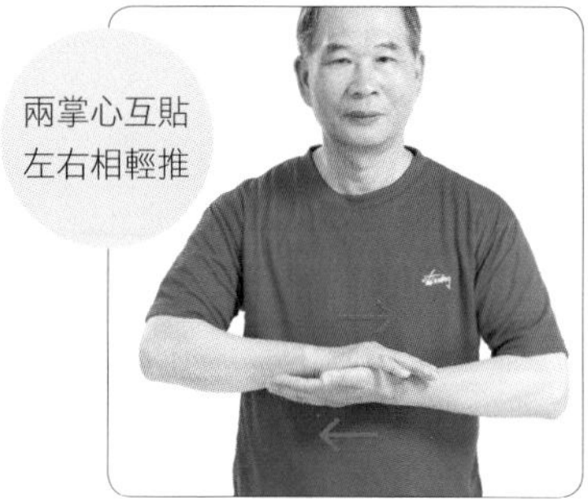

提肛 · P71

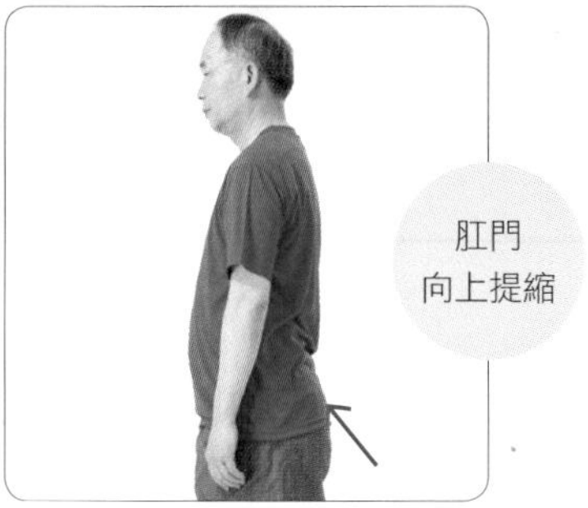

起床時 ➡ 暖身·呼吸排氣

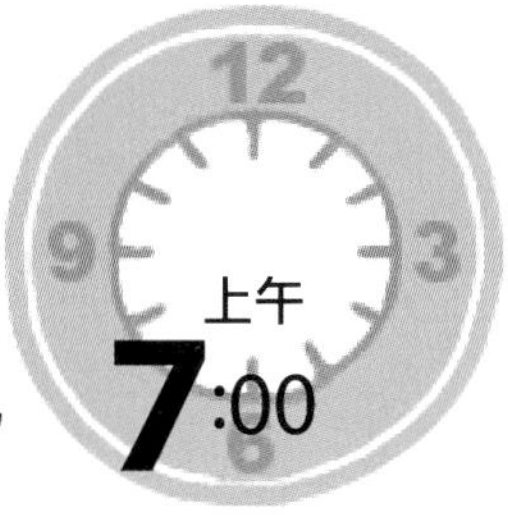

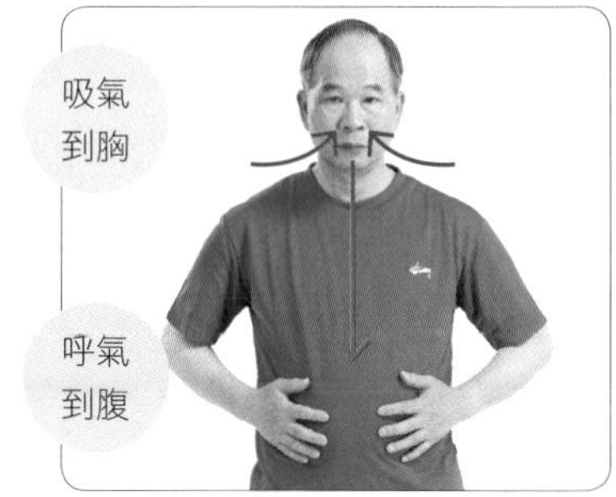

鼻吸、嘴呼、至腹部 · P39

活化氣血 **促排氣**

鼻子吸氣到胸部，再嘴巴呼氣到腹部使鼓起，促進氣血循環、四大組織暢通。每早以呼吸、推手造血、活動手腳關節等運動，來喚醒身體機能、排除廢氣。

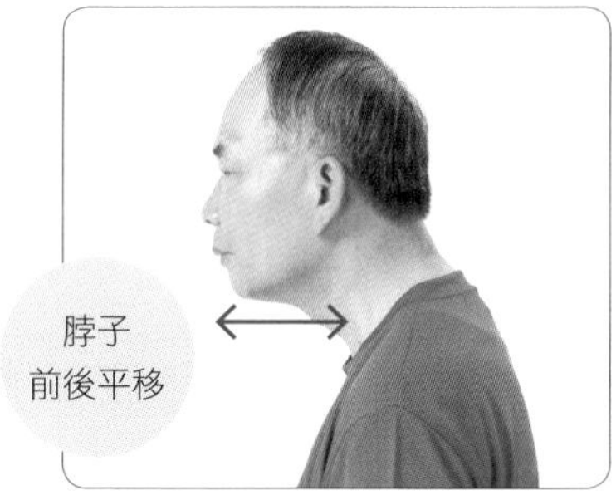

新疆舞 · P64

改善起床時下背痛 **胸悶** **活絡頸關節**

脖子前後平移拉動，可改善頸背痠痛、僵直性脊椎炎，以及鼻子過敏、中樞神經失調、預防感冒。

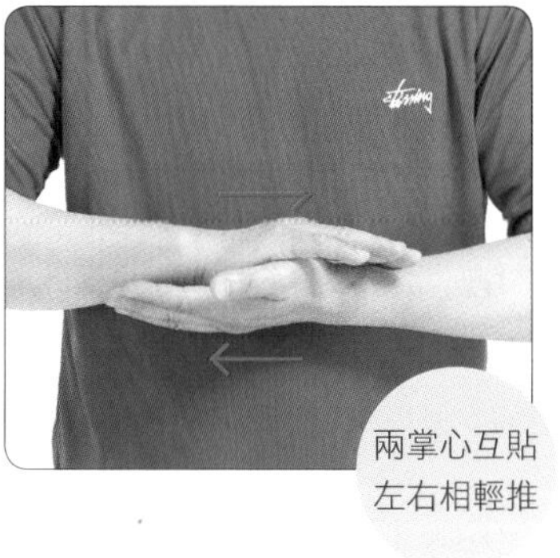

推手造血 · P41

促進血液循環 **暖身**

兩掌心平貼、僅用掌心之力相輕推，可加速血液循環，喚起精神，擁有好氣色；有益改善貧血和高血脂。

上午 8:00

通勤坐車 ➡ 舒張四肢．活動腰臀

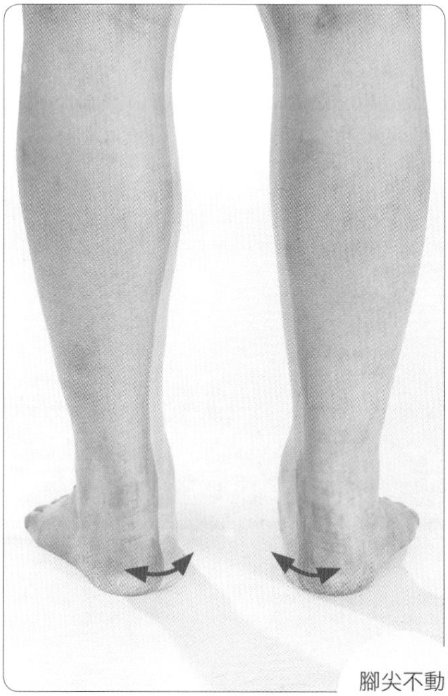

腳尖不動
只拉動腳跟

動腳跟．P50

久站腳痠 **運動胯部**

等車或搭車久站時，腳尖不動，腳跟向內、向外微微拉動，運動到胯部與臀部，有助耐站、不易疲累。

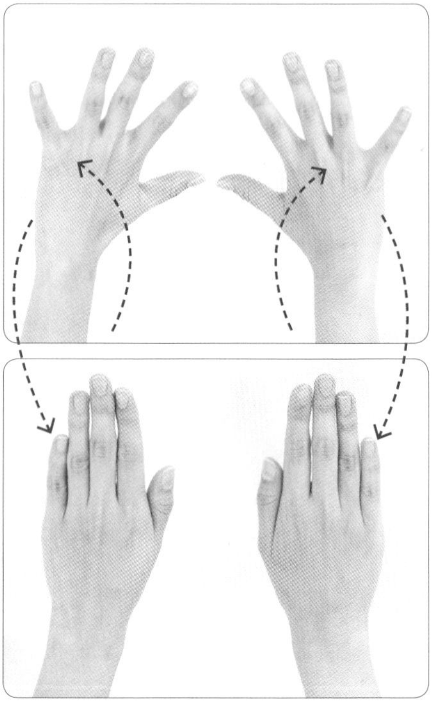

張手．P45

排除病氣 **改善手、腋下腫脹**

雙手十指重覆張開、收縮，促使病氣從指縫排出。手指、手腕、轉手、捏腋窩等手部動作，在大眾交通工具上做不致於太突兀；而馬路上空氣不好，不宜做「呼吸運動」。

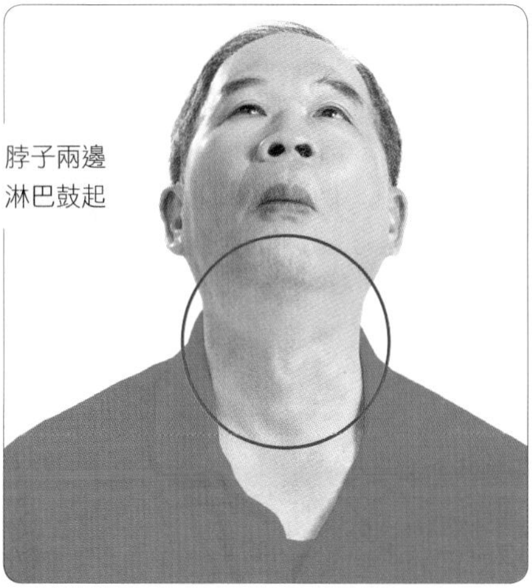

吞舌根 · P58

強化氣管 **改善冷氣症**

嘴巴閉著，舌根平行往前後伸縮，使脖子兩邊淋巴腺鼓起。有助強化氣管與肺部、運動肺部，防治咽喉發炎、扁桃腺、甲狀腺、肺疾問題。

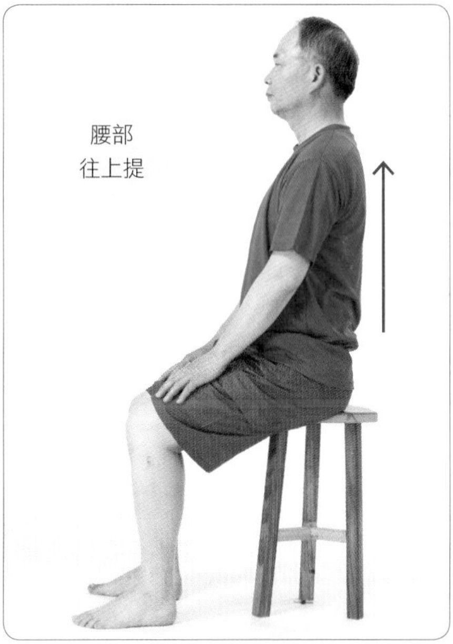

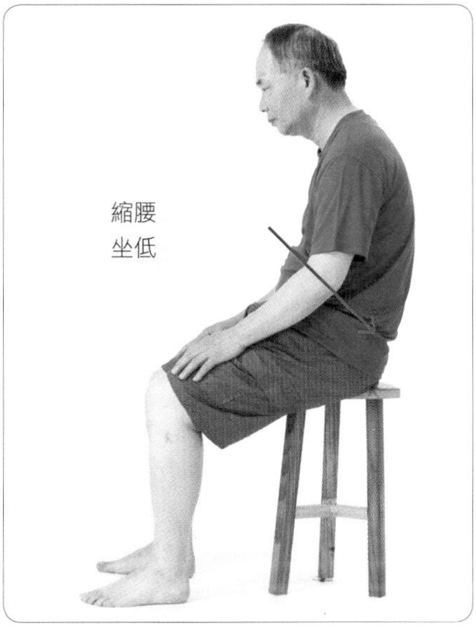

腰上下拉 · P74

久坐腰痠 **脊椎運動** **避免骨刺**

力道集中在腰部肌肉，反覆上下拉動腰部和脊椎，避免坐車腰痠、腰痛，改善骨刺、僵直性脊椎炎。

下午 3:00

工作休息 ➡ 頭眼頸減壓‧關節伸展

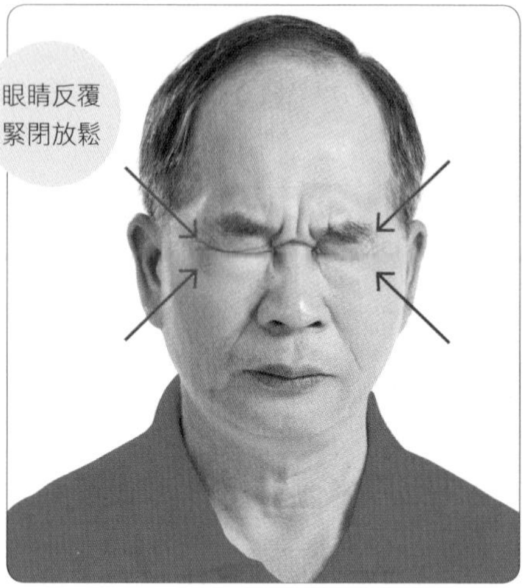

張閉眼皮 · P60

眼睛疲勞 **乾眼症** **假性老花** **假性近視**

雙眼反覆緊閉、放鬆，拉動眉首和視神經，可改善眼睛疲勞、乾眼症、眼疾等，3C 族、假性老花、假性近視者尤其要多做。

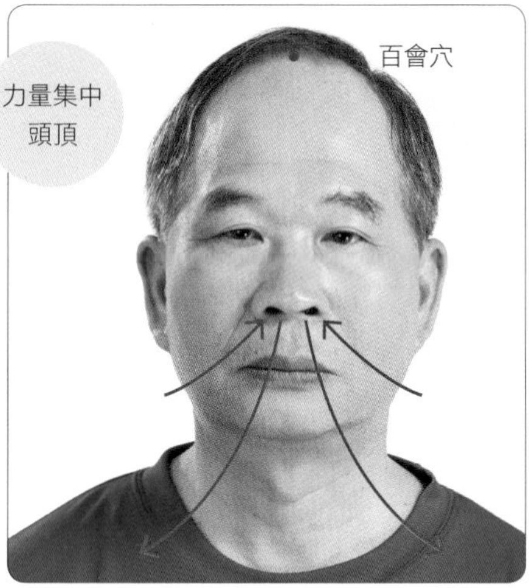

鼻吸少、鼻呼多 · P35

減輕腦壓 **頭痛頭暈**

常到下午就偏頭痛的上班族宜多做。力量放在頭頂「百會穴」，鼻子吸氣少，呼氣細長多，讓氧氣進入腦再排出，減輕腦壓、偏頭痛、頭暈、改善腦壓內分泌不平衡。

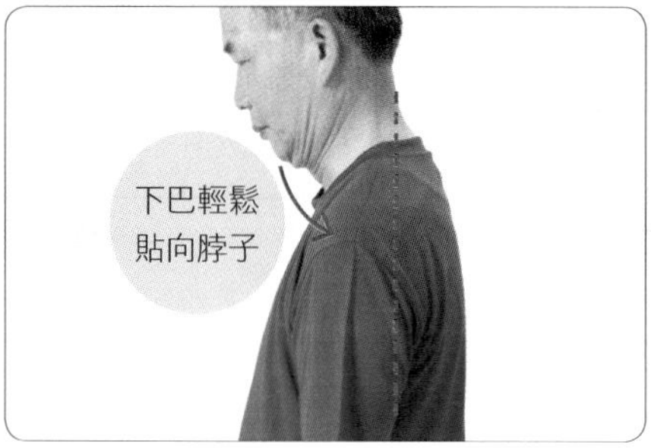

點頭 · P65

硬頸 **消除壓力**

下巴輕鬆貼向脖子，拉動後頸部和腦下垂體，可消除頭頸壓力、提升記憶力、預防痴呆、促進生長。

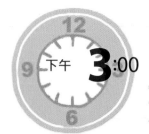

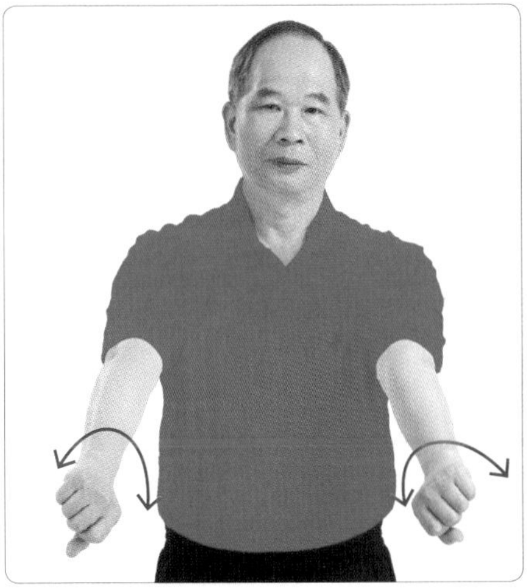

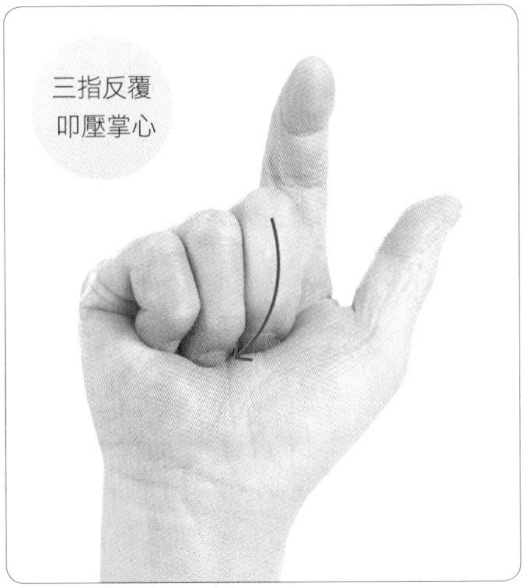

轉手・P47

肩膀痠痛 **五十肩**

手臂伸直，雙手握拳或張開，向內、向外轉動，可拉動肩膀，改善肩膀痠痛、五十肩。

手指壓掌心・P43

記憶力衰退 **預防失智**

反覆用中指、無名指、小指用力叩壓掌心，有助提高記憶力、改善記憶退化。

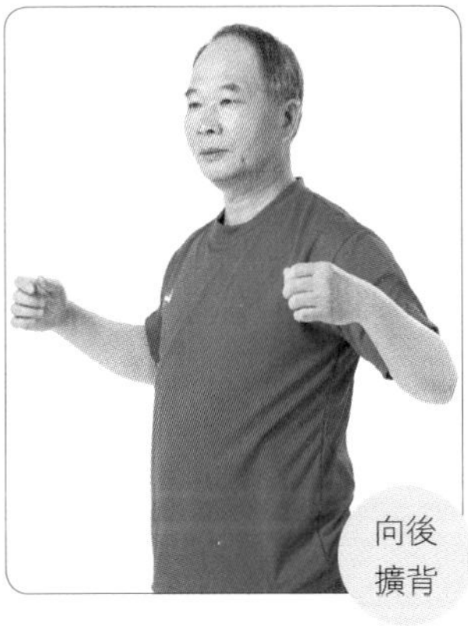

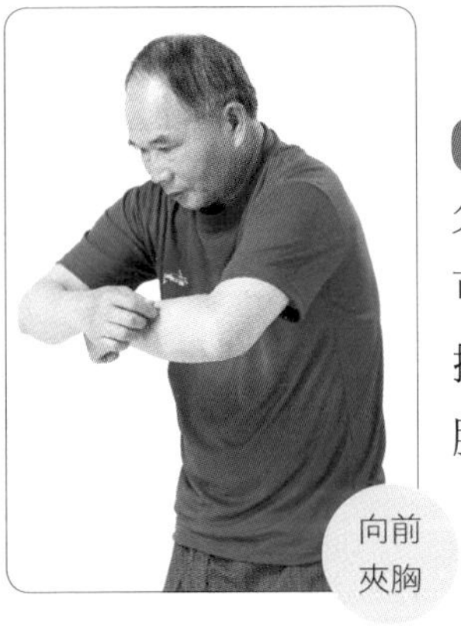

弓背・P79

紓緩背痛 **改善胸悶**

久坐常引起背痛、胸悶，可做雙肘彎曲、反覆夾胸擴背的動作，拉動後背和胸椎來緩解。

下午 5:00

傍晚減肥 ➡ 瘦身黃金時段

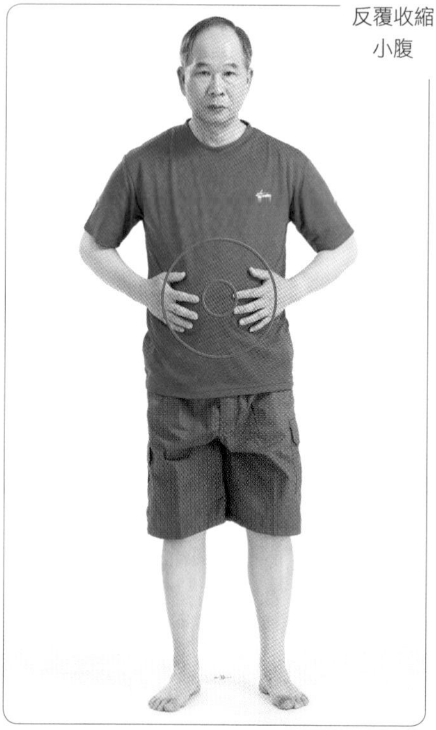

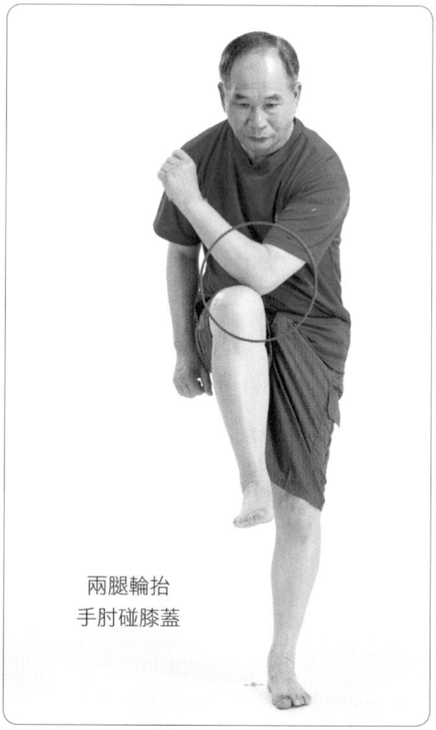

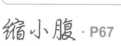

縮小腹 · P67

消除鮪魚肚 **胃脹** **經痛**

反覆收縮肚臍周圍的腹肌，拉動下腹與丹田，與後腰「命門穴」產生共振，可配合呼吸一起做：吸氣到胸，呼氣到腹部鼓起，加倍強化燃脂、腸胃蠕動、下身內分泌、子宮和膀胱機能，改善氣血不足或滯留。

（★飯後 90 分鐘內勿做。）

減肥運動 · P68

瘦身 **強健腿肌、膝蓋**

傍晚是人體燃燒脂肪最快的時段，此時可多做瘦身運動。手肘彎曲，反覆用右手肘碰左膝蓋、左手肘碰右膝蓋，也可強健腿部肌肉關節。

（★飯後 90 分鐘內勿做，且僅限於原地動作。）

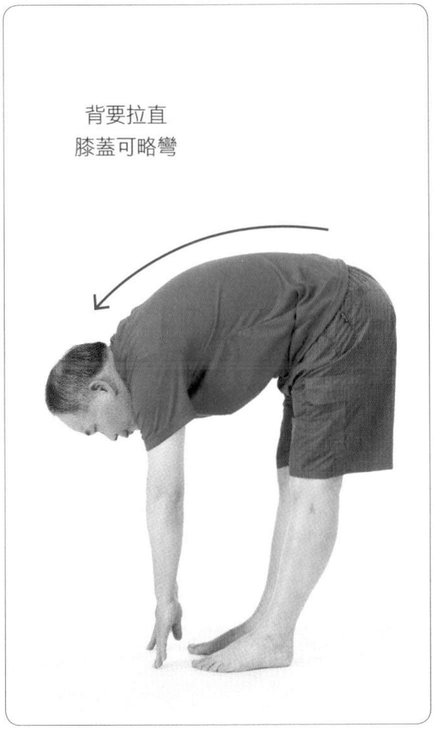

雙手摸地 · P78

消除背肉 **促進生長、長高**

站直，彎腰時雙手垂直碰地，拉動背部脊椎、後半身膀胱經，促進生長、長高。

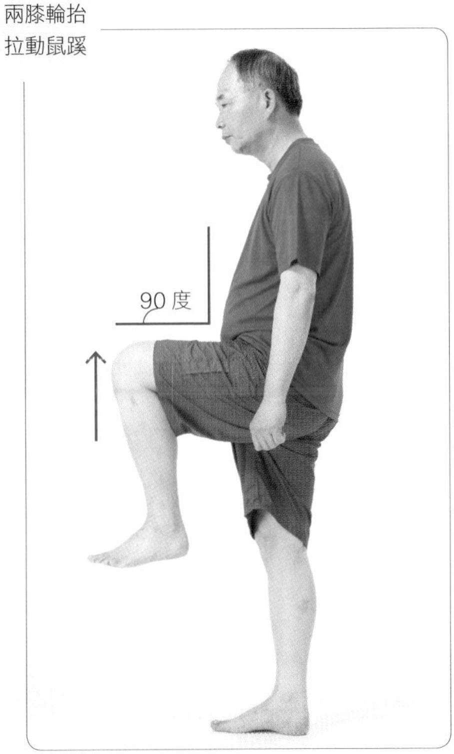

抬大腿 · P49

消瘦馬鞍部 **健腿強膝**

交互提高單腳膝蓋，使大腿和身體呈 90 度，拉動鼠蹊部，可消除馬鞍部贅肉、強化攝護腺、改善腹瀉。

9:00 晚上

晚上調養 ➡ 顧好胃・腎・生殖系統

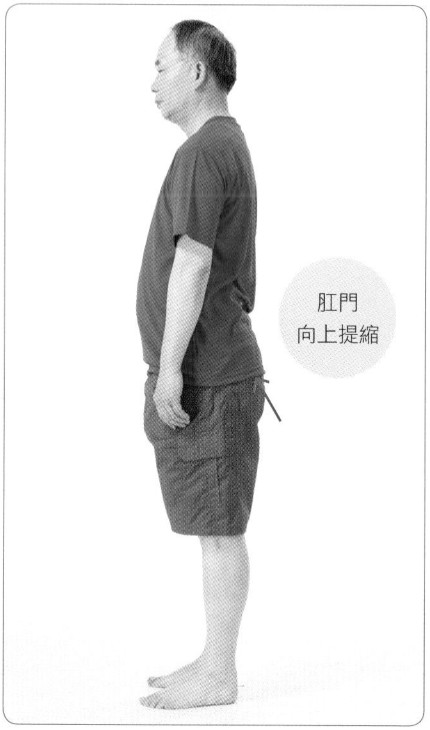

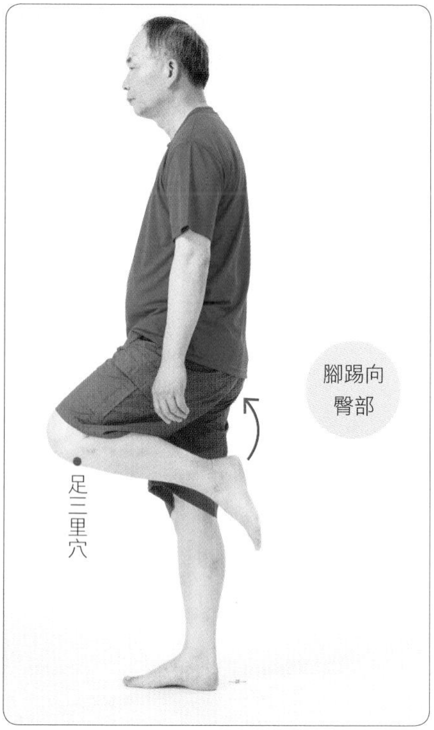

提肛 · P71

預防腎結石 **排尿酸** **陰道運動**

全身站直，肛門向上提縮，似憋大便狀，拉動擴約肌和小腹肌肉，可運動到腎臟、陰道，預防單純的腎病、腎結石、尿酸排除等問題。

大腿往後踢 · P49

改善便秘 **痔瘡**

身體站直，兩腳輪流往臀部踢，拉動膝下「足三里穴」、大腿、鼠蹊部等穴點，可改善便秘、痔瘡。

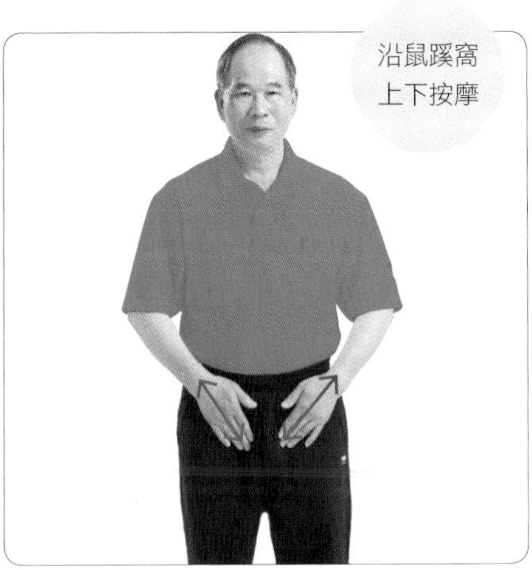

按摩鼠蹊窩 · P70

防治攝護腺病 **卵巢疾病** **男女不孕**

雙手順鼠蹊窩兩側上下按摩，促進淋巴腺暢通，可改善攝護腺、卵巢、不孕問題。

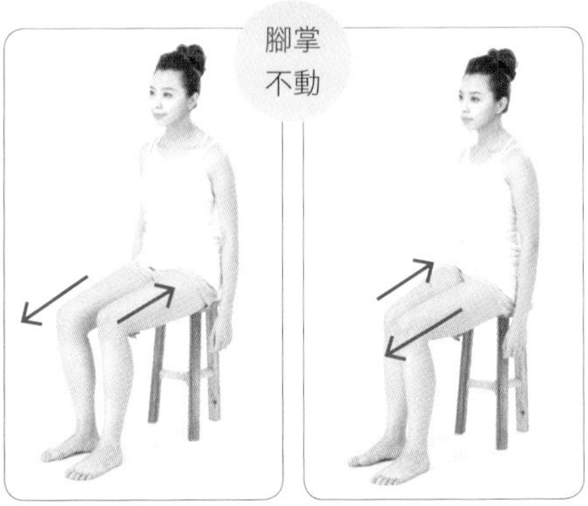

大腿前後移 · P73

孕婦助產運動 **改善便秘**

坐姿，腳掌貼地不動，兩膝蓋帶動大腿、臀部一前一後輕移，不可用力。可運動臀部、胯部、刺激坐骨神經，改善便秘、膝蓋無力，有助孕婦自然生產。

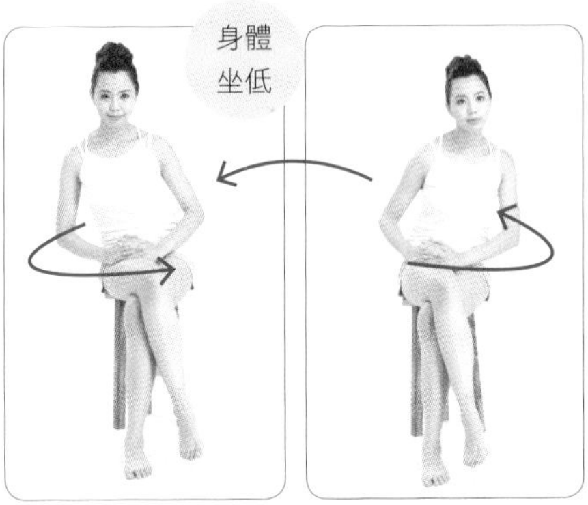

卵巢運動 · P77

防治卵巢疾病 **女性不孕**

坐姿，翹腳，身體盡量壓低，脊椎往上下左右劃圈，拉動卵巢和鼠蹊部，防治卵巢和不孕問題。

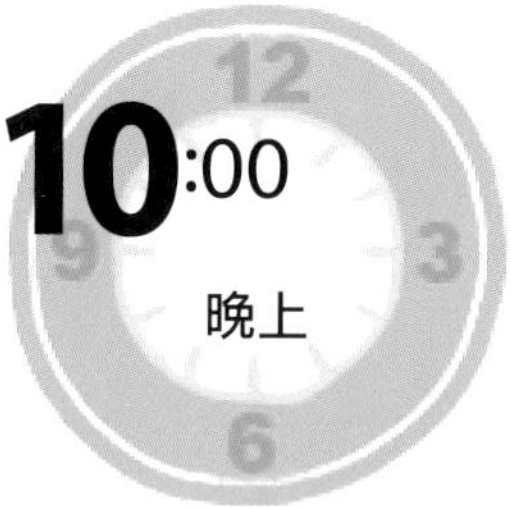

睡覺前 ➡ 安神好眠

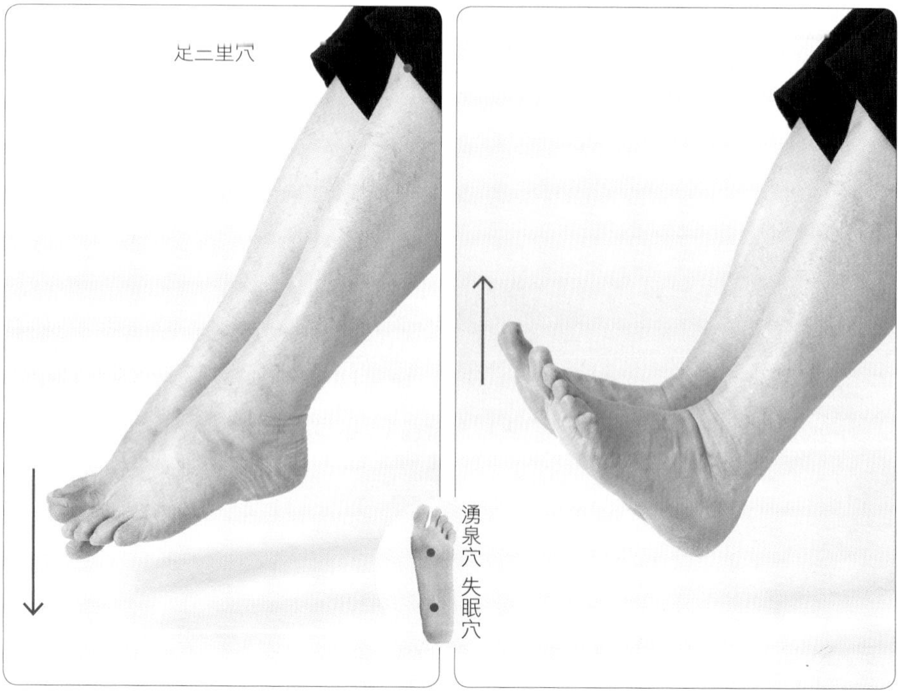

腳掌上下 · P51

改善失眠 **更年期症候群**

兩腳掌先上翹，再輕鬆下壓，反覆拉動踝關節，運動到「足三里穴」、「失眠穴」、「湧泉穴」；促進胃部運動，有助睡眠、改善低血壓、腳抽筋、懷孕害喜。做「腳板轉圈」、「雙呼吸」、「拉下巴」，也有助改善更年期失眠、情緒不安。

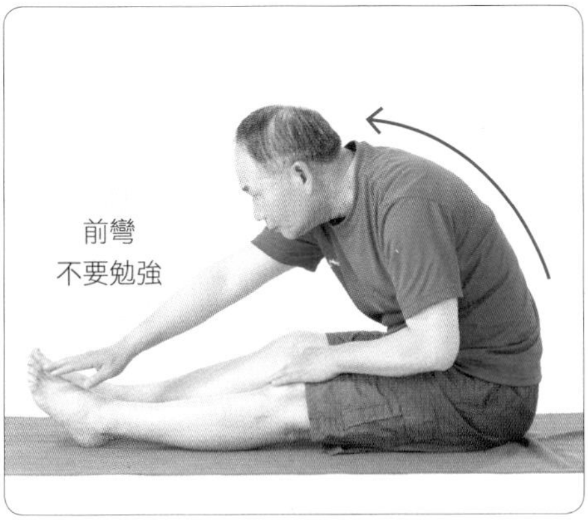

脊椎運動 · P80

背部鬆筋 **改善駝背** **脊椎側彎**

坐姿伸腿，交互用一手摸另一邊腳趾，可伸展背肌、幫助放鬆，並改善駝背、脊椎側彎，預防骨骼和腎臟病症。（**★以身體能前彎的程度為限，不要勉強。**）

平躺、動尾椎 · P81

拉動尾椎 **疏筋通氣**

平躺，兩腳板反覆向外、向內擺動（或一起向左、向右擺動），拉動脊椎末三節的筋骨，可運動胯部、臀部、督脈，幫助後半身疏筋通氣，消除鬱結；搭配第 67 頁「縮小腹」，可促進下半身內分泌和氣血順暢。

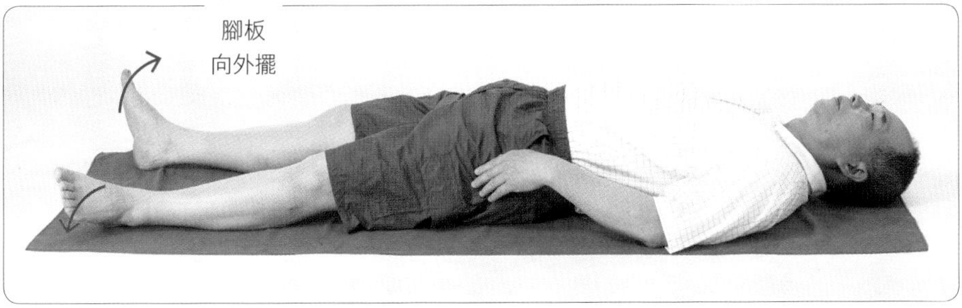

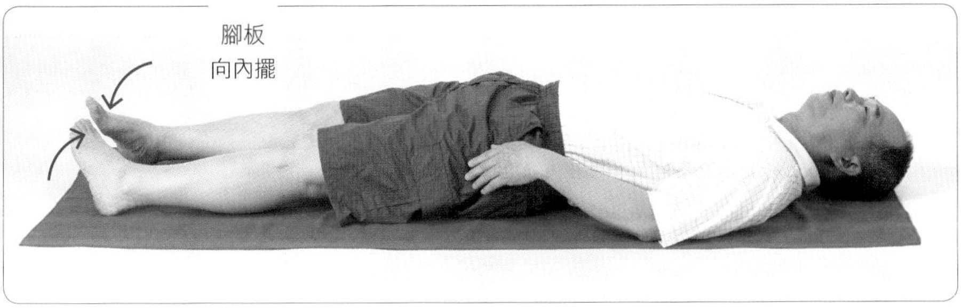

台灣廣廈國際出版集團
Taiwan Mansion International Group

國家圖書館出版品預行編目（CIP）資料

驚人的人體自癒療法：3分鐘動出免疫力!99%醫生解決不了的病痛,1個動作通通搞定!/黃木村作. -- 二版. -- 新北市：蘋果屋出版社有限公司, 2024.03
面； 公分

ISBN 978-626-7424-08-7（平裝）
1.CST: 運動健康

411.71 113000828

蘋果屋
APPLE HOUSE

驚人的人體自癒療法【作者親授QRCODE】

3分鐘動出免疫力！99%醫生解決不了的病痛，1個動作通通搞定！

作　　者／黃木村
模 特 兒／宋育玲
平面攝影／張志清攝影工作室
化妝髮型／賴韻年
插　　畫／夢想國工作室
編輯中心執行副總編／蔡沐晨．編輯／楊麗雯、陳宜鈴
封面設計／陳沛涓
內頁排版／何偉凱、菩薩蠻數位文化有限公司
製版．印刷．裝訂／皇甫、秉成

行企研發中心總監／陳冠蒨
媒體公關組／陳柔彣
綜合業務組／何欣穎
線上學習中心總監／陳冠蒨
產品企製組／顏佑婷、江季珊、張哲剛

發 行 人／江媛珍
法律顧問／第一國際法律事務所 余淑杏律師．北辰著作權事務所 蕭雄淋律師
出　　版／台灣廣廈
發　　行／台灣廣廈有聲圖書有限公司
地址：新北市235中和區中山路二段359巷7號2樓
電話：（886）2-2225-5777．傳真：（886）2-2225-8052

代理印務．全球總經銷／知遠文化事業有限公司
地址：新北市222深坑區北深路三段155巷25號5樓
電話：（886）2-2664-8800．傳真：（886）2-2664-8801
郵政劃撥／劃撥帳號：18836722
劃撥戶名：知遠文化事業有限公司（※單次購書金額未達1000元，請另付70元郵資。）

■出版日期：2024年03月
ISBN：978-626-7424-08-7